中医执业助理医师资格考试
最后成功四套胜卷（一）答案

U0641839

第 一 单 元

1. E	2. B	3. B	4. A	5. B	6. D	7. D	8. E	9. C	10. B
11. E	12. C	13. D	14. A	15. E	16. E	17. B	18. D	19. A	20. D
21. D	22. B	23. D	24. B	25. C	26. A	27. D	28. C	29. C	30. D
31. B	32. B	33. C	34. B	35. E	36. C	37. E	38. C	39. A	40. D
41. E	42. C	43. A	44. C	45. B	46. C	47. C	48. E	49. D	50. B
51. D	52. A	53. A	54. D	55. C	56. A	57. A	58. D	59. C	60. D
61. E	62. E	63. E	64. C	65. D	66. A	67. C	68. B	69. C	70. B
71. A	72. C	73. D	74. A	75. D	76. B	77. E	78. B	79. D	80. C
81. A	82. B	83. C	84. A	85. A	86. A	87. B	88. B	89. A	90. A
91. B	92. B	93. B	94. E	95. D	96. E	97. C	98. D	99. C	100. C
101. B	102. D	103. D	104. E	105. D	106. D	107. C	108. A	109. A	110. C
111. D	112. E	113. E	114. B	115. C	116. E	117. C	118. B	119. E	120. A
121. D	122. C	123. C	124. C	125. D	126. D	127. C	128. E	129. D	130. A
131. E	132. A	133. C	134. C	135. E	136. C	137. D	138. C	139. B	140. E
141. D	142. A	143. D	144. A	145. D	146. C	147. A	148. E	149. C	150. E

第 二 单 元

1. B	2. B	3. D	4. A	5. C	6. A	7. E	8. A	9. C	10. E
11. B	12. C	13. E	14. E	15. C	16. D	17. C	18. C	19. D	20. C
21. B	22. A	23. B	24. D	25. B	26. A	27. D	28. C	29. D	30. C
31. B	32. E	33. A	34. D	35. C	36. A	37. B	38. A	39. D	40. C
41. C	42. C	43. E	44. D	45. D	46. E	47. C	48. C	49. B	50. E
51. A	52 A	53. B	54. A	55. D	56. B	57. C	58. A	59. B	60. C
61. E	62. A	63. D	64. B	65. B	66. D	67. D	68 A	69. B	70. E
71. E	72. E	73. C	74. A	75. D	76. B	77. E	78. B	79. D	80. A
81. E	82. C	83. C	84. A	85. A	86. C	87. A	88. C	89. D	90. D
91. C	92. A	93. A	94. C	95. B	96. C	97. A	98. C	99. E	100. B
101. C	102. B	103. B	104. D	105. E	106. D	107. E	108. D	109. B	110. D
111. C	112. D	113. D	114. E	115. D	116. B	117. A	118. B	119. C	120. D
121. A	122. A	123. D	124. B	125. A	126. D	127. A	128. C	129. D	130. B
131. B	132. C	133. E	134. D	135. B	136. A	137. A	138. E	139. A	140. D
141. A	142. E	143. C	144. E	145. B	146. A	147. D	148. E	149. B	150. C

中医执业助理医师资格考试
最后成功四套胜卷（一）解析

第 一 单 元

1. 答案：E 解析：中医学整体观念的内涵包括：①人体是有机的整体；②人与自然界的统一性。③人与社会的统一性。故选择E。

2. 答案：B 解析：同病异治，指同一病证，因时、因地、因人不同，或由于病情进展程度、病机变化，以及用药过程中正邪消长等差异，治疗上应相应采取不同治法。故选择B。

3. 答案：B 解析：上午为阳中之阳；下午为阳中之阴；上半夜为阴中之阴，下半夜为阴中之阳。故选择B。

4. 答案：A 解析："寒极生热，热极生寒"反映了阴阳之间相互转化的关系，"极"即为阴阳转化的条件。故选择A。

5. 答案：B 解析：张景岳《景岳全书·新方八略引》曰："善补阳者，必于阴中求阳，则阳得阴助而生化无穷；善补阴者，必于阳中求阴，则阴得阳升而泉源不竭。"字面上的意思是：善于扶阳的，必然懂得酌情加入滋阴的药，那么，阳气得到阴液的帮助就可以生化无穷；而善于滋阴的，必然懂得酌情加入扶阳的药，那么，阴液得到阳气的帮助就可以源源不竭。阴中求阳，实则为阳虚。故选择B。

6. 答案：D 解析：水曰润下；火曰炎上；木曰曲直；金曰从革；土爱稼穑。故选择D。

7. 答案：D 解析：生我者为母，我生者为子。克我者，为所不胜，我克者为所胜；金克木，金为木之所不胜。故选择D。

8. 答案：E 解析：五行相乘次序是：木乘土，土乘水，水乘火，火乘金，金乘木。根据五脏的五行所属，可知选项中脾病及肾为相乘传变。故选择E。

9. 答案：C 解析：脾的运化水谷的功能，全赖于脾气，只有在脾气强健的情况下，水谷精微才得以正常消化吸收，为化生精、气、血、津液提供足够的养料。所以与血液生成关系最密切的脏腑为脾。故选择C。

10. 答案：B 解析：心藏神，肺藏魄，肝藏魂，脾藏意，肾藏志；心为君主之官，神明之府，是精神活动产生和依附的器官；《灵枢·邪客》亦说："心者，五脏六腑之大主也，精神之所舍也。"故选择B。

11. 答案：E 解析：肺为娇脏，是指肺为清虚之脏，轻清肃静，不容纤芥，不耐邪气之侵，肺气通于天，不耐寒热，故为娇嫩之脏。故选择E。

12. 答案：C 解析：升，是指上升；清，是指水谷精微等营养物质；脾主升清，是指脾脏具有把水谷精微上输于头目、心、肺等，并通过心、肺的作用化生气血，以营养濡润全身。故选择C。

13. 答案：D 解析：肝藏血：是指肝贮藏血液、调节血量和防止出血的功能。《素问·五脏生成》说："人卧血归于肝。"王冰注解说"肝藏血，心行之，人动则血运于诸经，人静则血归于肝脏"。可知贮藏血液、调节血量和防止出血的功能为肝藏血的生理功能。故选择D。

14. 答案 A 解析：纳，即受纳、摄纳之意。肾主纳气，是指肾有摄取肺所吸入自然界清气，保持呼吸的深度，防止呼吸表浅的作用。具体表现为肺吸入的清气必须下达肾，由肾来摄纳潜藏，才能保持呼吸运动的平稳和深沉。故选择 A。

15. 答案：E　解析：肾主纳气，具有帮助肺保持呼吸的深度、防止呼吸浅表的作用。吸气的降纳，必须得到肾的摄纳作用的帮助。也就是说，肺的吸气，一定要依靠肾的摄纳，才能维持其深度。故选择 E。

16. 答案：E　解析：肾因开窍二阴而司大小便。又寄藏命门之火，为元阴、元阳之脏，故有"水火之脏""阴阳之宅"之称，为最易发生阴阳互损的脏腑。故选择 E。

17. 答案：B　解析：心主血脉，心气推动和调控血液在脉管中正常运行，流注全身；肝藏血，具有贮藏血液、调节血量及防止出血的功能；脾统血，可统摄血液在脉内运行。故选择 B。

18. 答案：D　解析：心主神志，心烦不寐，病位在心；腰为肾府，腰酸梦遗，病位在肾，故选择 D。

19. 答案：A　解析：战汗指先全身恶寒，战栗，接着大汗出，若汗出热退，脉静身凉，是邪去正复之佳兆，主疾病向愈；若汗出而身热不减，仍烦躁不安，脉来疾急，为邪胜正衰之危候，主病情恶化。自汗由于阳气亏虚，不能实卫固表，腠理疏松，津液外泄。盗汗是因入睡之时，卫气入里，腠理不固，加上阴虚所生之虚热蒸津外泄，故睡时汗出；醒后卫气复归于表，腠理固密，虽阴虚内热，也不能蒸津外出，故醒后汗止。冷汗为亡阳之汗，表现为大汗淋漓，汗出如珠，冷汗清稀，兼见面色苍白，四肢厥冷，脉微欲绝等。热汗，即阳汗。故选择 A。

20. 答案：D　解析：绞痛多因有形实邪阻闭气机，或寒邪凝滞气机所致，故答案为 D。

21. 答案：D　解析：痰热内盛时的口味为黏腻而苦，故排除。湿热蕴脾时口味多为黏腻而甜，故排除。肝胃郁热时口味多为

口酸，也需排除。脾胃虚弱时口味多为口淡，故选择 D。食滞胃脘口味为口酸。

22. 答案：B　解析：黑色主肾虚、水饮、血瘀、寒证，由此便可排除选项 A 及 E。A 项主虚寒、气血不足、失血。B 项多提示瘀血内停，考虑到题目中提到的气血受困，此选项更切题。C 项多为肾虚水饮或寒湿带下。D 项提示气滞血瘀。E 项为寒湿郁滞所致。故选择 B。

23. 答案：D　解析：齿为骨之余，骨为肾所主。正常人牙齿洁白润泽而坚固，是肾气旺盛、津液充足的表现，牙齿干燥，甚者齿如枯骨，为肾阴枯竭、精不上荣所致。故选择 D。

24. 答案：B　解析：A 项为湿热内盛之证。B 项为阳虚湿盛之证。C 项为肝胆热盛，痰湿久郁。D 项为阴虚有热，热极津枯之证。E 项为热入营血，兼有痰湿之证。故选择 B。

25. 答案：C　解析：绛舌主热入营血，阴虚火旺及瘀血，舌绛而少苔或无苔，或有裂纹，则为阴虚火旺。故选择 C。

26. 答案：A　解析：由题目中描述的诸症可判定患者为脾肾阳虚证。B 项常见于风热表证，不符合题意，可排除。C 项主热证、里证，D 项主湿热内蕴、痰饮化热或食积化热，因此也要排除。E 项主热极或寒盛，故排除。通过排除法可确定答案为 A。

27. 答案：D　解析：独语是指自言自语，喃喃不休，见人则止，首尾不续者。多因心气不足，神失所养，或气郁生痰，蒙蔽心窍所致，故选择 D。

28. 答案：C　解析：A 项指呼吸困难，短促急迫，甚则张口抬肩，鼻翼扇动，不能平卧。B 项是指呼吸喘促而喉间有哮鸣音。C 项指肺气上逆，肺气不得宣散，上逆喉间，气道窒塞，呼吸急促。D 项指呼吸短促，息虽促而不能接续，气虽急而不伴痰鸣，似喘而不抬肩。E 项指呼吸微弱而声低，气少不足以息，言语无力的表现。故选择 C。

29. 答案：C　解析：A项以妊娠晚期出现声音嘶哑，音浊不扬，甚至不能出声为主要表现。B项多属虚证，是肺气损伤而声音嘶哑的病理，失音呈慢性进行。C项属实证，多见外感风寒或风热，痰浊阻滞以致肺气不宣而失音。D项为呼吸微弱短促，言语无力。E项为呼吸短促而不相接续。故选择C。

30. 答案：D　解析：寸关尺分候脏腑，历代医家说法不一，目前多以下述为准：左寸可候：心与膻中；右寸可候：肺与胸中；左关可候：肝胆与膈；右关可候：脾与胃；左尺可候：肾与小腹；右尺可候：肾与小腹。故选择D。

31. 答案：B　解析：A项主肝胆病、痰饮、痛证、疟疾。B项主虚证、湿证。C项主痰饮、食积、实热。D项主实寒证、疼痛和食积。E项主肝阳有余，火热邪毒等有余之证。故选择B。

32. 答案：B　解析：B项弦主肝胆病，痰饮、痛证、疟疾、宿食，紧主寒。故选择B。

33. 答案：C　解析：A项为腹部高度胀大，如鼓之状者。B项是自觉心下或胃脘部痞塞不适和胀满的一种症状。C项指腹内的结块，或胀或痛的一种病证。痛有定处，按之有形而不移的为积，病属血分；痛无定处，按之无形聚散不定的为聚，病属气分。D项为腹部高度胀大，如鼓之状，如囊裹水者。E项指邪气内结，引起胸腹胀满疼痛、手不可近的病证。故选择C。

34. 答案：B　解析：患者发热微恶寒提示表寒为主，口苦、胁痛、尿短黄、大便黏臭、舌红苔薄白、脉数等症提示里热较重。故选择B。

35. 答案：E　解析：阳虚则寒，故选择E。

36. 答案：C　解析：血虚证表现为面白无华或萎黄，唇色淡白，爪甲苍白，头晕眼花，心悸失眠，手足发麻，妇女经血量少

色淡，经期错后或闭经，舌淡苔白，脉细无力。心烦一般为虚热内扰所致。故选择C。

37. 答案：E　解析：A项多为肝火上炎。B项多为外伤后，属瘀血阻络。C项为气血亏虚。D项多为肝阳上亢。E项为痰湿内阻。故选择E。

38. 答案：C　解析：A项见发热，汗出，口渴，疲乏，尿黄，舌红，苔白或黄，脉象虚数。B项表现为首如裹，遍体不舒，四肢懈怠，脉来濡弱，湿伤关节，则关节酸痛重着，屈伸不利。C项表现为头胀而痛，胸前作闷，口不作渴，身重而痛，发热体倦，小便清长，舌苔白滑，脉濡或缓。D项见发热，卒然昏倒，汗出不止，口渴，气急，甚或昏迷惊厥，舌绛干燥，脉濡数。故选择C。

39. 答案：A　解析：解表药以辛温发散为主要功能，以辛味居多。故选择A。

40. 答案：D　解析：蝉蜕归肺、肝经。故选择D。

41. 答案：E　解析：相使，指主药配合辅药，辅药提高主药的功效；相畏，指一种药物的毒副作用可以被另一种药物减轻或消除；相杀，指一种药物能减轻或消除另一种药物的毒副作用；相反，指两药合用，产生毒性反应或副作用；相恶，一种药物破坏另一种药物的功效。莱菔子能削弱人参的补气作用。故选择E。

42. 答案：C　解析：牛黄为息风止痉药，孕妇慎用，其他选项为清热药，无孕妇的禁忌。故选择C。

43. 答案：A　解析：人参为贵重药材，为了更好地煎出有效成分，还应单独另煎，即另炖2~3小时。煎液可以另服，也可与其他煎液混合服用。故选择A。

44. 答案：C　解析：桂枝具有发汗解肌之功，倘若配伍得当，则既可以治疗风寒表实无汗，又治风寒表虚无汗。其余药物则多用于治疗风寒表实无汗。故选择C。

45. 答案：B　解析：防风祛风解表，

胜湿止痛，止痉。白芷解表散寒，祛风止痛，通鼻窍，燥湿止带，消肿排脓。羌活解表散寒，祛风胜湿，止痛。苍耳子发散风寒，通鼻窍，祛风湿，止痛。藁本祛风散寒，除湿止痛。故选择B。

46. 答案：C　解析：麻黄发汗解表、宣肺平喘，利水消肿，散寒通滞；桂枝发汗解肌，温通筋脉，助阳化气；香薷发汗解表，化湿和中，利水消肿；防风祛风解表，胜湿止痛，止痉；白芷解表散寒，祛风止痛，通鼻窍，燥湿止带，消肿排脓。本题所述病证中有"吐泻"，提示脾胃失调，选取有化湿和中功效的香薷较好。故选择C。

47. 答案：C　解析：薄荷疏散风热，清利头目，利咽透疹，疏肝行气。故选择C。

48. 答案：E　解析：患者"两目模糊，视物不清，伴有头痛，眩晕"，是因肝阳上亢，上扰头目。治宜平肝潜阳，清肝明目。而选项E菊花疏散风热，平抑肝阳，清肝明目，清热解毒。故选择E。

49. 答案：D　解析：针对本题所述症状，应选择兼具清热泻火、生津止渴、除烦止呕功效的药物，芦根清热泻火、生津止渴、除烦止呕、利尿。故选择D。

50. 答案：B　解析：大青叶清热解毒，凉血消斑；鱼腥草清热解毒，消痈排脓，利尿通淋；夏枯草清热泻火，明目，散结消肿；蒲公英清热解毒，消肿散结，利湿通淋；芦根清热泻火，生津止渴，除烦，止呕，利尿。故选择B。

51. 答案D　解析：蒲公英清热解毒，消肿散结，利湿通淋，清肝明目；紫花地丁清热解毒，凉血消肿；鱼腥草清热解毒，消肿排脓，利尿通淋；穿心莲清热解毒，凉血，消肿，燥湿；青黛清热解毒，凉血消斑，清肝泻火，定惊。故选择D。

52. 答案：A　解析："咽喉红肿疼痛"治宜利咽，"肺热咳嗽痰多"治宜清肺热止

咳化痰。射干清热解毒，消痰，利咽。故选择A。

53. 答案：A　解析：生地黄清热凉血，养阴生津，且兼具凉血止血的功效，为清热、凉血、止血的要药，是治疗热入营血，血热妄行的常用药。故选择A。

54. 答案：D　解析：知母清热泻火，生津润燥，杏仁止咳平喘，润肠通便；决明子清热明目，润肠通便；郁李仁润肠通便，利水消肿；火麻仁润肠通便。故选择D。

55. 答案：C　解析：白花蛇祛风，活络，止痉。故选择C。

56. 答案：A　解析：苍术燥湿健脾，祛风湿，发汗，明目；厚朴燥湿消痰，下气除满；藿香化湿解暑，发表止呕；佩兰化湿解暑；砂仁化湿行气，温中止泻，安胎。故选择A。

57. 答案：A　解析：泽泻是利水消肿药，除具有利水消肿外，还能渗湿、泄热。故选择A。

58. 答案：D　解析：针对本题所述症状，应选用兼具清热解暑功效的药物。滑石利水通淋，清热解暑，祛湿敛疮。故选择D。

59. 答案：C　解析：本题所述病证为脾胃虚寒，寒饮咳喘，用干姜温中兼温肺化饮比较合适。故选择C。

60. 答案：D　解析：A项宜用泻下剂。B项宜用滋阴剂。C项宜用清热化痰之剂。D项宜用开窍剂。E项宜用清热解毒之剂。故选择D。

61. 答案：E　解析：止嗽散的组成：桔梗、荆芥、紫菀、百部、白前、甘草、陈皮。故选择E。

62. 答案：E　解析：柴葛解肌汤的组成：柴胡、干葛、甘草、黄芩、羌活、白芷、芍药、桔梗。大柴胡汤的组成：柴胡、黄芩、芍药、半夏、生姜、枳实、大枣、大黄。故选择E。

63. 答案：E 解析：麻子仁丸的组成：麻子仁、芍药、枳实、大黄、厚朴、杏仁。故选择E。

64. 答案：C 解析：小柴胡汤的组成：柴胡、黄芩、人参、甘草、半夏、生姜、大枣。故选择C。

65. 答案：D 解析：清营汤清营透热，养阴活血。故选择D。

66. 答案：A 解析：四妙勇安汤的组成：金银花、玄参、当归、甘草。故选择A。

67. 答案：C 解析：麻黄杏仁甘草石膏汤辛凉疏表，清肺平喘。葛根黄芩黄连汤解表清里，主治协热下利。大柴胡汤和解少阳，内泻热结。凉膈散泻火通便，清上泄下。防风通圣散解表通便。故选择C。

68. 答案：B 解析：青蒿鳖甲汤适用于温热病后期，余热未尽而阴液不足之虚热证。临床应用以夜热早凉，热退无汗，舌红少苔，脉细数为辨证要点。其余选项均不符合，故选择B。

69. 答案：C 解析：吴茱萸汤的功用：温中补虚、降逆止呕。故选择C。

70. 答案：B 解析：黄芪桂枝五物汤的功用是益气温经，和血通痹。故选择B。

71. 答案：A 解析：补中益气汤主治：①治烦劳内伤，身热心烦，头痛恶寒，懒言恶食，脉洪大而虚。②或喘或渴，或阳虚自汗，或气虚不能摄血。③或疟痢脾虚，久不能愈。④一切清阳下陷，中气不足之证。故选择A。

72. 答案：C 解析：四物汤主治：冲任虚损，症见月水不调，脐腹疼痛，崩中漏下。血瘕块硬，时发疼痛。妊娠胎动不安，血下不止，及产后恶露不下，结生瘕聚，少腹坚痛，时作寒热。故选择C。

73. 答案：D 解析：大补阴丸的组成药物有熟地黄、知母、黄柏、龟甲、猪脊髓。故选择D。

74. 答案：A 解析：右归丸温补肾阳，填精补血。故选择A。

75. 答案：D 解析：四神丸温肾暖脾，固肠止泻。故选择D。

76. 答案：B 解析：朱砂安神丸药物组成：朱砂、黄连、当归、生地黄、炙甘草。故选择B。

77. 答案：E 解析：酸枣仁汤的药物组成有酸枣仁、甘草、知母、茯苓、川芎。配伍意义：方中重用酸枣仁为君，以其甘酸质润，入心、肝之经，养血补肝，宁心安神。茯苓宁心安神；知母苦寒质润，滋阴润燥，清热除烦，共为臣药。与君药相伍，以助安神除烦之功。佐以川芎之辛散，调肝血而疏肝气，与大量之酸枣仁相伍，辛散与酸收并用，补血与行血结合，具有养血调肝之妙。甘草和中缓急，调和诸药为使。故选择E。

78. 答案：B 解析：至宝丹清热开窍化浊解毒。故选择B。

79. 答案：D 解析：旋覆代赭汤益气和胃，化痰降逆。故选择D。

80. 答案：C 解析：感冒之病因，主要为感受风邪，导致肺卫失和，又名伤风。由于感受四时之邪的特点及禀赋体质的差异，可以表现为风寒、风热、夹暑、夹湿的不同，但总离不开风邪，风为百病之长。故选择C。

81. 答案：A 解析：风寒感冒治宜辛温解表，宣肺散寒，首选荆防败毒散。故选择A。

82. 答案：B 解析：风寒束表，卫阳被郁，故恶寒重，发热轻，无汗，清阳不展络脉失和，故头痛，肢体疼痛，肺气失宣故鼻塞声重，时流清涕，喉痒，证属风寒束表，治宜辛温解表。故选择B。

83. 答案：C 解析：咳嗽有外感、内伤两类。外感为六淫外邪犯肺，内伤为脏腑功能失调，内邪干肺，如肺脏虚弱，情志刺激肝火犯肺，饮食不节痰湿蕴肺，久病伤阴肺肾阴虚。但是过劳努伤不属于内伤咳嗽，应当是外伤咳嗽。故选择C。

84. 答案：A 解析：风燥伤肺，肺失清润，故咳嗽喉痒；燥热伤络故痰中带血；灼津故口干鼻燥，或身热；舌红少津苔薄黄，脉数。治宜疏风清肺，润燥止咳。用桑杏汤。故选择A。

85. 答案：A 解析：舌红苔黄腻，脉滑数，证属痰热证。故选择A。

86. 答案：A 解析：哮病日久，肺虚不能主气，气不化津，痰饮郁肺，肺气上逆，故见气短息弱，自汗畏风，面色㿠白，咳嗽痰稀，舌淡苔白，脉弱。故选择A。

87. 答案：B 解析：寒痰伏肺，遇感触发，痰升气阻，以致呼吸急促，喉中哮鸣有声，寒痰郁闭，故胸膈满闷，咳嗽痰少，形寒畏冷，舌苔白滑，脉弦紧。证属寒哮，治宜温肺散寒，化痰平喘。故选择B。

88. 答案：B 解析：喘证的病位主要在肺和肾，涉及肝脾。故选择B。

89. 答案：A 解析：喘证有虚实之分，实喘病程短、急，症见呼吸深长有余，呼出为快，气粗声高。虚喘病程长，易反复，症见呼吸浅快难续，深吸为快，气怯声低，遇劳加重。故选择A。

90. 答案：A 解析：患者喘逆上气，见恶寒身热，无汗，痰质稠、色黄，属于表寒肺热证。A项解表清里，化痰定喘；B项清热解毒，不治疗表寒证；C项治疗咳嗽之痰热郁肺证；D项治疗感冒之风热犯表证；E项治疗喘证之痰热郁肺证。故选择A。

91. 答案：B 解析：咳吐腥臭浊痰，可诊为肺痈，此为成痈期表现，应用《千金》苇茎汤清肺解毒，化瘀消痈。A项治疗咳嗽之痰热郁肺证；C项治疗喘证之痰热郁肺证；D项治疗咳嗽之肝火犯肺证；E项治疗肺痈之溃脓期。故选择B。

92. 答案：B 解析：患者出现咳嗽、

咯血、潮热、盗汗及消瘦，可诊为肺痨，其证型相同点都是阴虚的特征，病位在肺，故为肺阴亏损。故选择B。

93. 答案：B 解析：痰蒙神窍，故神志异常。痰热阻肺故咳逆喘促，咳痰不爽，舌暗苔淡黄而腻，脉滑数都是痰热之象。治宜涤痰开窍息风。用涤痰汤涤痰，至宝丹开窍息风清热。A项用于寒闭。C项化痰力量不够。D项不能开窍醒神。E项用于血瘀证。故选择B。

94. 答案：E 解析：心悸有多种类型。心阳不振的宜温补心阳，用桂枝甘草龙骨牡蛎汤。痰热内扰的用温胆汤。痰浊中阻的用二陈汤。水饮凌心的用苓桂术甘汤。故选择E。

95. 答案：D 解析：心脾两虚主要指心血虚、脾气虚，相当于气血两虚。治宜补益气血，养心安神。其余选项都不全面，故选择D。

96. 答案：E 解析：前4个选项是导致心脉痹阻的原因。胸痹的表现都是心脉不通引起的疼痛。故选择E。

97. 答案：A 解析：胸痹共同特点为胸闷心痛，其中心肾阳虚、阴寒内盛证可见胸痛彻背，心悸汗出，腰酸乏力，畏寒肢冷，唇甲淡白，舌淡白，脉沉微欲绝。治宜迅速益气壮阳，温络止痛，用参附汤合右归饮。人参养营汤合左归饮、炙甘草汤合生脉散用于气阴两虚证。苓桂术甘汤合左归丸适用于阴虚寒湿证。苏合香丸合左归饮适用于心肾阴虚心痛急性发作期。故选择A。

98. 答案：B 解析：胸闷如窒而痛，气短喘促，肢体沉重，体胖痰多，舌苔浊腻，脉滑，为胸痹痰浊闭阻证，应通阳泄浊、豁痰宣痹，用瓜蒌薤白半夏汤。故选择B。

99. 答案：C 解析：十二经脉的名称是古人根据阴阳消长所衍化的三阴三阳，结合经脉循行于上肢和下肢的特点，以及与脏腑相属络的关系而定的，故十二经脉的命名主要包含了手足、阴阳、脏腑。故选择 C。

100. 答案：C 解析：十二经脉在四肢的排列是：手足阳经为阳明在前，少阳在中，太阳在后；手足阴经为太阴在前、厥阴在中，少阴在后。阴经分布在四肢内侧，阳经分布在四肢外侧。故手厥阴心包经应是分布在上肢内侧中线。故选择 C。

101. 答案：B 解析：任脉调节全身阴经经气，妊娠需要阴血，故与女子妊娠密切相关的经脉是任脉。故选择 B。

102. 答案：D 解析：十二经脉的循行方向是：手三阴经从胸走手，手三阳经从手走头，足三阳经从头走足，足三阴经从足走胸腹。故选择 D。

103. 答案：D 解析：督脉调节全身阳经经气，称"阳脉之海"。故选择 D。

104. 答案：E 解析：外邪侵犯人体由表及里，先从皮毛开始，卫气充实于络脉，络脉散布于全身，密布于皮部，当外邪侵犯机体时，卫气首当其冲发挥其抗御外邪、保卫机体的屏障作用。人体最小的是孙脉，其次是络脉，最大的是经脉，故外邪由皮毛传入脏腑的途径依次为孙脉—络脉—经脉。故选择 E。

105. 答案：D 解析：外丘是胆经的郄穴，梁丘是胃经的郄穴，中都是肝经的郄穴，地机是脾经的郄穴，金门是膀胱经的郄穴。故选择 D。

106. 答案：D 解析：足临泣是与带脉相通的穴位。故选择 D。

107. 答案：C 解析：手阳明大肠经经脉为多气多血之经。故选择 C。

108. 答案：A 解析：合谷穴的主治要点：头痛、齿痛、目赤肿痛、咽喉肿痛、失音、口眼㖞斜、半身不遂、痄腮、疔疮、经闭、腹痛、牙关紧闭、小儿惊风、鼻衄、耳鸣耳聋、发热恶寒、无汗、多汗、瘾疹、疟

疾、滞产等病。故选择 A。

109. 答案：A 解析：由本患者的症状可知本病为感冒之风寒感冒，所以应首选手太阴肺经疏风散寒；手阳明大肠经与肺经相表里，所以其经穴能协助肺经经穴疏风散寒；外感风寒首先犯太阳而伤肺卫，故选足太阳膀胱经的腧穴以解表宣肺。故选择 A。

110. 答案：C 解析：由本患者的症状可知本病为痿证，本病取穴应侧重阳明之经，阳明多气多血，又主润宗筋，宗筋约束骨骼，利于关节运动，故治痿证重在调理阳明，补益气血，舒筋通络。故选择 C。

111. 答案：D 解析：由本患者的症状可知本病为便秘之实证。故治疗应清热理气、通导肠腑，故应选用内庭和合谷穴，内庭乃胃经荥穴，宣散肠胃积热，合谷穴亦可以清热。故选择 D。

112. 答案：E 解析：由本患者的症状可知本病为风热感冒，应选用肺经、大肠经上的腧穴。曲池为大肠经的合穴，属土，为金之母，尺泽穴为肺经的合穴，鱼际穴是肺经的荥穴，荥穴主身热，故应选肺经的荥穴以清热。故选择 E。

113. 答案：E 解析：由本患者的症状可知本病为遗尿之肾气不足证。故应选用补益肾气的关元俞、肾俞、关元。故选择 E。

114. 答案：B 解析：由本患者的症状可知本病为带状疱疹的肝胆火盛证，选穴行间、大敦、阳陵泉等清泻肝胆经实火。故选择 B。

115. 答案：C 解析：由本患者的症状可知本病为耳鸣。手足少阳经脉循耳之前后，故手足少阳经脉的腧穴可以疏导少阳经气。故选择 C。

116. 答案：E 解析：由本患者的症状可知本病为耳鸣，虚证可选太溪、翳风、听宫、肾俞等穴补养肾窍。其中，太溪、肾俞能补肾填精，上荣耳窍；听宫为手太阳经与手足少阴经交会穴，气通耳内，具有聪耳启

闭之功，为治耳疾要穴；配手少阳经局部翳风穴，可疏导少阳经气，宣通耳窍。故选择 E。

117. 答案：C 解析：由患者突然昏仆不省人事，伴口噤不开，牙关紧闭，肢体强痉等症可判断，患者所患病为中风中脏腑，且为闭证。治疗当平肝息风，清心豁痰，醒脑开窍。治疗选用手厥阴经穴位清心开窍；督脉上行入颅络脑，与脑、髓功能关系密切，故选用该经穴位。故选择 C。

118. 答案：B 解析：呕吐清水痰涎，脘闷不食，头晕心悸，舌苔白腻，脉滑，此为呕吐的痰饮内阻证，应用"小半夏汤合苓桂术甘汤"温中化饮，和胃降逆。故选择 B。

119. 答案：E 解析：噎膈分痰气交阻、津亏热结、瘀血内结、气虚阳微等证型。本例证型为痰气交阻宜用启膈散开郁化痰，润燥降气。故选择 E。

120. 答案：A 解析：呕吐是指胃失和降，气逆于上，迫使胃中之物从口中吐出的一种病证，无物有声谓之干呕；呃逆是指胃气上逆动膈，以气逆上冲，喉间呃呃连声，声短而频，令人不能自制为主要表现的病证；嗳气乃胃气阻郁，气逆于上所致，食后多发；三者的共同病机为"胃气上逆"。故选择 A。

121～122. 答案：D、C 解析：A、E 项属母病及子，B 项属子病及母，C 项属相侮传变，D 项属相乘传变。

123～124. 答案：C、E 解析：肺主自然界之气，脾主水谷之气，故与气的生成关系最密切的是肺和脾。肺主气，司呼吸；肾主纳气，故与呼吸运动关系最密切的是肺和肾。

125～126. 答案：A、D 解析：郑声是指神识不清，语言重复，时断时续，声音低弱者，多属心气大伤，精神散乱之虚证。言语謇涩指的是神志清楚，思维正常，但言语

不流利，吐词不清晰者，多因风痰阻络所致。

127～128. 答案：C、E 解析：胸痹心痛属痛证，心烦不寐多属虚热内扰。A 项主痰饮、食积、实热。B 项主阳热亢盛，气血痰食郁滞。C 项主肝胆病、痰饮、痛证、疟疾。D 项主精血亏少、气滞血瘀、夹痰、夹食。E 项主热证，有力为实热，无力为虚热。

129～130. 答案：D、A 解析：小茴香散寒止痛，理气和胃，尤其适用于睾丸偏坠胀痛。丁香温中降逆，散寒止痛，温肾助阳，阳痿肾阳不足可以选用。细辛解表散寒，祛风止痛，通窍，温肺化饮。花椒温中止痛，杀虫止痒。高良姜温中止痛，温中止呕。

131～132. 答案：E、A 解析：侧柏叶凉血止血，化痰止咳，生发乌发。仙鹤草收敛止血，止痢，截疟，补虚，解毒杀虫。白及收敛止血，消肿生肌。三七化瘀止血，活血定痛。炮姜温经止血，温中止痛。

133～134. 答案：C、C 解析：小青龙汤的组成药物是：细辛、半夏、干姜、五味子、麻黄、甘草、桂枝、芍药。九味羌活汤的组成药物是：羌活、防风、细辛、苍术、白芷、川芎、黄芩、生地黄、甘草。

135～136. 答案：E、C 解析：小柴胡汤功用和解少阳。大柴胡汤功用和解少阳，内泻里热。

137～138. 答案：D、D 解析：实喘和肺痈都是肺脏的病变，主要在肺。

139～140. 答案：B、E 解析：胸痹气阴两虚证，可见胸闷隐痛，时作时止；胸痹阴寒凝滞证，可见胸痛彻背，感寒痛甚。先辨虚实，再辨寒热。

141～142. 答案：D、A 解析：足三阳经在下肢的分布是足阳明胃经在前线，足少阳胆经在中线，足太阳膀胱经在后线。

143～144. 答案：D、A 解析：略。

145～146. 答案：D、C 解析：手厥阴

心包经的郄穴是郄门，足厥阴肝经的郄穴是中都。

147～148. 答案：A、E 解析：休息痢的特点是时愈时发，发作时既有脾肾阳虚，又有湿毒滞肠，治宜温中清肠、调气化滞，用连理汤。脾阳虚明显者宜重用温中健脾药，用温脾汤更适宜。B项用于寒热互结的心下痞，病位不同。C项用于缓解期寒热错杂证。D项用于肝火犯胃证。

149～150. 答案：C、E 解析：急黄神昏舌绛者，清热解毒，凉营开窍，重在开窍；阳黄初起见表证者，解表清热利湿，重在解表。

第 二 单 元

1. 答案：B 解析：中医外科成为独立专科是在周代，中医外科到明清时期已较为成熟，外科专著增多。故选择B。

2. 答案：B 解析：以症状命名者，如红丝疔、麻风、黄水疮、瘰疬、乳头破碎。故选择B。

3. 答案：D 解析：湿肿而皮肉重垂胀急，深则按之如烂棉不起，浅则水亮如水疱，搔破流黄水，浸淫皮肤。而容易混淆的E是肿势或软如棉、慢，或硬如结核，不红不热。故选择D。

4. 答案：A 解析：在关节和筋脉的部位宜谨慎开刀，以免损伤筋脉，致使关节不利。如患者过于体弱，应先内服调补药物，然后开切，以免晕厥。凡颜面疔疮，尤其在鼻唇部位，忌早期切开，以免疔毒走散，并发走黄危证。故选择A。

5. 答案：C 解析：先常规消毒，然后用三棱针或刀锋直刺皮肤或黏膜，迅速移动击刺，以患部出血或排出黏液、黄水为度。注意慢性的阴证、虚证禁用。砭刺不可刺得太深，以免伤及经络；刺后可再敷药扎。故选择C。

6. 答案：A 解析：生在口角的，叫锁口疔，感受火热之邪，热毒蕴于肌肤，以致营卫不和，经络阻隔，气血凝滞；气不通则肿，血不通则痛；火为阳邪，性热而色赤，故皮色红而灼热；毒邪炽盛，与正气相搏，属于热毒蕴结。故应清热解毒，用五味消毒饮。故选择A。

7. 答案：E 解析：有头疽是发生在皮肤肌肉间的急性化脓性疾病。其特点是局部初起皮肤上即有粟粒样脓头，焮热红肿疼痛，易向深部及周围发生扩散，脓头亦相继增多，溃烂之后状如蜂窝。以中老年患者多发，尤其是消渴病患者多见，易出现内陷之证。故选择E。

8. 答案：A 解析：瘰疬液化成脓的结块经切开或自行溃破后，脓液稀薄，或夹有败絮样坏死组织。疮口呈潜行性空腔，创面肉色灰白，疮口皮色紫暗，久不收敛，可以形成窦道空腔或伴有瘘管。其他的不能形成瘘管而是形成大面积溃疡。故选择A。

9. 答案：C 解析：乳房内发生多个大小不一的肿块，其形态不规则，或圆或扁，质韧，分散于整个乳房，或局限在乳房的一处。与周围组织分界不清，与皮肤和筋膜无粘连，推之移动，腋下淋巴结不肿大。不发寒热，皮色不变，有时乳头溢出黄绿色、棕色或血性液。故选择C。

10. 答案：E 解析：乳岩，多发于40～60岁的妇女，肿块多为单发，边缘不整齐，活动度差，常与皮肤粘连，质地坚硬，表面高低不平，病情发展迅速，晚期患部皮肤呈典型橘皮样改变，肿块溃破后呈菜花样，时流血水，其味恶臭，同侧腋窝淋巴结肿大坚硬。A项是乳痈的表现，B项是乳痨，C项是乳癖的表现，D项是乳核的临床表现。故选择E。

11. 答案：B 解析：情志不畅，肝郁气滞，肝失调达，脾失健运，水湿停留，聚而为痰，痰气互凝，结于颈靥，故颈粗瘿肿；气本无形，怒则气长，喜则气消，故肿胀呈弥漫性而边界不清，治法宜疏肝理气，解郁消肿，当用四海舒郁丸加减。A项治疗肉瘿，B项治疗气瘿，其他选项只是治疗肝郁证，针对瘿病一般只是作为辅助治疗。故选择B。

12. 答案：C　解析：甲状腺同位素扫描，多显示为凉结节（或冷结节）。故选择C。

13. 答案：E　解析：手术治疗最有效、最简单的方法是将脂瘤完整切除，其他的都是可以作为辅助治疗的方法，适应于术前或者术后。故选择E。

14. 答案：E　解析：扁瘊相当于西医的扁平疣，皮损为表面光滑的扁平丘疹，芝麻至黄豆大小，淡红色、褐色或正常皮肤颜色，数目较多，散在分布，或簇集成群，亦可互相融合，可因搔抓使皮损呈线状排列。丝状疣，皮损为单个细软的丝状突起，呈褐色或淡红色，可自行脱落，不久又可长出新的皮损。一般无自觉症状。跖疣，皮损初起为小的发亮丘疹，渐增大，表面粗糙角化，灰黄或污灰色，圆形，中央稍凹，周围绕以增厚的角质环。有明显的压痛，用手挤压则疼痛加剧。传染性软疣，皮损初起为米粒大的半球状丘疹，渐增至绿豆大，中央呈脐窝状凹陷，表面有蜡样光泽。寻常疣，初起为一个针尖至绿豆大的疣状赘生物，呈半球形或多角形，突出表面，色呈灰白或污黄，表面蓬松枯槁，状如花蕊，粗糙而坚硬。故选择E。

15. 答案：C　解析：皮损以糜烂、渗液为主者溶液湿敷。例如接触性皮炎，皮损以糜烂、渗液为主者，选用绿茶、马齿苋、黄柏、羊蹄草、石韦、蒲公英、桑叶等；煎水湿敷，或以10%黄柏溶液湿敷。故选择C。

16. 答案：D　解析：患者总因营血亏损，化燥生风，肌肤失养所致。风热相搏，

伏于营血，发于肌肤，故见皮损鲜红，皮损不断出现，红斑增多，刮去鳞屑可见发亮的薄膜，有点状出血，有同形反应；阳邪耗伤阴津则大便干燥，尿黄；舌红；苔黄或腻、脉弦滑或数为血热之象。故选择D。

17. 答案：C　解析：梅毒疳疮皮肤燋红、烂斑时，外用鹅黄散、结毒灵。故选择C。

18. 答案：C　解析：患者血分有热，气血瘀滞，血热妄行，脉络破裂，血溢脉外，瘀于皮下则见肛缘肿物，颜色紫暗，所以考虑血栓性外痔。故选择C。

19. 答案：D　解析：直肠脱垂临床分为三度：Ⅰ度脱垂：为直肠黏膜脱出，脱出物色较红，长3~5cm，触之柔软，无弹性，不易出血，便后可自行还纳。Ⅱ度脱垂：为直肠全层脱出，长5~10cm，呈圆锥状，色淡红，表面为环状而有层次的黏膜皱襞，触之较厚有弹性，肛门松弛，便后有时需用手托回。Ⅲ度脱垂：直肠及部分乙状结肠脱出，长达10cm以上，色淡红，呈圆柱形，触之很厚，便后需用手托回。故选择D。

20. 答案：C　解析：患者体质偏阳虚，久则火势衰微，见肾阳不足之象。宜温肾固精。故选择C。

21. 答案：B　解析：湿热之象比较突出如舌暗淡苔黄腻，脉弦滑。故选择B。

22. 答案：A　解析：根据症状疼痛剧烈，有散在水疱，个别破溃，基底部呈均匀红色、潮湿可以判断为浅Ⅱ度烧伤，排除C、D、E。又是两前臂，上肢总共占18%，而两前臂又占一多半，但是散在的水疱，所以可以推断大概6%。故选择A。

23. 答案：B　解析：《金匮要略》是现代中医古籍中最早设妇科专篇的医著，开创了妇科辨证论治的先河。故选择B。

24. 答案：D　解析：D项为女性生殖轴的概念。故选择D。

25. 答案：B　解析：肝主疏泄，调畅

情志，若郁怒悲伤，肝气郁结，则为气滞，冲任失畅，血海蓄意失常，可导致月经先后不定期。其余选项均为直接导致冲任损伤的因素。故选择 B。

26．答案：A 解析：月经先期阳盛血热证方药选清经散。故选择 A。

27．答案：B 解析：月经后期的病因为肾虚、血虚、血寒、气滞。月经过少的病因为肾虚、血虚、血瘀、痰湿。故血虚为共同病因。故选择 B。

28．答案：C 解析：除 C 项外均是，C 项为寒邪致病特点。故选择 C。

29 答案：D 解析：经期延长阴虚血热证的发病机制是阴虚内热，热扰冲任。故选择 D。

30．答案：C 解析：崩漏实热证，治以清热凉血，固冲止血，应首选清热固经汤。故选择 C。

31．答案：B 解析：首先辨病辨证，由题干经血非时而下，淋漓不净，辨病为崩漏，由色紫暗、有块，小腹胀痛，舌紫苔薄白，脉涩，辨证为血瘀证。崩漏血瘀型应首选四物汤合失笑散。故选择 B。

32．答案：E 解析：闭经的病因有气血虚弱、气滞血瘀、肾气亏虚、阴虚血燥、痰湿阻滞。故选择 E。

33．答案：A 解析：治疗痛经湿热下注证，应首选清热调血汤。故选择 A。

34．答案：D 解析：由题干每于经行小腹绵绵作痛，辨病为痛经，由经行小腹绵绵作痛，经净渐除，经量少、质稀，腰酸腿软，舌苔薄白，脉细弱，辨证为肾气亏损证。治法是益肾养肝止痛。故选择 D。

35．答案：C 解析：经行吐衄的定义是每逢经行前后，或正值经期，出现周期性的吐血或衄血，亦有倒经、逆经之称。由题干每于经期鼻衄，辨病为逆经，由心烦易怒，口苦咽干，尿黄便结，辨证为肝经郁火证。故选择 C。

36．答案：A 解析：脾虚证代表方剂是完带汤。故选择 A。

37．答案：B 解析：由题干带下量多，色赤白相兼，质稠，有气味，阴部瘙痒，腰膝酸软，头晕耳鸣，脉细数，可知是肾阴虚之征，舌红，苔黄腻，是湿热之征。故本病阴虚与湿热相兼为病，治法是滋肾养阴，清热利湿。故选择 B。

38．答案：A 解析：由题干呕吐酸苦水，不能进食，胸满胁痛，舌红苔黄，脉弦滑，辨证为肝胃不和。故选择 A。

39．答案：D 解析：由题干现停经 45 天，尿妊娠试验阳性，确定妊娠；出现左下腹撕裂样剧痛，伴肛门坠胀，面色苍白，符合异位妊娠的临床表现；查体：血压80/50 mmHg（10.7/6.7kPa），左下腹压痛、反跳痛明显，有移动性浊音，阴道有少量出血，也符合异位妊娠的体征。故选择 D。

40．答案：C 解析：胎漏的定义是妊娠期间，阴道不时有少量出血，时出时止，或淋漓不断，而无腰酸、腹痛、小腹下坠。题干符合此定义。胎动不安有腰酸、腹痛、下坠，或伴有少量的阴道出血、脉滑。妊娠腹痛是妊娠期因胞脉阻滞或失养，发生小腹疼痛。堕胎是凡妊娠 12 周内，胚胎自然殒堕。滑胎是凡堕胎或小产连续发生 3 次或 3 次以上。故选择 C。

41．答案：C 解析：由题干妊娠 8 个半月，面目肢体肿胀，辨病为子肿，由头晕胀痛，面目肢体肿胀，但皮色不变，压痕不明显，舌苔薄腻，脉弦滑，辨证为气滞证。治疗首选天仙藤散。故选择 C。

42．答案：C 解析：由题干孕 3 个月，近 3 天尿频、尿急、尿道灼热刺痛，辨病为妊娠小便淋痛；由两颧潮红，五心烦热，舌红苔薄黄，脉细滑数，辨证为阴虚津亏证，方选知柏地黄汤。故选择 C。

43．答案：E 解析：由题干产后 10 天，高热 3 天，辨病为产后发热；由恶露量少、色紫暗，有臭味，烦热渴饮，尿黄便结，舌红苔黄厚，脉滑数，辨证为感染邪毒。故选择 E。

44. 答案：D　解析：由题干产后少腹阵痛拒按，辨病为产后腹痛；由恶露量少，气粗喘促，不省人事，两手握拳，牙关紧闭，唇舌色紫，脉涩，辨证为血瘀气闭。唇舌色紫，脉涩，均是血瘀之征。瘀血阻滞，气机内闭，致气粗喘促，不省人事。故选择 D。

45. 答案：B　解析：桂枝茯苓丸的组成是桂枝、茯苓、牡丹皮、芍药、桃仁。故选择 B。

46. 答案：E　解析：略。

47. 答案：E　解析：由题干婚后 4 年未孕，辨病为不孕症；由形体肥胖，头晕心悸，带下量多、质稠，面色㿠白，舌苔白腻，脉滑，辨证为痰湿型，方选启宫丸。故选择 E。

47 答案：C　解析：人工流产并发症有人流综合征、子宫穿孔、人流不全、人流术后感染、子宫穿孔、宫腔粘连、漏吸、术中出血、羊水栓塞。故选择 C。

48. 答案：C　解析：小儿营养不良是指体重低于正常均值的 85%。故选择 C。

49. 答案：B　解析：吴鞠通的稚阴稚阳理论，包括了机体柔嫩、气血未盛、脾胃虚弱、肾气未充、腠理疏松、神气怯弱、筋骨未坚等特点，概括为"脏腑娇嫩，形气未充"。故选择 B。

50. 答案：E　解析：为方便计算，可采用下列比例用药。新生儿用成人量的 1/6，乳婴儿用成人量的 1/3，幼儿用成人量的 1/2，学龄儿童用成人量的 2/3 或接近成人用量。一般成人煎药量为 200mL，经计算婴儿（<1 岁）服用的中药煎出量是 66.7mL。故选择 E。

51. 答案：A　解析：风寒感冒证的症状为恶寒，无汗，头痛，鼻塞流清涕，喷嚏，咳嗽，口不渴，咽不红，舌苔薄白，脉浮

紧；风热感冒以"发热重，有汗或少汗，咽红肿痛，舌红，苔薄黄或指纹浮紫"为特征；暑邪感冒发于夏季，以"发热，头痛，身重困倦，食欲不振，舌红，苔黄腻"为特征；感冒夹痰以"咳嗽加剧，痰多，喉间痰鸣"为特征；感冒夹滞以"脘腹胀满，不思饮食，大便不调，小便短黄，舌苔厚腻，脉滑"为特征。故选择 A。

52. 答案：A　解析：本证多见于肺炎喘嗽的中期，痰热俱甚，郁闭于肺，而见上述诸症。临床以发热、咳嗽、痰壅、气急、鼻扇为特征，治疗宜清热宣肺，涤痰定喘。故选择 A。

53. 答案：B　解析：由"舌上溃破，色红疼痛"可判断为口疮，口疮中心火上炎证用泻心导赤汤。故选择 B。

54. 答案：A　解析：小儿厌食脾失健运证的治法是调和脾胃，运脾开胃。故选择 A。

55. 答案：D　解析：干疳，亦称"疳极"，临床表现为极度消瘦，貌似老人，腹凹如舟，精神萎靡。故选择 D。

56. 答案：B　解析：由"皱眉眨眼，摇头耸肩，嘴角抽动，时伴异常发声"可诊为多发性抽搐症。习惯性抽搐往往只有一组肌肉抽搐，如眨眼、皱眉、龇牙或咳嗽。发病前常有一些诱因，症状轻，预后好，但此症与多发性抽搐症并无严格界限，有些病儿可发展为多发性抽搐症。癫痫的主症为猝然仆倒，不省人事，四肢抽搐，项背强直，口吐涎沫，牙关紧闭，目睛上视，瞳仁散大，对光反射迟钝或消失。注意力缺陷多动症以注意力不集中、自我控制差，动作过多、情绪不稳、冲动任性，伴有学习困难，但智力正常或基本正常为主要临床特征。风湿性舞蹈病是风湿热主要表现之一，表现为四肢较大幅度的无目的而不规则的舞蹈样动作，生活经常不能自理，常伴肌力及肌张力减低，并可有风湿热其他症状。故选择 B。

57. 答案：C　解析：肾主骨生髓，主生长发育和生殖，发育迟缓必责之于肾；肝主筋，颈项痿软，不能行走为肝肾精血不足，不能营注于筋骨所致。故选择C。

58. 答案：A　解析：有外感症状，发热当天出现全身的细小淡红疹，未见特殊体征，当诊断为风疹。患儿起病急，以低热出疹为主症，全身症状不重，为邪犯肺卫证，方用银翘散。故选择A。

59. 答案：D　解析：蛔厥证，用乌梅丸。蛔虫症无突然胃脘部绞痛之类的急性症状，方用使君子散。故选择D。

60. 答案：C　解析：小儿肺脏娇嫩、卫表未固，易为邪气所感，使肺系疾病成为儿科发病率最高的一类疾病。小儿"脾常不足"，其脾胃之体成而未全、脾胃之气全而未壮，因而易于因家长喂养不当、小儿饮食失节，出现受纳、腐熟、精微化生转输等方面的异常，使脾系疾病的发病率在儿科仅次于肺系病证而居第二位。故选择C。

61. 答案：E　解析：非感染性发热见于多种不同的疾病：①结缔组织病。②恶性肿瘤。③无菌性组织坏死。④内分泌疾病。⑤中枢神经系统疾病。⑥物理因素。⑦其他：如自主神经功能紊乱影响正常体温调节，可产生功能性发热，包括感染后发热和功能性低热。故选择E。

62. 答案：A　解析：急腹症包括腹膜炎症、腹腔器官急性炎症（如急性胃、肠、胰腺、胆囊炎，急性出血性坏死性肠炎）、空腔脏器阻塞扩张（如肠梗阻、胆道结石、泌尿系统结石、胆道蛔虫病）、脏器扭转破裂（如肠扭转、肠绞窄、肠系膜或大网膜扭转、卵巢扭转、肝脾破裂、异位妊娠破裂）、腹腔内血管阻塞（如缺血性肠病、夹层腹主动脉瘤）、腹壁疾病（腹壁挫伤、腹壁脓肿、带状疱疹）、胸部疾病（如肺炎、肺梗死、心绞痛、心肌梗死、急性心包炎、胸膜炎）、全身性疾病（如腹型过敏性紫癜、尿毒症、

铅中毒）。故选择A。

63. 答案：D　解析：肺炎球菌肺炎由于渗出到肺泡内的红细胞破坏后释放出含铁血黄素，混在痰中，故出现铁锈色痰。故选择D。

64. 答案：B　解析：耳源性眩晕是指前庭迷路感受异常引起的眩晕。当发生迷路积水（梅尼埃综合征）、晕动病（晕舟车病）、迷路炎、迷路出血或中毒、前庭神经炎或损害、中耳感染等都可引起体位平衡障碍，发生眩晕。因前庭核通过内侧束与动眼神经核之间联系。故选择B。

65. 答案：B　解析：胆红素尿为尿内含有大量结合胆红素所致，呈深黄色，见于肝细胞性黄疸及阻塞性黄疸。因此在溶血性黄疸中，尿中结合胆红素多阴性。故选择B。

66. 答案：D　解析：要求如下：①从一般到特殊地提问。②无诱导性提问、诘难性提问及连续性提问。③按项目的问诊评分顺序系统地问诊。④引证核实患者提供的信息。⑤问诊过程中应有小结。⑥询问者注意聆听，不轻易打断患者讲话；不能重复问诊。⑦不出现难堪的停顿。⑨友善的举止，友好的眼神。⑨给予赞扬性肯定或鼓励。④其他：不用医学名词和术语提问；谦虚礼貌、尊重患者，有同情心，使患者感到温暖等。故选择D。

67. 答案：D　解析：高血压脑病时，血压急剧升高、头痛、呕吐、烦躁、抽搐和意识障碍；急进型高血压是血压突然升高，并伴有视网膜病变（Ⅲ级眼底）。如呈Ⅳ级眼底，有视乳头水肿，则称为恶性高血压；缓进型高血压多发于40岁以上，起病隐匿，病程可达数十年，早期无任何症状，偶尔在查体时发现血压升高；脑血管痉挛临床上常出现颅内压增高（头痛、呕吐、眼底水肿出现或加重），意识障碍加重；急性心力衰竭时，患者常突然感到极度呼吸困难，迫坐呼

吸，恐惧表情，烦躁不安、频频咳嗽，咳大量白色或血性泡沫痰液等。结合该患者症状体征，可判断为急进型高血压。故选择 D。

68. 答案：A　解析：阿托品影响双侧瞳孔散大。B、C、D、E 项双侧瞳孔缩小。故选择 A。

69. 答案：B　解析：语音震颤的强弱受到发音的强弱、音调的高低、胸壁的厚薄以及气道通畅程度的影响。减弱或消失主要见于肺泡内含气量过多、支气管阻塞、大量胸腔积液或气胸、胸膜高度增厚粘连、胸壁皮下气肿或皮下水肿。故选择 B。

70. 答案：E　解析：干啰音是气流通过狭窄或部分阻塞的气道所发出的声音。病理基础为气道黏膜充血水肿、分泌物增加、平滑肌痉挛、管腔内异物、肿瘤、肉芽肿以及管壁外淋巴结或肿瘤压迫等。干啰音在吸气相与呼气相都能听到，但呼气相尤为明显，持续时间较长，声音响度和性质容易改变，部位也易变换。低音调的干音称为鼾音，如同熟睡中的鼾声，多发生于气管或主支气管。高音调的干啰音起源于较小的支气管或细支气管，类似于鸟叫、飞箭或哨笛音，通常称为哮鸣音。故选择 E。

71. 答案：E　解析：二尖瓣器质性收缩期杂音的特点：杂音呈吹风样，高调，性质较粗糙，强度常在 3/6 级以上，持续时间长，占据整个收缩期，可遮盖第一心音，常向左腋下传导，吸气时减弱，呼气时加强，左侧卧位时更明显。故选择 E。

72. 答案：E　解析：根据患者多食和双眼突出的特征性表现，可初步断定为甲状腺功能亢进，根据排除法可选 E。

73. 答案：C　解析：尿潴留呈圆形浊音区，则可能为胀大的膀胱。幽门梗阻出现振水音。右心功能不全出现移动性浊音。巨大卵巢囊肿为实音。急性胃炎在胃泡鼓音区的上界，再做水平方向叩诊鼓音区变大。故选择 C。

74. 答案：A　解析：节律性溃疡疼痛与饮食之间的关系具有明显的相关性和节律性。在一天中，早晨 3 点至早餐的一段时间，胃酸分泌最低，故在此时间内很少发生疼痛。十二指肠溃疡的疼痛好在两餐之间发生，持续不减直至下餐进食或服制酸药物后缓解。一部分十二指肠溃疡患者，由于夜间的胃酸较高，尤其在睡前曾进餐者，可发生半夜疼痛。胃溃疡疼痛的发生较不规则，常在餐后 1 小时内发生，经 1~2 小时后逐渐缓解，直至下餐进食后再复出现上述节律。故选择 A。

75. 答案：D　解析：锥体束病理反射有 Babinski 征、Oppenheim 征、Gordon 征以及查多克征。故选择 D。

76. 答案：D　解析：肝细胞性黄疸时结合与非结合胆红素均中度增高，尿胆红素阳性，尿胆原增加、正常或减少。故选择 D。

77. 答案：E　解析：病理性高血糖病因：①各型糖尿病及甲状腺功能亢进、Cushing 病、肢端肥大症、嗜铬细胞瘤等内分泌疾病；②颅外伤、颅内出血、脑膜炎等引起颅内压升高刺激血糖中枢以及在疾病应激状态时；③脱水、血浆呈高渗状态（高热、呕吐、腹泻）。胰岛细胞瘤可引起血糖降低。故选择 E。

78. 答案：B　解析：尿酮体阳性见于以下几种情况：①糖尿病患者、糖尿病酸中毒时会出现强阳性（＋＋＋以上），此时应引起注意，易发生中毒性昏迷，应及时采取治疗措施。②严重呕吐、腹泻、长期营养不良、饥饿、剧烈运动后。③妊娠妇女因妊娠反应而剧烈呕吐、消化吸收障碍等。故选择 B。

79. 答案：D　解析：甲类传染病：鼠疫、霍乱；乙类传染病：传染性非典型肺炎（SARS）、艾滋病、病毒性肝炎、脊髓灰质炎、狂犬病等；丙类传染病：流行性感冒、流行性腮腺炎、风疹、麻风病、伤寒和副伤寒等。SARS、狂犬病、炭疽、流行性出血热和高致病性禽流感均属于乙类传染病。故选择 D。

80. 答案：A 解析：患者有乏力，食欲不振，厌油的症状说明肝脏出现问题，而体检发现肝脏肿大并且有压痛，丙氨酸转氨酶升高，而没有消瘦的症状，并且发病较急，考虑急性肝炎。故选择 A。

81. 答案：E 解析：流行性出血热的传播途径包括呼吸道传播、消化道传播、接触传播、母婴传播和虫媒传播等 5 种方式，B 项表述错误、E 项正确；流行性出血热具有明显的季节性和人群分布的流行特征，其中黑线姬鼠传播者以 11 月至次年 1 月为高峰、家鼠传播者 3～5 月为高峰、林区姬鼠传播者在夏季为高峰，人群分布则以男性青壮年农民和工人发病多，A、C 项错误；典型病例病程有五期，非典型和轻型病例可以出现越期现象，而重型的病例可出项重叠现象，D 项错误。故选择 E。

82. 答案：C 解析：脑脊液检查是流行性脑脊髓膜炎明确诊断的重要依据。发病过程中，脑脊液压力升高，外观浑浊呈脓性，故 A 正确；蛋白质含量增高，糖及氯化物含量均减少，故 B、D、E 项正确；白细胞计数常高达 1.0×10^6/L，以中性粒细胞为主。故选择 C。

83. 答案：C 解析：典型的伤寒自然病程可分为 4 期：①初期，发热是最早的症状，常伴有全身不适、食欲减退、咽痛和咳嗽等；②极期，常有典型的伤寒表现，如持续高热、明显食欲减退、中毒性脑病的表现、肝脾大和皮肤出现玫瑰疹等；③缓解期，体温下降、食欲好转；④恢复期，体温正常，食欲恢复。故选择 C。

84. 答案：A 解析：腹痛、腹泻、黏液脓血便，伴发热恶寒符合细菌性痢疾的典型症状，首选 A 项。阿米巴痢疾多不发热，

粪便检查为暗红或果酱色血便，故排除 B 项；急性胃肠炎无发热症状，大便多为黄色水样便，故可排除 C 项；流行性脑脊髓炎无典型的胃肠道症状，可排除 D 项；霍乱一般无发热，多数不伴腹痛（O139 血清型发热、腹痛比较常见），粪便检查可见黏液和少许的红、白细胞，可初步排除 E 项。故选择 A。

85. 答案：A 解析：伤寒菌进行血培养时在病程的第 1～2 周阳性率高达 80%～90%，第 3 周降到 50%，以后更低，所以题中问阳性率最高时，C、D、E 项被排除。而第 1 周时病情在初期，症状逐渐明显，这时阳性率逐渐升高，在第 1 周末的时候会达到高峰。故选择 A。

86. 答案：C 解析：诊断"脑死亡"的条件：①昏迷原因明确；②排除各种原因的可逆性昏迷。③深昏迷，脑干反射全部消失，无自主呼吸。以上必须全部具备。故选择 C。

87. 答案：A 解析：知情同意权的主体，一是成年患者本人：具有完全民事行为能力的患者，应是知情同意权的主体；二是法定代理人：对于未成年人患者，知情同意权的主体是其父母；对于精神病患者、神志不明的患者，知情同意权的主体是配偶、父母、成年子女和其他近亲属等。故选择 A。

88. 答案：C 解析：卫生法的立法宗旨和最终目的是保护公民健康。故选择 C。

89. 答案：D 解析：全国人大及其常委会是宪法和基本法律的制定和颁布机构。卫生法属于基本法律。故选择 D。

90. 答案：D 解析：全国医师资格考试办法的制定部门是国务院卫生行政部门。故选择 D。

91. 答案：C 解析：受理申请医师注册的卫生行政部门除执业医师法第 15 条规定的情形外，应当自收到申请之日起 30 日内准予注册，并发给由国务院卫生行政部门

统一印制的医师执业证书。故选择 C。

92. 答案：A 解析：麻醉药品、精神药品、医疗用毒性药品、放射性药品等属于特殊管理药品。故选择 A。

93. 答案：A 解析：传染性非典型肺炎防治工作应坚持的原则是预防为主、防治结合、分级负责、依靠科学、依法管理。故选择 A。

94. 答案：C 解析：疫情责任报告人发现甲类传染病和乙类传染病中的艾滋病、肺炭疽的患者、病原携带者和疑似传染病患者时，城镇于 6 小时内，农村于 12 小时内，以最快的通讯方式向发病地的卫生防疫机构报告，并同时报出传染病报告卡。故选择 C。

95. 答案：B 解析：《医疗事故处理条例》中规定医疗机构发生重大医疗事故，主管部门接到报告后组织人员对事故进行调查处理。故选择 B。

96. 答案：C 解析：医疗废物是指医疗卫生机构在医疗、预防、保健及其他相关活动中产生的具有直接或间接感染性、毒性以及其他危害性的废物。故选择 C。

97. 答案：A 解析：肺心病最常见的病因是 COPD，COPD 可引起缺氧，缺氧又可导致肺部细小动脉痉挛，促使肺血管构型改建，无肌细动脉肌化、肺小动脉中膜增生肥厚，导致肺部循环阻力的升高，使肺动脉压升高，最终导致右心室肥大、扩张。其中肺细小动脉痉挛起了关键性作用。故选择 A。

98. 答案：C 解析：外源性哮喘是患者对致敏原产生过敏的反应，致敏原包括尘埃、花粉、动物毛发、衣物纤维等，多见于儿童、青少年，常于春秋发病，可有前驱症状，发病急，缓解快，缓解后哮鸣音很快消失，血清中 IgE 增高。故选择 C。

99. 答案：E 解析：影像学上结合解剖特点将肺炎分为：大叶性（肺泡性）肺炎，小叶性（支气管性）肺炎，间质性肺炎。在 A、D 项胸片上大多为全肺改变，B 项多伴低热、乏力、消瘦等结核表现。C 项为间质的改变。故选择 E。

100. 答案：B 解析：该患者中老年男性，有慢性支气管炎病史，近期有咳嗽、痰中带血，并有胸闷、气急、胸痛等，X 线见肺门阴影增大，考虑原发性支气管肺癌可能性大。A 项为肺纹理增粗、紊乱。C、D、E 项应有发热。故选择 B。

101. 答案：C 解析：二尖瓣关闭不全典型表现为心尖部收缩期杂音，咳粉红色泡沫痰为心功能不全的表现。故选择 C。

102. 答案：B 解析：正常状态下，心室舒张期二尖瓣开放，血液自左心房流入左心室，若二尖瓣狭窄，则心尖部可闻及舒张期隆隆样杂音，为二尖瓣狭窄的特征性描述。风心病可有瓣膜赘生物而引起二尖瓣狭窄。故选择 B。

103. 答案：B 解析：典型心绞痛发作是突然发生的位于胸骨体上段或中段之后的压榨性、闷胀性或窒息性疼痛，亦可能波及大部分心前区，可放射至左肩左上肢前内侧，舌下含硝酸甘油片如有效心绞痛应于 1～3 分钟缓解。故选择 B。

104. 答案：D 解析：结合患者上腹痛、饥饿痛且进食后减轻的临床表现可初步诊断为十二指肠溃疡，近来腹胀加剧、呕吐后减轻、上腹部振水音，系因食物无法从幽门口向小肠运动，应考虑为其重要并发症之一幽门梗阻导致。其他选项不会产生该患者的梗阻症状。故选择 D。

105. 答案：E 解析：有长期的肝病史，且乏力，腹胀，反复齿龈出血（凝血功能障碍），下肢水肿（静脉回流压力升高），呕血（侧支循环破裂）等均提示患者可能患有肝硬化。故选择 E。

106. 答案：D 解析：患者有 10 年乙肝病史，且 HBsAg（+）；体检发现蜘蛛痣、右上腹压痛、肝大、质硬，为肝硬化表现；查 AFP 升高，故首先考虑为乙肝—肝硬化—原发性肝癌这三阶梯，目前已达第三阶段，故选择 D，而非 A、B。HBV 是我国原发性肝癌的重要致病因素之一。需要指出的是，AFP 诊断肝细胞癌的标准应为：AFP > 500pg/L 持续 4 周，或 >200pg/L 持续 8 周。C、E 项与该病例无关。

107. 答案：E 解析：影响肾小球滤过率有三大因素：有效滤过压、肾小球血浆流量、滤过膜通透性和滤过面积的改变。急性链球菌感染后的急性肾小球肾炎的病理学改变主要为弥漫性毛细血管内皮增生及系膜增殖性改变，轻者可见肾小球血管内皮细胞有轻中度增生，系膜细胞也增多，重者增生更明显，且有炎症细胞浸润等渗出性改变。增殖的细胞及渗出物可引起肾小球毛细血管腔狭窄，引起肾血流量及肾小球滤过率下降。故选择 E。

108. 答案：D 解析：再生障碍性贫血是一种获得性骨髓造血功能衰竭症。雄激素为再生障碍性贫血的首选用药。故选择 D。

109. 答案：B 解析：粒细胞缺乏症体检时口腔、咽峡、阴道、直肠或肛门等处有坏死性溃疡及脓肿，有肝脾肿大及淋巴结肿大，尤其颌下和颈淋巴结。A 项见于慢性出血、白血病；C 项见于血小板减少；D 项见于胃肠道疾病及颅内高压；E 项见于白血病。故选择 B。

110. 答案：D 解析：糖尿病是一组以慢性血葡萄糖水平增高为特征的代谢疾病群。糖尿病酮症酸中毒是糖尿病最常见最严重的疾病并发症。故选择 D。

111. 答案：C 解析：A 项患者多有不洁饮食、药物或冷热变化等诱因，伴有上腹部不适；B 项有典型的右上腹疼痛，Murphy 征（+），进油腻食物或夜间易发作；C 项常有颅内高压和感染表现：发热、头痛、喷射性呕吐，视乳头水肿等；D 项前驱链球菌

感染后经 1~3 周无症状间歇期而急性起病，表现为水肿、血尿、高血压及程度不等的肾功能受累。E 项为甲状腺功能亢进最严重的并发症，多发生在甲亢未治疗或控制不良患者，在感染、手术、创伤或突然停药后，出现以高热、大汗、心动过速、心律失常、严重呕泻、意识障碍等为特征的临床综合征。故选择 C。

112. 答案：D 解析：内源性哮喘指非过敏原因引起的哮喘，绝大多数是因呼吸道感染诱发，以冬季气候变化时多见。以女性居多，患者常先有呼吸道感染或支气管的咳嗽咳痰史及发热等全身症状，逐渐出现哮喘。发作时虽与外源性哮喘相似，但起病慢、持续较久，且逐渐加重，顽固性者夜间发作较为多见，待感染控制后才能平息。间歇期长短不一，无规律性，治疗时加用抗菌药物可使症状及早缓解。故选择 D。

113. 答案：D 解析：A 项往往先有急性上呼吸道感染的症状，少有胸痛、痰中带血；B 项反复咳嗽咳痰、咯血；C 项不会出现痰中带血，听诊为胸膜摩擦音；E 项多有吸烟史，无明显感染表现。故选择 D。

114. 答案：E 解析：老年男性，长期咳嗽，抗感染治疗无效时，应考虑是否为肺癌。中心型肺癌发生于支气管，易导致支气管堵塞而发生右肺中叶炎症，此时应行纤维支气管镜检查。故选择 E。

115. 答案：D 解析：该患者处于急性加重期，A、B、C、E 项有助于去除诱因、增加血氧饱和度。呼吸兴奋剂适用于呼吸浅表、意识模糊而呼吸道通畅的呼衰患者，本例患者血气分析正常，无呼衰。故选择 D。

116. 答案：B 解析：A 项还有胸痛表现，检查：气管位置向患侧偏移；C 项有突发的胸痛、胸闷、呼吸困难，患者常高瘦体型，检查：气管位置向患侧偏移，叩诊鼓音，听诊患侧呼吸音减弱或消失；D 项常因肺炎、肺癌等引起，伴有胸闷、呼吸困难，检查：

气管位置向患侧偏移，听诊呼吸音减弱；E项多有低热、盗汗、消瘦等结核中毒表现，PPD（＋）。A、C、D、E项可排除，故选择B。

117. 答案：A 解析：咳嗽声音嘶哑见于声带炎、喉结核、喉癌与喉返神经麻痹等。故选择A。

118. 答案：B 解析：引起咯血的原因据文献报道有130多种，一般较常见的是支气管疾病、肺部疾病。心脏病及某些全身性疾病。在我国临床上肺结核咯血仍是最常见的咯血原因之一，占所有咯血总数的60%～92.4%。故选择B。

119. 答案：C 解析：流行性出血热的病理解剖可见脏器中肾脏病变最明显。肉眼可见肾脂肪囊水肿、出血，镜检肾小球充血，基底膜增厚，肾小管受压而变窄或闭塞，间质有细胞浸润。故选择C。

120. 答案：D 解析：高危人群存在下列情况两项或两项以上者，应考虑艾滋病的可能：①近期体重下降10%以上；②慢性咳嗽或腹泻3个月以上；③间歇或持续发热1个月以上；④全身淋巴结肿大；⑤反复出现带状疱疹或慢性播散性单纯疱疹感染；⑥口咽念珠菌感染。A、B、E项均支持艾滋病的诊断。结合艾滋病的临床表现，艾滋病在4期主要出现5种表现，其中神经系统症状主要表现有头痛、癫痫、进行性痴呆和下肢瘫痪等，故C项也支持艾滋病诊断。艾滋病对皮肤黏膜造成的损害，主要是肿瘤和感染等，并不出现出血症状。故选择D。

121～122. 答案：A、E 解析：外伤引起的水疝，属于瘀滞所导致的，应首选活血散瘀汤加味；先天性水疝，属于先天因素不足，所以应首选济生肾气丸。

123～124. 答案：D、B 解析：脓如黄浊质稠，色泽不洁，为气火有余，尚属顺证；如脓色绿黑稀薄，为蓄毒日久，有损筋伤骨的可能。

125～126. 答案：A、D 解析：湿热蕴结型治法：清热解毒利湿，方药茵陈蒿汤合消风散；寒湿阻络型治法：和营祛寒化湿，方药桂枝汤。

127～128. 答案：A、B 解析：前列腺炎阴虚火旺证首选知柏地黄丸；前列腺增生肾阳不足证应首选济生肾气丸。

129～130. 答案：D、B 解析：两地汤组成：生地黄、地骨皮、玄参、麦冬、阿胶、白芍。温经汤（《妇人大全良方》）组成：当归、川芎、白芍、桂心、牡丹皮、莪术、人参、甘草、牛膝。

131～132. 答案：B、C 解析：育龄期妇女与肝肾密切相关，故致病多以肝肾为主；围绝经期妇女脾肾功能开始衰退，故致病多以脾肾亏虚为主。

133～134. 答案：E、D 解析：完带汤的组成有白芍、白术、苍术、车前子、柴胡、陈皮；止带方的组成有赤芍、猪苓、茯苓、车前子、牛膝、牡丹皮。

135～136. 答案：B、A 解析：妇人腹痛的病机是冲任虚衰，胞脉失养，"不荣则痛"，及冲任阻滞，胞脉失畅，"不通则痛"；痛经的病机是邪气内伏或精血素亏，更值经期前后冲任二脉气血的生理变化急骤，导致胞宫的气血运行不畅，"不通则痛"；或胞宫失于濡养，"不荣则痛"。故实性妇人腹痛与痛经的共同病机是冲任阻滞，胞脉失畅，不通则痛；虚性妇人腹痛与痛经的共同病机是冲任虚衰，胞脉失于濡养，不荣则痛。

137～138. 答案：A、E 解析：《颅囟经》首创纯阳理论。"稚阴稚阳学说"首见于吴鞠通《温病条辨》"小儿稚阳未充，稚阴未长也"。

139～140. 答案：A、D 解析：疳证的兼证：舌疳——脾病及心；眼疳——脾病及肝；肺疳——脾病及肺；骨疳——脾病及肾；疳肿胀——阳虚水泛。

141～142. 答案：A、E 解析：麻疹顺

证证型分为三类，即邪犯肺卫（初热期）、邪入肺胃（出疹期）、阴津耗伤（收没期）。初热期方用宣毒发表汤。收没期方用沙参麦冬汤。丹痧证型有：邪侵肺胃，方用解肌透痧汤；毒在气营，方用凉营清气汤。

143～144. 答案：C、E 解析：医学关系中的主体在道义上应享有的权利和利益属于权利。医学关系中的主体在道义上应履行的职责和使命属于义务。医学关系的主体对应尽义务的自我认识和自我评价的能力是指良心。医学关系中的主体因履行道德职责受到褒奖而产生的自我赞赏是指荣誉。医学关系中的主体在医疗活动中对自己和他人关系的内心体验和感受是指情感。

145～146. 答案：B、A 解析：指关节梭状畸形多见于类风湿关节炎。杵状指如先天性心脏病、细菌性心内膜炎、呼吸系统疾患、内分泌障碍、肝病及缺铁性贫血均可伴发此症；而主动脉的动脉瘤、侧锁骨下动脉瘤、腋窝动脉闭塞及一侧神经丛麻痹等疾病则常伴有单侧杵状病发生。匙状甲常见于缺铁性贫血，偶见于风湿热、甲癣等。浮髌现象见于各种原因引起的膝关节腔大量积液。肢端肥大见于青春期发育成熟后，腺垂体功能亢进，生长激素分泌过多引起的肢端肥大症。

147～148. 答案：D、E 解析：风心病多累及到多个瓣膜的病变，病情发展缓慢，且常年受风湿病的困扰，逐渐出现患者抵抗力下降，容易发生感染，感染一旦控制不理想即会出现感染性心内膜炎；当患者瓣膜病变严重时，影响了血流动力学和心腔的压力，加重心脏负荷，则会并发心功能不全、心衰、心律不齐、肺水肿、呼吸道感染等。而风心病二尖瓣狭窄伴房颤对左心房血流影响甚大，会导致血流缓慢、形成涡流、血液瘀滞，血栓形成，脱落后造成栓塞。

149～150. 答案：B、C 解析：慢性粒细胞白血病白细胞数增高，主要为中性中、晚幼和杆状核粒细胞，原始细胞（Ⅰ型＋Ⅱ型）≤5%～10%，嗜酸、嗜碱粒细胞增多，可有少量有核细胞。急性白血病原始细胞占全部骨髓有核细胞≥30%为急性白血病的诊断标准。

中医执业助理医师资格考试
最后成功四套胜卷（二）答案

第 一 单 元

1. B	2. C	3. A	4. B	5. B	6. D	7. B	8. B	9. C	10. A
11. A	12. B	13. B	14. C	15. E	16. E	17. D	18. D	19. B	20. B
21. D	22. A	23. C	24. A	25. B	26. D	27. B	28. D	29. E	30. C
31. D	32. B	33. B	34. B	35. C	36. D	37. A	38. D	39. D	40. D
41. D	42. A	43. B	44. B	45. B	46. B	47. D	48. A	49. D	50. C
51. C	52. A	53. B	54. E	55. B	56. D	57. D	58. E	59. E	60. A
61. E	62. D	63. C	64. E	65. B	66. A	67. B	68. C	69. A	70. E
71. D	72. E	73. B	74. B	75. B	76. D	77. D	78. E	79. C	80. B
81. C	82. C	83. E	84. B	85. D	86. A	87. B	88. B	89. D	90. D
91. D	92. E	93. D	94. B	95. B	96. D	97. D	98. B	99. B	100. D
101. C	102. E	103. A	104. B	105. E	106. A	107. A	108. C	109. E	110. C
111. E	112. D	113. B	114. B	115. D	116. E	117. D	118. D	119. C	120. B
121. C	122. D	123. A	124. C	125. A	126. E	127. A	128. E	129. D	130. C
131. A	132. B	133. D	134. A	135. B	136. C	137. C	138. D	139. B	140. C
141. E	142. C	143. A	144. C	145. E	146. B	147. D	148. A	149. E	150. B

第 二 单 元

1. C	2. A	3. D	4. E	5. B	6. D	7. C	8. A	9. D	10. C
11. A	12. E	13. D	14. E	15. D	16. D	17. B	18. D	19. D	20. D
21. C	22. C	23. D	24. B	25. B	26. D	27. A	28. A	29. D	30. E
31. C	32. C	33. B	34. B	35. E	36. C	37. B	38. B	39. C	40. D
41. E	42. A	43. C	44. E	45. C	46. E	47. B	48. C	49. B	50. E
51. A	52. A	53. B	54. A	55. B	56. D	57. B	58. D	59. D	60. E
61. B	62. A	63. B	64. A	65. A	66. A	67. C	68. A	69. E	70. A
71. B	72. E	73. B	74. D	75. B	76. D	77. E	78. B	79. C	80. D
81. D	82. E	83. B	84. E	85. D	86. E	87. B	88. B	89. C	90. E
91. C	92. D	93. A	94. D	95. A	96. E	97. C	98. C	99. A	100. A
101. B	102. E	103. A	104. A	105. B	106. D	107. A	108. A	109. B	110. E
111. A	112. D	113. B	114. B	115. B	116. A	117. D	118. B	119. A	120. A
121. B	122. D	123. D	124. E	125. A	126. B	127. A	128. C	129. C	130. C
131. A	132. C	133. C	134. D	135. A	136. D	137. D	138. D	139. C	140. A
141. C	142. A	143. A	144. B	145. C	146. B	147. C	148. E	149. A	150. E

中医执业助理医师资格考试
最后成功四套胜卷（二）解析

第一单元

1. 答案：B　解析：中医学的基本特点是：①整体观念，人体是有机的整体，人体的各个部分是有机联系的；人和自然相统一；②辨证论治：运用望、闻、问、切的诊断方法，收集患者的症状、体征以及病史有关情况，进行分析、综合，辨明病理变化的性质和部位，判断为何种性质的"证候"，这个过程就是"辨证"。"论治"，就是在辨证基础上，根据正邪情况而确立的治疗法则。故选择B。

2. 答案：C　解析：略。

3. 答案：A　解析：上午为阳中之阳；下午为阳中之阴；上半夜为阴中之阴，下半夜为阴中之阳。故选择A。

4. 答案：B　解析："阴阳离决，精气乃绝"是由于阴和阳之间的互根关系遭到破坏而导致的。故选择B。

5. 答案：B　解析："壮水之主，以制阳光"是王冰对于"诸寒之而热者取之阴"的注语。后又简称为"壮水制阳""滋水制火""滋阴涵阳"。是用滋阴壮水之法，治疗阴虚则热之证。故选择B。

6. 答案：D　解析：五音按照相生的顺序排列应为：角、徵、宫、商、羽。故选择D。

7. 答案：B　解析：五行相生次序：木生火，火生土，土生金，金生水，水生木。"生我"者为母，"我生"者为子。五行相克次序：木克土，土克水，水克火，火克金，金克木。"克我"者为"所不胜"，"我克"者为"所胜"。故选择B。

8. 答案：B　解析：肝属木，脾属土，属相克关系，肝木病及脾土，为木旺乘土。故选择B。

9. 答案：C　解析：血液是神志活动的物质基础之一，心血充足则能化神、养神而使心神灵敏不惑。而心神清明，则能驱邪气并调控心血的运行，以濡养全身及心脉自身。故选择C。

10. 答案：A　解析：肺主气，主是指主持管理，通过肺的呼吸，呼出体内的浊气，吸入自然界的清气，肺不断地吸清呼浊，从而维持人体新陈代谢的顺利进行。故选择A。

11. 答案：A　解析：脾的生理功能有：①主运化，包括运化水谷和运化水湿；②主升清，包括将水谷精微等营养物质上输于头目和维持内脏位置的相对恒定；③主统血。水谷的受纳和腐熟为胃的功能。故选择A。

12. 答案：B　解析：脾喜燥恶湿，否则会产生湿、痰、饮等病理产物，或发为水肿。胃喜润恶燥，否则无法正常受纳、腐熟水谷。只有脾的"燥"和胃的"润"相配合，才能使水谷得以正常的腐熟、受纳和传化。故选择B。

13. 答案：B　解析：肝开窍于目，肝藏血，眼赖肝血濡养才能发挥视觉功能。《素问·五脏生成》说："肝受血而能视。"故选择B。

14. 答案：C　解析：肾中精气包括先天之精和后天之精，先天之精来源于父母，后天之精来源于水谷精微；精气的盛衰决定着人的生长、发育与生殖。故选择C。

15. 答案：E　解析：心藏神，具有主宰人体五脏六腑、形体官窍的一切生理活动和人体精神意识思维活动的功能，是人体生命活动的根本，与肾中精气无关。故选择E。

16. 答案：E 解析：肺主肃降，脾主升清，肝主疏泄；生理特性以升为主的脏腑是肝与脾。故选择E。

17. 答案：D 解析：津液输布主要依靠肺、脾、肝、肾和三焦这五个脏腑相互协调配合来完成的。肺主宣发、肃降，通调水道；脾可输布津液；肝主疏泄，调畅气机，气行则水行；肾主水，可主持和调节人体津液代谢；三焦为水液运行的通路。津液的排泄主要与肺的宣发功能、脾的运化功能以及肾中阳气的气化作用相关。综上，可以看出，津液的代谢，虽与多个脏腑的生理功能有关，但是最为密切的是肺、脾、肾三脏。故选择D。

18. 答案：D 解析：脾胃在五行中属土，但胃为六腑之一，故为阳土，胃又为水谷之海，多气多血，故胃性喜润恶燥。故选择D。

19. 答案：B 解析：自汗多见于气虚或阳虚证，常伴有气短乏力、神疲畏寒、舌淡脉弱等症。盗汗多见于阴虚内热或气阴两虚证，常伴有颧红、潮热、咽干、舌红少苔等症。二者并见可以见于气阴两虚或者阴阳两虚。故选择B。

20. 答案：B 解析：头晕胀痛多为肝火上炎或肝阳上亢。头晕昏沉或头晕且重提示痰湿内阻。头晕眼花多为气血亏虚所致。头晕耳鸣多提示肝肾阴虚。头晕欲仆多提示风阳上扰。故选择B。

21. 答案：D 解析：假神提示脏腑精气耗竭殆尽，正气将绝，阴不敛阳，虚阳外越，阴阳即将离决，属病危。A项为少神的病机。B项机体阴阳严重失调描述过于笼统。C项为失神病机。E项为阴阳格拒的病机。故选择D。

22. 答案：A 解析：A项为阳黄，乃湿热熏蒸为患。B项为阴黄，为寒湿郁滞所致。C项多属肝郁脾虚。D项多属脾胃气虚，气血不足。E项多属脾气虚衰，湿邪内盛。故选择A。

23. 答案：C 解析：凡色红，点小如粟米，高出皮肤，抚之碍手，压之褪色者，为疹。A、B、D、E项均为斑的特点，即色深红或青紫，多点大成片，平铺于皮肤，抚之不碍手，压之不褪色。故选择C。

24. 答案：A 解析：绛舌主热入营血、阴虚火旺及瘀血，舌红绛少苔或无苔，为阴虚火旺。故选择A。

25. 答案：B 解析：A项主热证，无虚象。B项主阳虚，嫩舌多见于虚证，气血亏虚，或阳虚不化，白滑苔为湿盛的舌象。C项多为肝胆热盛，黑润为痰内停。D项为热极伤津之证。E项为湿热内盛之证。故选择B。

26. 答案：B 解析：舌苔乃胃气、胃阴上蒸于舌面而生成，舌苔薄白可见于正常人，亦主表证及病情轻浅的里证、体内无明显热证者。题目中患儿为脾胃气虚之证，病情轻浅，故选择B。A项主邪盛入里，或内有痰、饮、水、湿、食积等，病情相对较重。C项主湿热内蕴、痰饮化热或食积化热。D项是胃气、胃阴不足，或气血两虚，不能上承以续生新苔所致，病情一般较复杂。E项多见于痰饮、湿阻。

27. 答案：B 解析：A项是指咳声阵发，发则连声不绝，咳声终止时声如鸡啼，因其病程较长，缠绵难愈，所以称为百日咳。B项为咳声如犬吠，伴声音嘶哑，吸气困难。C项是以鼻塞、流涕、喷嚏、头痛、恶寒、发热、全身不适等为主要临床表现的外感疾病，虽有咳嗽，但并没有特异性。D项是指体质虚弱，气血不足，感染痨虫，侵蚀肺脏所致的具有传染性的慢性虚弱性疾病，临床主要以咳嗽、咯血、潮热、盗汗及身体逐渐消瘦等为其特征。E项是由于肺叶痿弱不用，临床以咳吐浊唾涎沫为主症。故选择 B。

28. 答案：D 解析：独语为自言自语，喃喃不休，见人则止，首尾不续者。多因心气不足，神失所养，或气郁生痰，蒙蔽心窍所致。错语为语言错乱，语后自知，不能自主者。虚证多由心脾两虚，心神失养所致，实证多由痰浊、瘀血、气郁等阻遏心神而成。两者的共同病因为心气不足，气郁痰阻。故选择 D 更适合。A、E 项虽有提到痰，但病因不对，因此不选。

29. 答案：E 解析：听声音是指听辨患者在疾病过程中的语声、语言、呼吸、咳嗽、呕吐、呃逆、嗳气、太息、喷嚏、呵欠、肠鸣等各种声响。耳鸣属于问诊内容，不属于听诊内容。故选择 E。

30. 答案：C 解析：数脉类包括数、促、疾、动脉，A 项一息脉来五至以上。B 项脉来急数，时而一止，止无定数。C 项脉往来流利，应指圆滑，如珠滚玉盘之状。D 项脉来急疾，一息七八至。E 项脉形如豆，厥厥动摇，滑数有力。故选择 C。

31. 答案：D 解析：濡脉指浮而细软，如帛在水中，主虚证、湿证。弱脉极软而沉细，主气血阴阳俱虚证。濡脉浮细而无力，弱脉沉细而无力，因此二者脉位相反。故选择 D。

32. 答案：B 解析：弦脉主肝胆病、痰饮、痛证、疟疾。故选择 B。

33. 答案：B 解析：八纲辨证是医生运用八纲，对四诊所获得的所有病情资料，进行分析综合，从而初步获得关于病位、病性、邪正斗争盛衰、病证类别的总印象的辨证方法。故选择 B。

34. 答案：B 解析：里实热证表现为壮热喜凉，口渴饮冷，面红目赤，烦躁或神昏谵语，腹胀满痛拒按，大便秘结，小便短赤，舌红苔黄而干，脉洪滑数实。故选择 B。

35. 答案：C 解析：题目中症状眩晕耳鸣，腰膝酸软，失眠多梦，脉沉弦细为阴虚证的表现。素有高血压病史，面红头胀，时有遗精或性欲亢进，舌红则为阳热亢盛的表现。故选择 C。

36. 答案：D 解析：题目中面色苍白或泛红如妆以面色来考查寒热真假的鉴别。时而泛红如妆，面虽赤，但仅颧红如妆，时隐时现，与热证的满面通红不同，患者一般情况下面色苍白，实际上因阳气衰微，阴寒内盛，逼迫虚阳浮越于外，虚阳浮越的"戴阳"或"格阳"证，即为真寒假热证。故选择 D。

37. 答案：A 解析：绛舌主热入营血，阴虚火旺。舌绛少苔或无苔则为阴虚火旺。舌红绛而光即为舌绛无苔。故选择 A。

38. 答案：D 解析：情志郁结可致肝失疏泄，气机不畅，而致两胁胀痛，胸闷，善叹息，或见急躁易怒。故选择 D。

39. 答案：D 解析：阴水证的临床表现为身肿，腰以下为甚，按之凹陷不易恢复，脘闷腹胀，纳呆食少，大便溏稀，面色㿠白，神疲肢倦，小便短少，舌淡，苔白滑，脉沉缓。或水肿日益加剧，小便不利，腰膝冷痛，四肢不温，畏寒神疲，面色白，舌淡胖，苔白滑，脉沉迟无力。D 项为阳水的临床表现。故选择 D。

40. 答案：D 解析：甘有补益、和中、调和药性和缓急止痛的作用。故选择 D。

41. 答案：D 解析：中药"七情"配伍理论：单行、相须、相使、相畏、相杀、相恶、相反。相须，指功效相似的药物配伍协同增效；相使，指主药配合辅药，互相增强作用；相畏，指一种药物的毒性可以被另一种药物减轻或消除；相杀，指一种药物能减轻或消除另一种药物的毒性；相反，指两药合用，产生毒性反应或副作用。干姜杀附子之毒。故选择 D。

42. 答案：A 解析：巴豆性烈最为上，

偏与牵牛不顺情。故选择 A。

43. 答案：B 解析：煎煮方法需要特殊处理的有：①矿石类、贝壳类、动物甲壳类、某些有毒中药需先煎；②含挥发性成分、气芳香、久煎有效成分易破坏的应后下；③含黏液质、绒毛、花粉等饮片宜包煎；④某些贵重药材应另煎；⑤一些用量少的贵重药材研末冲服；⑥胶类、蜜膏类宜加热烊化服用。龟甲属于动物甲壳类，质地坚硬，有效成分不易煎出，入汤剂宜先煎。故选择 B。

44. 答案：B 解析：滑石为粉末状矿物质药材，故应用时当用布包。故选择 B。

45. 答案：D 解析：桂枝发汗解肌、温通经脉、助阳化气；生姜解表散寒、温中止呕、温肺止咳；防风祛风解表，胜湿止痛，止痉；辛夷发散风寒、通鼻窍；紫苏解表散寒、行气宽中、解鱼蟹毒、安胎。故选择 D。

46. 答案：B 解析：五种药物均有祛风散寒之功，白芷治疗阳明头痛，藁本则擅长治疗巅顶头痛，苍耳子善治鼻渊头痛，细辛善治少阴头痛，吴茱萸善治厥阴头痛。故选择 B。

47. 答案：D 解析：葛根兼能透疹、升阳止泻；柴胡兼能升阳举陷、退热截疟；升麻长于发散风热；蔓荆子长于清利头目；淡豆豉利水渗湿。故选择 D。

48. 答案：A 解析：薄荷疏散风热，清利头目，利咽透疹，疏肝行气。牛蒡子疏散风热，宣肺祛痰，利咽透疹，解毒散肿。故选择 A。

49. 答案：D 解析：石膏"辛甘大寒，归肺胃"。故选择 D。

50. 答案：C 解析：石膏常与麻黄、杏仁配伍，清肺经实热，其余四项无此功效。故选择 C。

51. 答案：C 解析：B 项为清热泻火药，归心、肺、三焦经，不作用于胃，A、C、D、E 项均为清热燥湿药，其中黄柏长于

清下焦湿热，黄连长于清中焦湿热，尤善清胃火，可治胃火炽盛、消谷善饥之消渴证，黄芩善清中上焦湿热。故选择 C。

52. 答案：A 解析：贯众清热解毒，凉血止血，杀虫。故选择 A。

53. 答案：B 解析：患者"右侧乳房红肿胀痛，触摸到硬块"可诊断为乳痈，"小便色黄"可知有热存在，治宜清热解毒、消痈散结。蒲公英清热解毒，消肿散结，利湿通淋，故为正确选项。大青叶清热解毒，凉血消斑。淡竹叶清热泻火，除烦，利尿。栀子泻火除烦，清热利湿，凉血解毒。焦栀子凉血止血。知母清热泻火，生津润燥。故选择 B。

54. 答案：A 解析：大黄、芒硝、芦荟、火麻仁、桃仁均有泻下或润下的功效，大黄兼能清热凉血，芒硝兼能清热消肿，芦荟兼能清肝杀虫，火麻仁兼能滋养补虚，桃仁活血祛瘀。故选择 A。

55. 答案：C 解析：芫花泻水逐饮，祛痰止咳，杀虫疗疮。巴豆峻下冷积，逐水退肿，祛痰利咽，外用蚀疮。甘遂泻水逐饮，消肿散结。牵牛子泻下逐水，去积杀虫。芦荟泻下通便，清肝，杀虫。故选择 C。

56. 答案：B 解析：五加皮祛风湿、补肝肾、强筋骨、利水。故选择 B。

57. 答案：D 解析：砂仁化湿行气，温中止泻，安胎。故选择 D。

58. 答案：E 解析：上述五个选项中的药物均为治疗水湿的常用药物，但几种药物比较来看，尤以猪苓的利水渗湿作用最强，兼具利水消肿之功，且无补益的作用。故选择 E。

59. 答案：E 解析：丹参、牛膝为活血调经药；苏木为活血疗伤药；姜黄为活血止痛药；虎杖为利水渗湿药。故选择 E。

60. 答案：A 解析：本题考查温里药的各品种作用强弱，附子温里作用最强，可

补火助阳，干姜、细辛、花椒、高良姜温里作用较弱，可温中散寒。看到"补火助阳"应首选附子。故选择 A。

61. 答案：E 解析：小茴香散寒止痛，理气和胃。用于寒疝腹痛，睾丸偏坠疼痛，少腹冷痛，痛经，中焦虚寒气滞证。故选择 E。

62. 答案：D 解析：丹剂有外用和内服两种，丹剂无固定剂型，如属水丸剂的有梅花点舌丹，属糊丸剂的有人丹、小金丹，属蜡丸剂的有黍米寸金丹等。其余剂型有固定剂型。故选择 D。

63. 答案：C 解析：九味羌活汤的组成：羌活、防风、苍术、细辛、川芎、香白芷、生地黄、黄芩、甘草。故选择 C。

64. 答案：E 解析：败毒散的组成药物有柴胡、前胡、川芎、枳壳、羌活、独活、茯苓、桔梗、人参、甘草。故选择 E。

65. 答案：B 解析：舟车丸行气破滞，逐水消肿，通利二便。故选择 B。

66. 答案：A 解析：黑逍遥散出自《医略六书·女科指要》，是由逍遥散加生地黄或熟地黄而成。故选择 A。

67. 答案：B 解析：黄连解毒汤泻火解毒。普济消毒饮清热解毒，疏风散邪。清瘟败毒饮清热解毒，凉血泻火。青蒿鳖甲汤养阴透热。龙胆泻肝汤泻肝胆实火，清下焦湿热。故选择 B。

68. 答案：C 解析：四妙勇安汤清热解毒，活血止痛。犀黄丸清热解毒，凉血散瘀。仙方活命饮清热解毒，消肿溃坚，活血止痛。大黄牡丹汤泻热破瘀，散结消肿。苇茎汤清肺化痰，逐瘀排脓。故选择 C。

69. 答案：A 解析：葛根黄芩黄连汤解表清里。麻黄杏仁甘草石膏汤辛凉疏表，清肺平喘。凉膈散泻火通便，清上泄下。小柴胡汤和解少阳。竹叶石膏汤清热生津，益气和胃。故选择 A。

70. 答案：E 解析：理中丸温中祛寒、补气健脾。故选择 E。

71. 答案：D 解析：理中丸主治：①脾胃虚寒证。脘腹绵绵作痛，喜温喜按，呕吐，大便稀溏，脘痞食少，畏寒肢冷，口不渴，舌淡苔白润，脉沉细或沉迟无力。②阳虚失血证。便血、吐血、衄血或崩漏等，血色暗淡，质清稀。③脾胃虚寒所致的胸痹；或病后多涎唾；或小儿慢惊等。故选择 D。

72. 答案：E 解析：实脾散组成：厚朴、白术、木瓜、草果仁、大腹子、附子、白茯苓、干姜、甘草、木香。真武汤组成：茯苓、芍药、白术、生姜、附子。温脾汤组成：大黄、当归、干姜、附子、人参、芒硝、甘草。乌梅丸组成：乌梅、附子、细辛、干姜、黄连、当归、蜀椒、桂枝、人参、黄柏。阳和汤组成：熟地黄、白芥子、鹿角胶、肉桂、姜炭、麻黄、生甘草。故选择 E。

73. 答案：B 解析：参苓白术散的配伍、意义：参苓白术散由人参、茯苓、白术、莲子肉、薏苡仁、砂仁、桔梗、白扁豆、炒甘草、山药、大枣组成，故排除 C、D、E 项。方中人参、白术、茯苓益气健脾渗湿为君。配伍山药、莲子肉助君药以健脾益气，兼能止泻；并用白扁豆、薏苡仁助白术、茯苓以健脾渗湿，均为臣药。更用砂仁醒脾和胃，行气化滞，是为佐药。桔梗宣肺利气，通调水道，又能载药上行，培土生金；炒甘草健脾和中，调和诸药，共为佐使。综观全方，补中气，渗湿浊，行气滞，使脾气健运，湿邪得去，则诸症自除。故选择 B。

74. 答案：A 解析：归脾汤的功用益气补血，健脾养心。故选择 A。

75. 答案：A 解析：左归丸的功用：滋阴补肾，填精益髓。一贯煎的功用：滋阴疏肝。故选择 A。

76 答案：A 解析：肾气丸的配伍意义如柯琴所云"此肾气丸纳桂、附于滋阴剂中十倍之一，意不在补火，而在微微生火，即生肾气也"。故选择 A。

77. 答案：D　解析：真人养脏汤主治久泻久痢，脾肾虚寒证。泻痢无度：滑脱不禁，甚至脱肛坠下，脐腹疼痛，喜温喜按，倦怠食少，舌淡苔白，脉迟细。故选择 D。

78. 答案：E　解析：天王补心丹的药物组成：酸枣仁、柏子仁、当归、天冬、麦冬、生地黄、人参、丹参、玄参、云苓、五味子、远志肉、桔梗。朱砂安神丸的药物组成：朱砂、黄连、当归、生地黄、炙甘草。故选择 E。

79. 答案：C　解析：感冒气虚宜益气解表，用参苏饮。玉屏风散用于气虚自汗。再造散用于阳虚感冒。加减葳蕤汤用于阴虚感冒。杏苏散疏风散寒、润肺止咳，用于凉燥。故选择 C。

80. 答案：B　解析：感冒属表寒里热者，应用麻黄和石膏解表清里，宣肺泄热。故选择 B。

81. 答案：C　解析：风寒束表，故头痛，恶寒发热，湿阻经络，故肢体酸重，舌苔白腻，脉浮紧，为寒湿在表之象，营卫不和，风寒束表，治宜祛风散寒，和营燥湿。故选择 C。

82. 答案：C　解析：外感咳嗽为六淫外邪犯肺。内伤咳嗽为脏腑失调，内邪干肺，五脏六腑皆令人咳，但主要与肝、脾、肾关系最密切。故选择 C。

83. 答案：E　解析：外感咳嗽多起病急，病程短，常伴恶寒发热等表证，实证多见。内伤咳嗽多为久病，常反复发作，病程较长，常伴有其他脏腑失调的症状，虚证为多。故选择 E。

84 答案：B　解析：风燥伤肺证辨证要点为干咳 + 表证。故选择 B。

85. 答案：D　解析：热哮发作期宿有伏痰，遇诱因引触，痰随气升，热痰上逆壅肺，治宜清热宣肺、化痰定喘，用定喘汤，

A、B、C 项平喘效力不速。故选择 D。

86. 答案：A　解析：痰热壅肺，故见此证，治宜清热宣肺，化痰定喘，方用定喘汤。故选择 A。

87. 答案：B　解析：喘证有虚实之分，实喘病程短、急，症见呼吸深长有余，呼出为快，气粗声高。虚喘病程长，易反复，症见呼吸浅快难续，深吸为快，气怯声低，遇劳加重。故选择 B。

88. 答案：B　解析：肺虚气失所主，故喘促气短，声低气怯，咳声低弱，气不化津故咳痰稀白，肺虚卫外不固，自汗畏风，舌淡红苔薄白，脉弱无力。治宜益气补肺，用生脉散合补肺汤。痰浊阻肺用三子养亲汤合二陈汤，肾阴虚用七味都气丸合生脉散，肾气虚用参蛤散合金匮肾气丸，上实下虚用苏子降气汤合二陈汤。故选择 B。

89. 答案：D　解析：肺痈初期宜疏散风热，清肺散邪，用银翘散。成痈期宜清肺解毒，化瘀消痈，用千金苇茎汤合如金解毒散。溃脓期应排脓解毒，用加味桔梗汤。恢复期应养阴益气清肺，用沙参清肺汤或桔梗杏仁煎。故选择 D。

90. 答案：D　解析：朱丹溪认为肺痨的病机是"火盛金衰"，确立了滋阴降火的治疗大法。故选择 D。

91. 答案：D　解析：本证除了肺阴虚的潮热，盗汗，舌质嫩红，边有齿痕，脉细弱外，还有气虚的咳声无力，气短声低，面色㿠白，故为气阴两虚。咳嗽 3 个月，痰中带血，热度不高，为肺痨特点。故选择 D。

92. 答案：E　解析：本患者有神志恍惚，谵妄，躁烦不安，或有嗜睡的表现，为神志异常，属于痰蒙神窍。故选择 E。

93. 答案：D　解析：心悸心虚胆怯的用安神定志丸。心血不足的用归脾汤，补血养心，益气安神。肝肾阴虚火不旺者用天王补心丹，热象较著者用朱砂安神丸。心阳不足的用桂枝甘草龙骨牡蛎汤。故选择 D。

94. 答案：B 解析：从症状描述可知，此为心血不足之心悸，治以补血养心，益气安神，方用归脾汤。故选择 B。

95. 答案：D 解析：手、足三阳经在头部的分布规律是阳明在前头部，少阳在侧头部，太阳在后头部，故选择 D。

96. 答案：B 解析：胸腹部侧线由内向外依次为足少阴肾经、足阳明胃经、足太阴脾经、足厥阴肝经。A 项位于第三侧线，D 项位于第二侧线，E 项位于第四侧线。故选择 B。

97. 答案：D 解析：十二经脉是调节十二经气血的经脉；十五络脉加强了十二经中表里两经的联系，从而沟通了表里两经的经气；十二经别不但加强了十二经脉的内外联系，更加强了经脉所络属的脏腑在体腔深部的联系；十二经筋具有约束骨骼，屈伸关节，维持人体正常运动功能的作用；十二皮部起着保卫机体，抗御外邪和反映病证的作用。故选择 D。

98 答案：B 解析：十二经脉的气血循环流注依次是肺经、大肠经、胃经、脾经、心经、小肠经、膀胱经、肾经、心包经、三焦经、胆经、肝经、肺经，十二经脉气血循环，如环无端。故选择 B。

99. 答案：B 解析：任脉调节全身阴经经气，称"阴脉之海"。故选择 B。

100. 答案：D 解析：鸠尾是任脉的络穴，大包是脾之大络。故选择 D。

101. 答案：C 解析：公孙穴是通冲脉的，任脉是与列缺穴相通，督脉与后溪穴相通，阳维脉与外关穴相通，阳跷脉与申脉穴相通。故选择 C。

102. 答案：E 解析：髀枢即股骨大转子至膝中即腘横纹的分寸是 19 寸。故选择 E。

103. 答案：A 解析：合谷穴的主治要点：头痛、齿痛、目赤肿痛、咽喉肿痛、失音、口眼㖞斜、半身不遂、痄腮、疔疮、经闭、腹痛、牙关紧闭、小儿惊风、鼻衄、耳鸣耳聋、发热恶寒、无汗、多汗、瘾疹、疟疾、滞产等病。故选择 A。

104. 答案：B 解析：循行于腹中线旁开 2 寸，胸中线旁开 4 寸的经脉是足阳明胃经。故选择 B。

105. 答案：E 解析：内庭穴是荥穴，具有清胃泻火、理气止痛的功效。其主治为齿痛、口㖞、喉痹、鼻衄、腹痛、腹胀、痢疾、泄泻、足背肿痛、热病、胃痛吐酸等。故选择 E。

106. 答案：A 解析：太白穴是脾经的输穴、原穴。故选择 A。

107. 答案：A 解析：神门是心经的原穴、输穴；其他选项的穴位均不在心经上，均排除。故选择 A。

108. 答案：C 解析：少泽穴的主治要点是头痛、目翳、咽喉肿痛、乳痈、乳汁少、昏迷、热病、耳鸣、耳聋、肩臂外后侧痛。故选择 C。

109. 答案：E 解析：阴经的井荥输经合属木火土金水，阳经的井荥输经合属金水木火土。少府是心经的荥穴属火，大陵是心包经的输穴属土，阳溪是大肠经的经穴属火，后溪是小肠经的输穴属木，经渠是肺经的经穴属金。故选择 E。

110. 答案：C 解析：五输穴中，井主心下满，荥主身热，输主体重节痛，经主喘咳寒热，合主逆气而泄。故选择 C。

111. 答案：E 解析：A 项顶部属厥阴经头痛，D 项前额部属阳明经头痛。太阳经所过之处为后枕部，所以其头痛应该在后枕部。故选择 E。

112. 答案：D 解析：本患者所患头痛为肝阳上亢的头痛，所选穴位应为肝经穴位，太冲为肝经原穴，平肝潜阳，清利头目，疏经止痛；太溪穴为肾经原穴，滋水涵木，育阴潜阳。故选择 D。

113. 答案：B 解析：中风病的闭证应

选用平肝息风、清心豁痰、醒脑开窍的十二井穴、水沟、太冲等穴位。故选择 B。

114. 答案：B 解析：由本患者的症状可知本病为呕吐之痰饮停蓄之呕吐。治疗上应和胃降逆，行气止呕，化痰止吐。故应加用化痰之要穴丰隆，止吐之要穴膻中。故选择 B。

115. 答案：D 解析：由本患者的症状可知本病为眩晕之气血虚弱证。应首选百会、足三里、脾俞、胃俞、气海等腧穴调理脾胃、补益气血。故选择 D。

116. 答案：E 解析：由本患者的症状可知本病为中风，因风病多犯阳明，阳明为多气多血之经，阳明经气血通畅，正气得以扶助，使机体功能逐渐恢复，根据经脉循行路线，分别选取手足阳明经穴位，以达调和经脉，疏通气血的作用。故选择 E。

117. 答案：D 解析：由本患者的症状可知本病为急性泄泻，治疗应该除湿导滞、疏调肠胃，应首选天枢、阴陵泉、上巨虚、水分等腧穴。天枢为大肠的募穴，调理胃肠传导功能；阴陵泉为脾经的合穴，疏调脾气，健脾利湿；上巨虚为大肠的下合穴，通调胃肠气机，运化湿滞；水分可以调节水电解质紊乱。故选择 D。

118. 答案：D 解析：遗尿伴有夜梦多应该宁心安神，故应选用百会、神门等穴位。故选择 D。

119. 答案：C 解析：由本患者的症状可知本病为月经先期。应选用清热调经的关元、血海、三阴交。关元为任脉经穴，足三阴经之交会，故为调理冲任之要穴；血海调理血分；三阴交为妇科疾病的要穴。故选择 C。

120. 答案：B 解析：本题其实主要考查的是灸神阙穴时应选用什么方法，应用隔盐灸，提高机体免疫力。故选择 B。

121~122. 答案：C、D 解析：脾属土，肾属水，肝属木；土克水，脾病及肾为相乘传变；木克土，土病及木，为相侮传变。

123~124. 答案：A、C 解析：心肾不交是肾水不足，不能上济于心，而使心火独亢；或心阴虚心火旺盛而致肾水不足；或心火不能下降于肾，而致肾水凝聚，不能上济于心，其治法为泻心补肾，即泻南补北。肝阳上亢，多因肝肾阴虚，水不涵木，肝阳亢逆无所制，气火上扰，故其治法为滋水涵木。

125~126. 答案：A、E 解析：A 项多为久咳致喘，久病肺病及肾，肾水亏虚。B 项多属肺热。C 项为肺燥阴虚。D 项多是外感风寒。E 为痰湿或痰热咳嗽，脾虚则蕴湿生痰，因此也为脾虚之咳嗽。

127~128. 答案：A、B 解析：血瘀证的临床表现为疼痛如针刺刀割，痛有定处，拒按，常在夜间加剧。肿块在体表者，色呈青紫；在腹内者，紧硬按之不移，称为癥积。出血反复不止，色泽紫暗，中夹血块，或大便色黑如柏油。面色黧黑，肌肤甲错，口唇爪甲紫暗，或皮下紫斑，或肤表丝状如缕，或腹部青筋外露，或下肢筋青胀痛等。妇女常见经闭，舌质紫暗，或见瘀斑瘀点，脉象细涩。气陷证临床表现为头晕目花，少气倦怠，久痢久泄，腹部有坠胀感，脱肛或子宫脱垂等，舌淡苔白，脉弱。

129~130. 答案：D、C 解析：泽泻利水消肿，渗湿，泄热。滑石利水通淋，清解暑热，收湿敛疮。茵陈利湿退黄，解毒疗疮。萆薢利湿祛浊，祛风除痹。地肤子利尿通淋，清热利湿，止痒。

131~132. 答案：A、B 解析：吴茱萸散寒止痛，降逆止呕，助阳止泻，常用于寒凝疼痛，胃寒呕吐，虚寒泄泻。薤白通阳散结，行气导滞，常用于胸痹心痛，脘腹痞满胀痛，泻痢里急后重。

133~134. 答案：D、A 解析：补中益气汤主治脾胃气虚、气虚下陷证。玉屏风散主治表虚自汗证。

135～136. 答案：B、C 解析：逍遥散中薄荷少许，助柴胡疏肝郁而生之热。养阴清肺汤中薄荷散邪宣肺利咽。

137～138. 答案：C、D 解析：治疗太阳经头痛的引经药是羌活、蔓荆子、川芎；治疗阳明经头痛的引经药是葛根、白芷、知母。

139～140. 答案：B、C 解析：郁证和不寐都可由阴虚火旺引起，但根据两者病机特点不同，郁证宜加疏肝理气，开郁散结，故用滋水清肝饮。不寐宜加养心安神定志，故用天王补心丹。其余选项虽也可滋阴降火，但是没有顾及两病病机的特点。

141～142. 答案：E、C 解析：胸部侧线由内向外依次是：足少阴肾经为旁开前正中线2寸；足阳明胃经为旁开前正中线4寸；足太阴脾经为旁开前正中线6寸。

143～144. 答案：A、C 解析：骨会是大杼，脉会是太渊。绝骨是髓会，膈俞是血会，膻中是气会。

145～146. 答案：E、B 解析：咳嗽肺阴亏耗证可见痰少、质黏、夹有血丝；咳嗽痰热郁肺证可见痰多、色黄、质稠。

147～148. 答案：D、A 解析：热哮发作期，应选用定喘汤或越婢加半夏汤。喘证痰热郁肺，应用清泄痰热的桑白皮汤。

149～150. 答案：E、B 解析：不换金正气散用于寒湿痢；芍药汤用于湿热痢；驻车丸用于阴虚痢；桃花汤用于虚寒痢；连理汤用于休息痢。

第二单元

1. 答案：C 解析：王维德的《外科全生集》创立了以阴阳为主的辨证论治法则，吴师机的《理瀹骈文》专述药膏的外治法，高锦庭的《疡科心得集》立论以鉴别诊断为主，汪机的《外科理例》提出了"治外必本诸内"的思想。故选择C。

2. 答案：A 解析：以病因命名者，如冻疮、水火烫伤、破伤风、毒蛇咬伤、漆疮。故选择A。

3. 答案：D 解析：痰肿势或软如棉、馒，或硬如结核，不红不热。故选择D。

4. 答案：E 解析：刀晕轻症，只要扶持患者安静平卧，室温保暖即可；头位稍低，安静卧床；给饮开水或糖水；灸百会、人中或刺合谷、少商等穴救治，前四项是合理的。而选项E是不可取的，手术的前提是生命体征的稳定。故选择E。

5. 答案：B 解析：疖是一种生于皮肤浅表的急性化脓性疾患，随处可生，小儿、青年多见；本病多发于发际、背部、臀部，但有因治疗或护理不当形成"蝼蛄疖"，或反复发作、日久不愈的"多发性疖病"，则不易治愈。消渴病患者或脾虚便溏患者，病久后气阴双亏，容易感染邪毒，而致多发性疖病。故选择B。

6. 答案：D 解析：颈痈、脐痈、腋痈、委中毒均属于痈的范畴，而锁喉痈属于发的范畴。故选择D。

7. 答案：C 解析：有头疽初期患处起一肿块，上有粟粒样脓头，肘块渐向四周扩大，脓头增多，色红灼热，高肿疼痛，伴发热恶寒、头痛纳差。溃脓期肿块进一步增大，疮面渐渐腐烂，形似蜂窝，肿块范围常超过10cm，甚至大于30cm。伴壮热、口渴便秘、溲赤等。收口期脓腐渐尽，新肉开始生长，逐渐愈合。故选择C。

8. 答案：A 解析：瘰病常因情志不畅，肝气郁结，气滞伤脾，以致脾失健运，痰湿内生，结于颈项而成。痰湿化热，或肝郁化火，下烁肾阴，热胜肉腐成脓，或脓水淋漓，耗伤气血，渐成虚损。亦可因肺肾阴亏，以致阴亏火旺，肺津不能输布，灼津为痰，痰火凝结，结聚成核。而心主神明，与本病毫无关联。故选择A。

9. 答案：D　解析：乳疬是以男性、儿童单侧或双侧乳晕部发生扁圆形肿块，触之疼痛为主要表现的乳房异常发育症。分为男性乳房发育异常和儿童乳房发育异常两大类，前者见于中、老年男性，多为继发性；后者见于 10 岁左右儿童，多为原发性。乳疬相当于西医的男性、儿童乳房异常发育症。故选择 D。

10. 答案：C　解析：乳岩的发病主要与情志因素有很大关系，女子以肝为先天，肝主疏泄，性喜条达而恶抑郁，一般乳房的疾病都与情志因素有关。故选择 C。

11 答案：A　解析：石瘿多见于 40 岁以上患者，多年存在的颈部肿块，突然迅速增大，坚硬如石，表面凹凸不平，随吞咽动作而上下的移动度减少，或固定不移。而气瘿边界不清，故排除。瘿痈有压痛。故选择 A。

12. 答案：E　解析：石瘿一经确诊，宜早期施行根治性切除术。其他的都是其术后或术前的辅助疗法，或者保守治疗。故选择 E。

13. 答案：D　解析：血瘤可发生于身体任何部位，但以四肢、躯干、面颈部多见。常在出生后即发现，随着年龄增长而长大，长到某种程度后，可停止进展。瘤体外观呈暗红色或紫蓝色，亦可为正常皮色，小如豆粒，大如拳头，质地柔软，状如海绵，压之可缩小，肢体活动时胀大。故选择 D。

14. 答案：E　解析：鹅掌风相当于西医的手癣。男女老幼均可染病，以成年人多见。多数单侧发病，也可染及双手。以掌心或指缝水疱或掌部皮肤角化脱屑、水疱为皮损特点。本型可选用 1 号癣药水、2 号癣药水或复方土槿皮酊外搽。糜烂型可以皮脂膏或雄黄膏外搽。故选择 E。

15. 答案：D　解析：皮损以糜烂、结痂为主者，选用青黛膏、清凉油乳剂或 2% 雷锁辛硫黄糊剂等外搽。皮损以潮红、丘疹为主者，选用三黄洗剂外搽，或青黛散冷开水调涂。故选择 D。

16. 答案：D　解析：久病体虚，阴血亏损，肌肤失养，故皮损色淡，鳞屑较多；阴血不足，津亏失润则口干、便干；舌淡红、苔薄白、脉细缓为血虚风燥之象。治则宜养血滋阴，润肤息风。故选择 D。

17. 答案：B　解析：淫秽疫毒循肝经下注并凝集于阴器，气血壅阻，痰瘀互结，故疳疮色呈紫红，四周坚硬突起，或横痃质坚韧，或杨梅结呈紫色结节，或腹硬如砖，肝脾肿大；舌淡紫或暗、苔腻或滑润、脉滑或细涩为痰瘀互结之象。故选择 B。

18. 答案：D　解析：要彻底治愈，应行外痔静脉剥离。其他都是辅助的疗法。故选择 D。

19. 答案：D　解析：锁肛痔是指肛管直肠癌后期，肿块堵塞肛门，引起肛门狭窄，大便困难，犹如锁住肛门一样，故称锁肛痔。相当于西医的肛管直肠癌。其临床特点是便血、大便习惯改变、直肠肛管肿块。故选择 D。

20. 答案：D　解析：患者属于体质偏阳虚，久则火势衰微，见肾阳不足之象。宜温肾固精，药用济生肾气丸。故选择 D。

21. 答案：C　解析：局部红肿，渗液少量，而且有少许腐肉宜用金黄膏薄敷，还可以加少量九一丹贴敷疮面上，再盖金黄膏。青黛膏用于湿疹者，A 和 B 项用于腐肉较多时。故选择 C。

22. 答案：C　解析：本病因强热侵害人体，导致皮肤腐烂而成，火毒侵入营血，内攻脏腑，导致脏腑失和，阴阳平衡失调，火毒攻心壮热烦渴、躁动不安；火毒攻肺则呼吸气粗，鼻翼扇动。属于火毒内陷证。故选择 C。

23. 答案：D　解析：阴户，又称廷孔、四边、玉门、产门、龙门、胞门、阴门。子门是指子宫颈口。故选择 D。

24. 答案：B　解析：生理性带下指润泽于阴户，阴道内无色无臭、黏而不稠的液体。故选择 B。

25. 答案：B　解析：略。

26. 答案：B　解析：月经先期脾气虚治法为补脾益气、摄血调经。故选择 B。

27. 答案：A　解析：由主症和兼症可知此病为月经后期的血虚寒证。治法为扶阳祛寒调经，主方为温经汤。故选择 A。

28. 答案：A　解析：由题干经行先后不定辨病为月经先后无定期，由经量多、色红、质稠、少腹胀痛、乳房胀痛，舌暗红苔薄黄，脉弦辨证为肝郁证，代表方药为逍遥散。故选择 A。

29. 答案：D　解析：经期延长血瘀证是实证，选项 D 是虚证表现，故不选，其余皆是。故选择 D。

30. 答案：E　解析：治崩三法是"塞流""澄源""复旧"。这三条要灵活运用，急则治标，缓则治本。故选择 E。

31. 答案：C　解析：由题干月经不规律 8 个月，现阴道出血 40 天，量时多时少，辨病为崩漏。由近 3 天量极多、色淡、质稀，伴气短神疲，面浮肢肿，舌淡苔薄白，脉缓弱，辨证为脾虚证。故选择 C。

32. 答案：C　解析：由题干形体肥胖，胸胁满闷，呕恶痰多，面浮足肿，舌淡苔白腻，脉沉滑，辨证为痰湿阻滞。故选择 C。

33. 答案：B　解析：治疗痛经气滞血瘀证，应首选膈下逐瘀汤。故选择 B。

34. 答案：B　解析：由题干经前小腹疼痛拒按，辨病为痛经，由小腹疼痛拒按，有灼热感，平素少腹时隐痛，经来时疼痛加剧，低热，经色暗红，质黏，带下黄稠，溲黄，舌红苔黄腻，脉弦数，辨证为湿热瘀阻证。治法是清热除湿，化瘀止痛。故选择 B。

35. 答案：E　解析：由题干每于经期鼻衄，辨病为经行吐衄，由血量少、色红，

潮热咳嗽，两颧潮红，咽干，口渴，舌红苔花剥，脉细数，辨证为肺肾阴虚。因为素体肺肾阴虚，虚火上炎，经行后阴虚更甚，虚火内炽，损伤肺络，故血上溢，而为吐衄，阴血虚则血量少，色红，虚火内盛，热伤胞络，故月经先期，量少；阴虚内热，故潮热咳嗽，两颧潮红，灼伤肺津，则咽干，口渴；舌红苔花剥，脉细数均是阴虚内热之象。治法是滋肾润肺。故选择 E。

36. 答案：C　解析：带下病的病因病机是湿邪伤及任带二脉，使任脉不固，带脉失约。故选择 C。

37. 答案：B　解析：由题干妇科检查：带下量多，黄绿色，质稀，有泡沫，诊断为滴虫性阴道炎。故选择 B。

38. 答案：B　解析：由题干恶心呕吐，食入即吐，神疲思睡，舌淡苔白，脉滑缓，辨证为脾胃虚弱。故选择 B。

39. 答案：C　解析：题干停经 38 天，突然下腹部疼痛剧烈，呈持续性，伴头晕乏力，甚则晕厥，尿妊娠试验（＋），符合异位妊娠的临床表现。后穹隆穿刺，是一种简单可靠的诊断方法，适用于疑有腹腔内有出血的患者，故首选后穹隆穿刺。故选择 C。

40. 答案：D　解析：由题干妊娠 70 天，阴道下血，色鲜红，腰腹坠胀作痛，辨病为胎动不安，由手足心热，口干心烦，小便黄，大便秘结，舌红苔黄，脉滑数，辨证为血热证，方选保阴煎或当归散。故选择 D。

41. 答案：E　解析：由题干妊娠 6 个半月，面目四肢浮肿，辨病为子肿；由皮薄光亮，按之没指，纳呆便溏，舌胖嫩苔薄腻，脉滑缓无力，辨证为脾虚证。方选全生白术散。故选择 E。

42. 答案：A　解析：由题干妊娠 3 个月，小便频数而急，尿黄赤，艰涩不利，辨病为妊娠小便淋痛；由形体消瘦，手足心热，舌红苔薄黄，脉细滑数，辨证为阴虚津

亏证，方选知柏地黄汤。故选择 A。

43. 答案：C 解析：产后发热为产褥期内，出现发热持续不退，或突然高热寒战，并伴有其他症状者。题干产后 5 日，高热寒战，符合产后发热的定义。故选择 C。

44. 答案：E 解析：由题干产后月余，遍身关节疼痛，四肢酸楚麻木，辨病为产后身痛；由头晕心悸，舌淡红苔白，脉细无力，辨证为血虚证。故选择 E。

45. 答案：C 解析：由题干下腹包块 1 个月余，小腹胀痛，诊断为癥瘕，由小腹胀痛，痛无定处，辨证为气滞证。故选择 C。

46. 答案：E 解析：由题干已婚 3 年不孕，辨病为不孕症；由头晕耳鸣，腰酸腿软，畏寒肢冷，性欲淡漠，舌淡苔白，脉沉细而迟，辨证为肾阳虚。方选温胞饮。故选择 E。

47. 答案：B 解析：雌激素作用有促进卵泡发育、促使乳腺管增生、促进第二性征发育、促进骨中钙的沉积、使宫颈黏液分泌增加、促进外生殖器发育、丰满、色素沉着等。B 项是孕激素的生理作用。故选择 B。

48. 答案：C 解析：小儿营养不良是指体重低于正常均值的 85%。故选择 C。

49. 答案：B 解析：吴鞠通的稚阴稚阳理论，包括了机体柔嫩、气血未盛、脾胃虚弱、肾气未充、腠理疏松、神气怯弱、筋骨未坚等特点，概括为"脏腑娇嫩，形气未充"。故选择 B。

50. 答案：E 解析：为方便计算，可采用下列比例用药。新生儿用成人量的 1/6，乳婴儿用成人量的 1/3，幼儿用成人量的 1/2，学龄儿童用成人量的 2/3 或接近成人用量。一般成人煎药量为 200mL，经计算婴儿（<1 岁）服用的中药煎出量是 66.7mL。故选择 E。

51. 答案：A 解析：风寒感冒证的症状为恶寒，无汗，头痛，鼻塞流清涕，喷嚏，咳嗽，口不渴，咽不红，舌苔薄白，脉浮紧。风热感冒以"发热重，有汗或少汗，咽红肿痛，舌红，苔薄黄或指纹浮紫"为特征；暑邪感冒发于夏季，以"发热，头痛，身重困倦，食欲不振，舌红，苔黄腻"为特征；感冒夹痰以"咳嗽加剧，痰多，喉间痰鸣"为特征；感冒夹滞以"脘腹胀满，不思饮食，大便不调，小便短黄，舌苔厚腻，脉滑"为特征。故选择 A。

52. 答案：A 解析：本证多见于肺炎喘嗽的中期，痰热俱甚，郁闭于肺，而见上述诸症。临床以发热、咳嗽、痰壅、气急、鼻扇为特征，治以清热宣肺，涤痰定喘。故选择 A。

53. 答案：B 解析：由"舌上溃破，色红疼痛"可判断为口疮；口疮中心火上炎证用泻心导赤汤。故选择 B。

54. 答案：A 解析：小儿厌食脾失健运证的治法是调和脾胃，运脾开胃。故选择 A。

55. 答案：D 解析：干疳，亦称"疳极"，临床表现为极度消瘦，貌似老人，腹凹如舟，精神萎靡。故选择 D。

56. 答案：B 解析：由"皱眉眨眼，摇头耸肩，嘴角抽动，时伴异常发声"可诊为多发性抽搐症。习惯性抽搐往往只有一组肌肉抽搐，如眨眼、皱眉、龇牙或咳嗽。发病前常有一些诱因，症状轻，预后好，但此症与多发性抽搐症并无严格界限，有些病儿可发展为多发性抽搐症。癫痫的主症为猝然仆倒，不省人事，四肢抽搐，项背强直，口吐涎沫，牙关紧闭，目睛上视，瞳仁散大，对光反射迟钝或消失。注意力缺陷多动症以注意力不集中、自我控制差、动作过多、情绪不稳、冲动任性，伴有学习困难，但智力正常或基本正常为主要临床特征。风湿性舞蹈病是风湿热主要表现之一，表现为四肢较大幅度的无目的而不规则的舞蹈样动作，生活经常不能自理，常伴肌力及肌张力减低，并可有风湿热其他症状。故选择 B。

57. 答案：C 解析：肾主骨生髓，主生长发育和生殖，发育迟缓必责之于肾；肝主筋，颈项萎软，不能行走为肝肾精血不足，不能营注于筋骨所致。故选择 C。

58. 答案：A 解析：有外感症状，发热当天出现全身的细小淡红疹，未见特殊体征，当诊断为风疹。患儿起病急，以低热出疹为主症，全身症状不重，为邪犯肺卫证，方用银翘散。故选择 A。

59. 答案：D 解析：蛔厥证，用乌梅丸。蛔虫症无突然胃脘部绞痛之类的急性症状，方用使君子散。故选择 D。

60. 答案：E 解析：与成人一样，小儿的正常舌象为淡红舌。舌质淡白为心阳不足；舌质绛红为心阴不足；舌质紫暗或暗红为瘀血内阻。故选择 E。

61. 答案：B 解析：稽留热：体温持续在 39℃～40℃以上达数天或数周，24 小时内波动范围不超过 1℃，见于伤寒、肺炎球菌肺炎等；弛张热：体温在 39℃以上，24 小时波动范围达 2℃以上，最低体温高于正常水平，见于败血症、风湿热、重症肺结核和化脓性炎症等；回归热：体温骤升达 39℃或以上，持续数天后又骤降至正常，数天后又骤升，持续数天后又骤降，如此反复，不规则热：发热无明显规律，见于结核病、风湿热等。长期使用解热药或激素类药后发热无明显规律。故选择 B。

62. 答案：A 解析：咳嗽声音嘶哑见于声带炎、喉结核、喉癌与喉返神经麻痹等。故选择 A。

63. 答案：B 解析：引起咯血的原因据文献报道有 130 多种，一般较常见的是支气管疾病、肺部疾病、心脏病及某些全身性疾病。在我国临床上肺结核咯血仍是最常见的咯血原因之一，占所有咯血总数的 60%～92.4%。故选择 B。

64. 答案：A 解析：洋地黄引起的呕吐为中枢性呕吐，故选择 A。其余选项均可引起周围性呕吐。

65. 答案：A 解析：阻塞性黄疸可分为肝内胆汁淤积和肝外胆汁淤积，前者见于肝内泥沙样结石、癌栓、寄生虫病、毛细胆管型病毒性肝炎、药物性胆汁淤积、原发性胆汁性肝硬化等。故选择 A。

66. 答案：A 解析：叩诊音临床上分为清音、鼓音、过清音、浊音和实音 5 种。故选择 A。

67. 答案：C 解析：高血压性脑出血的临床特点为突然出现剧烈头痛，并且多伴有躁动、嗜睡或昏迷。血肿对侧出现偏瘫、瞳孔的变化，早期单侧瞳孔缩小，当血肿扩大，脑水肿加重，遂出现颅内压增高，引起血肿侧瞳孔散大等脑疝危象，出现呼吸障碍，脉搏减慢，血压升高。随后即转为中枢性衰竭。出血量少时，血肿可以自行吸收消散，症状逐渐缓解。故选择 C。

68. 答案：A 解析：腮腺管开口部位在上颌第 2 臼齿相对应的颊黏膜上。故选择 A。

69. 答案：E 解析：胸部异常浊音或实音是由于肺组织含气量减少、不含气的肺病变、胸膜病变，或胸壁组织局限性肿胀所致。常见于以下疾病：①肺部病变：肺炎、肺结核、肺栓塞、肺脓肿、肺部肿瘤、肺水肿、肺部广泛纤维化和肺包囊虫病等；②胸膜病变：胸腔积液、胸膜肿瘤和胸膜肥厚等；③胸壁病变：胸壁水肿、胸壁结核和胸壁肿瘤等。故选择 E。

70. 答案：A 解析：由气管移位可考虑患者存有胸腔、肺、纵隔及单侧甲状腺的病变。气管左移、右侧胸腔较左侧饱满，提示该侧气胸或胸腔积液病变；叩诊呈浊音或实音则属于胸腔积液病变。故选择 A。

71. 答案：B 解析：脏的邻近组织对心脏浊音界有明显影响。例如，大量胸腔积液、积气时，心浊音界向健侧移位，患侧心脏浊音界则可叩不出；肺气肿时，可使心脏浊音界变小或叩不出。故选择 B。

72. 答案：E　解析：胃痉挛、胃穿孔、急性胰腺炎的腹部查体不可能为腹平软，无压痛、反跳痛，肠鸣音存在。心绞痛取硝酸甘油片含服，可以缓解。故选择 E。

73. 答案：B　解析：音调高亢响亮，称肠鸣音活跃或亢进，如肠鸣音高亢呈叮当金属声，见于机械性肠梗阻。故选择 B。

74. 答案：D　解析：在受损部位可产生叩击痛。叩击痛阳性可见于脊椎结核、骨折及椎间盘突出、棘间韧带损伤。故选择 D。

75. 答案：C　解析：血白细胞总数增多的意义在于：①急性感染：包括化脓菌感染、杆菌感染引起肾盂肾炎、胆囊炎等，病毒感染引起传染性单核细胞增多症、乙型脑炎等，寄生虫感染引起急性血吸虫病，螺旋体病引起的钩端螺旋体病等。重度感染时可引起白细胞总数显著增高并可出现明显核左移。②严重烧伤、较大手术后、心肌梗死等引起的组织损伤、坏死。③数量极度增高时，见于恶性肿瘤、白血病，尤其是慢性白血病。④急性失血。⑤急性化学药物有机磷中毒，也见于糖尿病酮症酸中毒、尿毒症等引起的代谢性中毒。故选择 C。

76. 答案：B　解析：肝硬化诊断依据：①病毒性肝炎、长期饮酒病史；②肝功能减退和门静脉高压症的临床表现；③肝脏质地坚硬有结节感；④肝功能实验阳性；⑤肝活检有假小叶形成并发症：上消化道出血、肝性脑病、感染、肝肾综合征、原发性肝癌、电解质和酸碱平衡紊乱等。故选择 B。

77. 答案：E　解析：血脂是人体中一种重要物质，有许多非常重要的功能，但不能超过一定的范围。如果血脂过多，容易造成"血稠"，在血管壁上沉积，逐渐形成小斑块，这就是人们常说的动脉粥样硬化。这些斑块增多、增大，逐渐堵塞血管，使血流变慢，严重时血流可中断。这种情况如果发生在心脏，就易引起冠心病。故选择 E。

78. 答案：B　解析：细菌性痢疾时，可见大量与黏液相混的脓细胞；过敏性肠炎、肠道寄生虫病（尤其是钩虫病及阿米巴痢疾）时，粪便中可见较多的嗜酸性粒细胞，还可伴有夏克-雷登结晶。巨噬细胞体积大于一般白细胞，核较大而偏于一侧，见于细菌性痢疾。故选择 B。

79. 答案：C　解析：肺心病由慢性广泛性肺-胸疾病发展而来，呼吸和循环系统的症状常混杂出现。一般认为凡有慢性广泛性肺、胸疾病患者，一旦发现有肺动脉高压、右心室增大而同时排除了引起右心增大的其他心脏病可能时，即可诊断为本病。故选择 C。

80. 答案：D　解析：内源性哮喘指非过敏原因引起的哮喘，绝大多数是因呼吸道感染诱发，以冬季气候变化时多见。以女性居多，患者常先有呼吸道感染或支气管的咳嗽咳痰史及发热等全身症状，逐渐出现哮喘。发作时虽与外源性哮喘相似，但起病慢、持续较久，且逐渐加重，顽固性者夜间发作较为多见，待感染控制后才能平息。间歇期长短不一，无规律性，治疗时加用抗菌药物可使症状及早缓解。故选择 D。

81. 答案：D　解析：A 项往往先有急性上呼吸道感染的症状，少有胸痛、痰中带血；B 项反复咳嗽咯痰、咯血；C 项不会出现痰中带血，听诊为胸膜摩擦音；E 项多有吸烟史，无明显感染表现。故选择 D。

82. 答案：E　解析：老年男性，长期咳嗽，抗感染治疗无效时，应考虑是否为肺癌。中心型肺癌发生于支气管，易导致支气管堵塞而发生右肺中叶炎症，此时应行纤维支气管镜检查。故选择 E。

83. 答案：B　解析：心尖区可闻及舒张期杂音为二尖瓣狭窄的特征。颈静脉怒张、肝肋下 2cm 为体循环淤血，右心衰竭的表现。同时还有因体循环淤血，导致的胃肠道功能紊乱。故选择 B。A、D 项无心脏杂音表现；C 项为肺循环淤血，表现应为端坐呼吸、咳嗽咳痰、粉红色泡沫痰、胸闷心慌、呼吸困难等。

84. 答案：E　解析：患者的临床表现及体检为体循环淤血，右心衰的表现。结合患者关节疼痛 3 年病史，以及心尖部闻及舒张期杂音，可能为二尖瓣有赘生物，故首先考虑为风湿性心脏病导致左房室瓣新生赘生物，左心房血液流出受阻而致右心衰。故选择 E。

85. 答案：D　解析：心绞痛以发作性胸痛为主要临床表现，疼痛部位主要在胸骨体上段或中段之后，可波及心前区，有手掌大小范围。故选择 D。

86. 答案：C　解析：该患者青年男性，上腹部灼痛，饥饿时加重，进食后缓解，并有反酸等症状，上腹部有压痛，考虑十二指肠溃疡可能性大，故选择 C。D 项进食后疼痛加重。

87. 答案：C　解析：根据中华人民共和国传染病防治法及其实施细则，将法定传染病分为三类：甲类、乙类和丙类。其中，鼠疫和霍乱属于甲类，风疹和流行性感冒属于丙类，2003 年 4 月，将传染性非典型肺炎列入法定传染病管理，按乙类传染病管理。故选择 C。

88. 答案：E　解析：原发性肝癌的症状：肝痛、乏力、纳差、消瘦是最具特征性的临床症状。体征：进行性肝大为最常见的特征性体征之一。肝质地坚硬，表面及边缘不规则，常呈结节状，少数肿瘤深埋于肝实质内者则肝表面光滑，伴或不伴明显压痛。肝右叶膈面癌肿可使右侧膈肌明显抬高。有脾大、腹水、黄疸、肝区血管杂音、肝区摩擦音。故选择 E。A 项查体：质韧，表面光滑，压痛不明显；B 项有发热、寒战等感染表现；C 项多有门脉高压的表现；D 项多有原发肿瘤的表现。

89. 答案：C　解析：A 项多有肝脾大、

侧支循环建立、腹水，肝功能指标异常，少有尿液异常。B 项多有前驱链球菌感染。慢性肾炎是临床表现相似的一组，它们共同的表现是水肿、高血压和尿异常改变。普通型病程迁延，病情相对稳定，多表现为轻度至中度的水肿高血压和肾功能损害。尿蛋白（+）~（+++），离心尿红细胞 >10 个/高倍视野和管型尿等。肾病型主要表现为肾病综合征，24 小时尿蛋白定量 >3.5g，血清白蛋白低于 30g/L，水肿一般较重和伴有或不伴高脂血症。病理分型以微小病变、膜性、膜增殖、局灶性肾小球硬化等为多见；E 项全身水肿少见，尿蛋白（+ ~ ++）。故选择 C。

90. 答案：E　解析：再生障碍性贫血是一种获得性骨髓造血功能衰竭症，雄激素是治疗再生障碍性贫血的有效药物。故选择 E。A 项的有效治疗药物为硫酸亚铁。

91. 答案：C　解析：皮肤反复出血，外周血小板减少，骨髓增生活跃，颗粒型巨核细胞增多，可推断产板型巨核细胞减少，故首先诊断为特发性血小板减少性紫癜。检查结果未见红细胞及白细胞的减少，骨髓未见增生低下，故排除 A 项。脾亢及过敏性紫癜不出现如该患者的骨髓变化，排除 D 项和 E 项。患者病程半年，除巨细胞外其他系均正常，骨髓增生活跃而不是极度活跃，综合考虑可排除 B 项。故选择 C。

92. 答案：D　解析：1 型糖尿病应用胰岛素治疗的常见并发症为胰岛素应用过量导致低血糖，进而昏迷。其治疗应首先提高血糖浓度。A 项会加重病情，故排除 A 项。B 项补充钾后，血糖会随钾离子进入组织细胞而加重低血糖，故排除 B 项。C、E 项与本题关系不大。故选择 D。

93. 答案：A　解析：大发作又称全身性发作，半数有先兆，如上腹部不适。发作时有些患者先发出尖锐叫声，后即有意识丧失而跌倒，有全身肌肉强直、呼吸停顿，数秒钟后，有阵挛性抽搐，抽搐后全身松弛或进入昏睡（昏睡期），此后意识逐渐恢复。B项无全身痉挛现象，C项精神运动性发作以有不规则及不协调动作如吮吸、咀嚼、寻找为主，D项局限性发作为一侧口角、手指或足趾的发作性抽动或感觉异常，E项癫痫持续状态发作时间大于30分钟。故选择A。

94. 答案：D　解析：甲类传染病：鼠疫、霍乱；乙类传染病：传染性非典型肺炎（SARS）、艾滋病、病毒性肝炎、脊髓灰质炎、狂犬病等；丙类传染病：流行性感冒、流行性腮腺炎、风疹、麻风病、伤寒和副伤寒等。故选择D。

95. 答案：A　解析：患者有乏力，食欲不振，厌油的症状说明肝脏出现问题，而体检发现肝脏肿大并且有压痛，丙氨酸转氨酶升高，而没有消瘦的症状，并且发病较急，考虑急性肝炎。故选择A。

96. 答案：E　解析：流行性出血热的传播途径包括呼吸道传播、消化道传播、接触传播、母婴传播和虫媒传播等5种方式；流行性出血热具有明显的季节性和人群分布的流行特征，其中黑线姬鼠传播者以11月至次年1月为高峰、家鼠传播者3~5月为高峰、林区姬鼠传播者在夏季为高峰，人群分布则以男性青壮年农民和工人发病多；典型病例病程有五期，非典型和轻型病例可以出现越期现象，而重型的病例可出项重叠现象。故选择E。

97. 答案：C　解析：脑脊液检查是流行性脑脊髓膜炎明确诊断的重要依据。发病过程中，脑脊液压力升高，外观混浊呈脓性，故A项正确；蛋白质含量增高，糖及氯化物含量均减少，故B、D、E项正确；白细胞计数常高达$1.0 \times 10^6/L$，以中性粒细胞为主。故选择C。

98. 答案：C　解析：典型的伤寒自然病程可分为4期：①初期，发热是最早的症状，常伴有全身不适、食欲减退、咽痛和咳嗽等；②极期，常有典型的伤寒表现，如持续高热、明显食欲减退、中毒性脑病的表现、肝脾大和皮肤出现玫瑰疹等；③缓解期，体温下降、食欲好转；④恢复期，体温正常、食欲恢复。故选择C。

99. 答案：A　解析：腹痛、腹泻、黏液脓血便，伴发热恶寒符合细菌性痢疾的典型症状，首选A项。阿米巴痢疾多不发热，粪便检查为暗红或果酱色血便，故排除B项；急性胃肠炎无发热症状，大便多为黄色水样便，故可排除C项；流行性脑脊髓炎无典型的胃肠道症状，可排除D项；霍乱一般无发热，多数不伴腹痛（O139血清型发热、腹痛比较常见），粪便检查可见黏液和少许的红、白细胞，可初步排除E项。故选择A。

100. 答案：A　解析：伤寒菌进行血培养时在病程的第1~2周阳性率高达80%~90%，第3周降到50%，以后更低，所以题中问阳性率最高时，C、D、E项被排除。而第1周时病情在初期，症状逐渐明显，这时阳性率逐渐升高，所以在第1周末的时候会达到高峰。故选择A。

101. 答案：B　解析：尽量为患者选择安全有效的药物，属于道德要求中的义务。在医疗过程中要为患者保守秘密属于保密。对婴幼患儿、老年患者的用药应该谨慎，防止肾功能损害属于审慎。钻研药理知识，防止粗疏和盲目用药属于审慎。故选择B。

102. 答案：E　解析：人体实验的类型包括自体实验、自愿实验、强迫实验。这些实验都需要付出道德代价。天然实验也是人体实验的类型，但其不需要付出道德代价。故选择E。

103. 答案：A　解析：我国的卫生行政法规包括：医疗机构管理条例、血液制品管理条例、医疗事故处理条例、医疗废物管理条例等。故选择A。

104. 答案：A　解析：行政处罚包括人身罚、财产罚、行为罚、申戒罚。人身罚包括行政拘留、劳动教养；财产罚包括罚款、没收财物；行为罚包括责令停产、停业暂扣或者吊销许可证和营业执照；申戒罚包括警告、通报批评。故选择 A。

105. 答案：B 解析：改变执业地点的行为应到准予注册的卫生行政部门办理变更注册手续。故选择 B。

106. 答案：D 解析：精神药品是指直接作用于中枢神经系统，使之兴奋或抑制，连续使用能产生依赖性的药品。故选择 D。

107. 答案：A 解析：《中华人民共和国药品管理法》第 75 条规定，违法销售超过有效期的药品，其所在地的药品监督管理行政执法机构应给予的处罚是，没收违法销售药品和违法所得，并处以非法所得一倍以上三倍以下的罚款。故选择 A。

108. 答案：A 解析：疫情责任报告人发现甲类传染病和乙类传染病中的艾滋病、肺炭疽的患者、病原携带者和疑似传染病患者时，城镇于 6 小时内，农村于 12 小时内，以最快的通讯方式向发病地的卫生防疫机构报告，并同时报出传染病报告卡。故选择 A。

109. 答案：B 解析：医疗事故是指医疗机构及其医务人员在医疗活动中，违反医疗卫生管理法律、行政法规、部门规章和诊疗护理规范、常规，过失造成患者人身损害的事故。在医疗活动中，由于患者病情异常而发生医疗意外不属于违反医疗卫生管理法律、行政法规、部门规章和诊疗护理规范、常规。故选择 B。

110. 答案：E 解析：医德规范是指导医务人员进行医疗活动的思想和行为准则。故选择 E。

111. 答案：A 解析：急腹症包括腹膜炎症、腹腔器官急性炎症（如急性胃、肠、胰腺、胆囊炎，急性出血性坏死性肠炎）、空腔脏器阻塞扩张（如肠梗阻、胆道结石、泌尿系统结石、胆道蛔虫病）、脏器扭转破裂（如肠扭转、肠绞窄、肠系膜或大网膜扭转、卵巢扭转、肝脾破裂、异位妊娠破裂等）、腹腔内血管阻塞（如缺血性肠病、夹层腹主动脉瘤）、腹壁疾病（腹壁挫伤、腹壁脓肿、带状疱疹）、胸部疾病（如肺炎、肺梗死、心绞痛、心肌梗死、急性心包炎、胸膜炎）、全身性疾病（如腹型过敏性紫癜、尿毒症、铅中毒等）。故选择 A。

112. 答案：D 解析：肺炎球菌肺炎由于渗出到肺泡内的红细胞破坏后释放出含铁血黄素，混在痰中，故出现铁锈色痰。故选择 D。

113. 答案：B 解析：胆红素尿为尿内含有大量结合胆红素所致，呈深黄色，见于肝细胞性黄疸及阻塞性黄疸。因此在溶血性黄疸中，尿中结合胆红素多阴性。故选择 B。

114. 答案：B 解析：A 项还有胸痛表现，检查：气管位置向患侧偏移；C 项有突发的胸痛、胸闷、呼吸困难，患者常高瘦体型，检查：气管位置向患侧偏移，叩诊鼓音，听诊患侧呼吸音减弱或消失；D 项常因肺炎、肺癌等引起，伴有胸闷、呼吸困难，检查：气管位置向患侧偏移，听诊呼吸音减弱；E 项多有低热、盗汗、消瘦等结核中毒表现，PPD（+）。A、C、E 项可排除，故选择 B。

115. 答案：B 解析：患者病程短才 2 天，2 天后就出现胸痛，伴咳嗽，痰中带血，排除 C、D 项，无喘息、呼吸困难、哮鸣音，故排除 E 项，伴高热寒战，考虑炎症可能大。急性支气管炎临床以咳嗽伴（或不伴）有支气管分泌物增多为特征。而痰中带血是肺炎的一种表现。故选择 B。

116. 答案：A 解析：咳嗽是原发癌肿引起的肺癌最常见的早期症状，另外，咯血、喘鸣、胸闷、气急、体重下降、发热也是原发癌肿引起的主要症状。而胸痛、吞咽困难等是肿瘤局部扩展引起的症状；头痛、呕吐、厌食、肝区疼痛等是肝外转移引起的症状。故选择 A。

117. 答案：D 解析：萎缩性胃炎的胃黏膜表面反复受到损害后导致黏膜固有腺体萎缩，甚至消失，因此，胃黏膜有不同程度的变薄，颜色灰暗，并常伴有肠上皮化生，炎性反应及不典型增生。其余选项均不是萎缩性胃炎的表现。故选择 D。

118. 答案：B 解析：淤胆型肝炎主要表现为急性病毒性肝炎较长时期的肝内梗阻性黄疸，临床自觉症状轻微，常表现有皮肤瘙痒、粪便颜色变浅，肝功能检查血清胆红素明显升高，以直接胆红素为主。A、C、D、E 项均符合淤胆型肝炎的临床表现，故选择 B。

119. 答案：A 解析：CD4$^+$T 淋巴细胞在 HIV 直接和间接作用下，细胞功能受损和大量破坏，导致细胞免疫缺陷。虽然同时还侵犯其他类型免疫细胞：单核吞噬细胞、B 淋巴细胞、NK 细胞损伤及 HIV 感染后的免疫应答异常，最主要的还是 CD4$^+$T 淋巴细胞。故选择 A。

120. 答案：A 解析：依照《麻醉药品管理办法》的规定，麻醉药品的处方剂量，每张处方注射剂不得超过 2 日的常用量。故选择 A。

121～122. 答案：B、D 解析：高锦庭的《疡科心得集》揭示了外科病因的一般规律，立论以鉴别诊断为主，并将温病三焦辨证学说融合于疡科的辨证施治之中，王洪绪的《外科全生集》创立了以阴阳为主的辨证论治法则。

123～124. 答案：D、E 解析：肺善：声音响亮，不喘不咳，呼吸均匀，皮肤润泽。肾善：并无潮热，口和齿润，小便清长，夜卧安静。

125～126. 答案：A、B 解析：略。

127～128. 答案：A、C 解析：脱疽寒湿证应首选阳和汤，脱疽热毒证应首选顾步汤，脱疽血瘀证应用桃红四物汤，而气阴两虚证应用黄芪鳖甲汤。

129～130. 答案：A、C 解析：治疗经期出血肾阴虚证，应首选两地汤；治疗经间期出血湿热证，应首选清肝止淋汤。

131～132. 答案：A、C 解析：略。

133～134. 答案：C、D 解析：本着"急则治标，缓则治本"的原则。体质较强的癥瘕患者，其治法是先攻后补；久病体弱的癥瘕患者，其治法是攻补兼施。

135～136. 答案：A、E 解析：《颅囟经》首创纯阳理论。"稚阴稚阳学说"首见于吴鞠通《温病条辨》"小儿稚阳未充，稚阴未长也"。

137～138. 答案：A、D 解析：疳证的兼证：舌疳——脾病及心；眼疳——脾病及肝；肺疳——脾病及肺；骨疳——脾病及肾；疳肿胀——阳虚水泛。

139～140. 答案：C、A 解析：由于胆石在肠道内的移动使胆囊或胆总管平滑肌扩张及痉挛而产生胆绞痛，一般在中上腹或右上腹持续加重。由于溃疡发生后可自行愈合，但每于愈合后又好复发，故常有上腹疼痛长期反复发作的特点，并且与饮食之间的关系具有明显的相关性和节律性。

141～142. 答案：C、A 解析：Murphy（墨菲征）阳性可见急性胆囊炎。麦氏点压痛多见于急性阑尾炎。Courvoisier（库瓦济埃征）阳性见于胰腺肿瘤或胰腺囊肿，胆管下端癌时，因胆总管阻塞，使黄疸明显加深，肝和胆囊因胆汁淤积而肿大，胆囊常可触及，但无压痛。板状腹见于腹膜炎。

143～144. 答案：A、B 解析：慢性支气管炎分为单纯型与喘息型两型。前者主要表现为反复咳嗽、咳痰；后者除咳嗽、咳痰外尚有喘息症状，并伴有哮鸣音。

145～146. 答案：C、B 解析：A 项见于慢性失血或溶血、白血病；B 项体检时注意口腔、咽峡、阴道、直肠或肛门等处有无坏死性溃疡及脓肿，有无肝脾大及淋巴结肿大，尤其颌下和颈部淋巴结；C 项出血部位广泛，皮肤黏膜出血广泛且严重，脾大，血小板 $<100 \times 10^9/L$；D 项见于胃肠道疾病或颅内高压；E 项多见于白血病。

147～148. 答案：C、E 解析：医学关系中的主体在道义上应享有的权利和利益属于权利。医学关系中的主体在道义上应履行的职责和使命属于义务。医学关系的主体对应尽义务的自我认识和自我评价的能力是指良心。医学关系中的主体因履行道德职责受到褒奖而产生的自我赞赏是指荣誉。医学关系中的主体在医疗活动中对自己和他人关系的内心体验和感受是指情感。

149～150. 答案：A、E 解析：医疗事故赔偿，应当考虑下列因素，确定具体赔偿数额：①医疗事故等级；②医疗过失行为在医疗事故损害后果中的责任程度；③医疗事故损害后果与患者原有疾病状况之间的关系。发生医疗事故的赔偿等民事责任争议，医患双方可以协商解决；不愿意协商或者协商不成的。当事人可以向卫生行政部门提出调解申请，也可以直接向人民法院提起民事诉讼。

中医执业助理医师资格考试
最后成功四套胜卷（三）答案

第 一 单 元

1. E	2. B	3. B	4. C	5. E	6. C	7. C	8. C	9. D	10. E
11. D	12. B	13. B	14. A	15. B	16. A	17. E	18. D	19. C	20. A
21. D	22. A	23. C	24. C	25. E	26. D	27. C	28. E	29. E	30. C
31. A	32. A	33. D	34. D	35. B	36. B	37. D	38. E	39. A	40. D
41. C	42. D	43. B	44. E	45. D	46. C	47. B	48. A	49. D	50. B
51. C	52. C	53. E	54. D	55. C	56. B	57. A	58. D	59. B	60. C
61. E	62. D	63. B	64. B	65. A	66. C	67. C	68. D	69. B	70. C
71. A	72. C	73. D	74. A	75. B	76. B	77. C	78. B	79. D	80. A
81. C	82. A	83. B	84. A	85. D	86. A	87. C	88. D	89. C	90. E
91. B	92. B	93. D	94. D	95. C	96. D	97. B	98. C	99. A	100. B
101. A	102. C	103. D	104. C	105. E	106. A	107. A	108. B	109. C	110. D
111. E	112. C	113. D	114. A	115. D	116. D	117. B	118. A	119. E	120. C
121. D	122. E	123. C	124. C	125. A	126. C	127. C	128. C	129. C	130. C
131. C	132. E	133. C	134. D	135. C	136. C	137. D	138. D	139. B	140. C
141. C	142. B	143. A	144. E	145. A	146. C	147. C	148. A	149. A	150. C

第 二 单 元

1. C	2. D	3. D	4. D	5. A	6. B	7. B	8. C	9. C	10. C
11. B	12. E	13. C	14. C	15. C	16. C	17. C	18. D	19. D	20. B
21. A	22. B	23. C	24. B	25. D	26. B	27. C	28. B	29. B	30. A
31. B	32. C	33. B	34. E	35. D	36. C	37. A	38. B	39. C	40. B
41. A	42. E	43. A	44. A	45. D	46. E	47. E	48. E	49. D	50. C
51. A	52. A	53. C	54. C	55. B	56. B	57. B	58. C	59. C	60. A
61. D	62. A	63. A	64. A	65. A	66. A	67. E	68. E	69. D	70. D
71. B	72. A	73. B	74. C	75. E	76. B	77. B	78. B	79. B	80. C
81. D	82. D	83. A	84. E	85. C	86. A	87. B	88. B	89. E	90. D
91. D	92. B	93. C	94. B	95. B	96. A	97. C	98. C	99. B	100. D
101. D	102. A	103. D	104. A	105. E	106. B	107. C	108. D	109. C	110. C
111. C	112. B	113. C	114. D	115. D	116. E	117. A	118. B	119. C	120. A
121. B	122. D	123. A	124. D	125. E	126. B	127. B	128. C	129. E	130. B
131. D	132. B	133. E	134. A	135. A	136. C	137. B	138. B	139. D	140. E
141. B	142. A	143. B	144. E	145. C	146. B	147. B	148. A	149. D	150. C

中医执业助理医师资格考试
最后成功四套胜卷（三）解析

第 一 单 元

1. 答案：E　解析：中医证候是指疾病发生和演变过程中某阶段以及患者个体当时所处特定内、外环境本质的反映，它以相应的症、舌、脉、形、色、神表现出来，能够不同程度地揭示病因、病位、病性、邪正盛衰、病势等病机内容，为辨证论治提供依据。故选择E。

2. 答案：B　解析：阴阳的相互转化，必须具备一定的条件，比如：重阴必阳，重阳必阴，寒极生热，热极生寒。故选择B。

3. 答案：B　解析：阳虚则寒、阴盛则阳病、阴损及阳为阴阳失衡后出现的病理变化，故排除A、D、E项，C项为疾病的治疗原则。故选择B。

4. 答案：C　解析："怒胜思""思胜恐""恐胜喜""喜胜忧""悲胜怒"。故选择C。

5. 答案：E　解析：生我，克我，我生，我克，为五行的相生相克；制化为正常情况下的相生相克，异常情况下的相生相克为胜复；只有正常情况下的相生相克，即制化下五行才能保持整体动态平衡。故选择E。

6. 答案C　解析：心藏神，主神志。无论生理活动还是心理活动，都是五脏六腑尤其是五脏共同完成的。在这些生命活动中，心起着主宰作用，故历代医家又称心为人身之君主，五脏六腑之大主。故选择C。

7. 答案：C　解析：肺主通调水道，是指肺的宣发和肃降对体内津液的输布、运行和排泄有疏通和调节的作用。通过肺的宣发，水液向上、向外输布，布散全身，外达皮毛，代谢后以汗的形式由汗孔排泄；通过肺的肃降，水液向下、向内输送，而成为尿液生成之源，经肾蒸腾气化，将代谢后的水液化为尿贮存于膀胱，而后排出体外。可见肺的宣发与肃降功能与其通调水道作用密切相关。故选择C。

8. 答案：C　解析：肝主疏泄的生理功能包括：①调畅气机；②通利气血水；③促进脾胃的运化；④调畅情志；⑤促进和调节生殖功能。而促进骨骼发育是肾的功能。故选择C。

9. 答案：D　解析：肝气主升主动，具有刚强、急躁的生理特性。肝主疏泄，喜条达而恶抑郁，且肝内寄相火，此均反映了肝为刚脏的特性。故选择D。

10. 答案：E　解析：心者，生之本；肺者，相傅之官；肝者，罢极之本；肾者，封藏之本；脾者，仓廪之官。故选择E。

11. 答案：D　解析：肝藏血，是指肝脏具有贮藏血液、调节血量的生理功能。脾统血，是指脾具有统摄血液在经脉内运行防御其溢出脉外的功能，故肝藏血与脾统血的共同生理功能是防止出血。故选择D。

12. 答案：B　解析：大肠主传化糟粕，是水谷废物排泄的通路。从胃的受纳、腐熟及脾的运化，经过小肠的泌别清浊，后由大肠排泄，构成一个水谷运化、吸收、排泄的过程。所以大便下利或秘结都是大肠的传导失常。故选择B。

13. 答案：B　解析：《灵枢·胀论》云："胃者，太仓也。"故选择B。

14. 答案：A　解析：元气，是人体生命活动的原动力；宗气，是积于胸中的后天宗始之气；营气，是与血共同行于脉中之气；卫气，运行于脉外，起卫护、保卫作用之气。故选择 A。

15. 答案：B 解析：气与血的关系有：气能生血；气能行血；气能摄血，血为气母；血属阴而主静。血液不能自行，其循行有赖于气的推动，气行则血行，气滞则血瘀；故治疗血行瘀滞，多配用补气、行气药。故选择 B。

16. 答案：A 解析：足厥阴肝经在内踝上 8 寸处交出足太阴脾经之后，上行过膝内侧，沿大腿内侧中线进入阴毛中，绕阴器，至小腹，挟胃两旁，属肝。故选择 A。

17. 答案：E 解析：在外感病中，正邪相争，提示病变发展转折点的是战汗，是指先全身恶寒，战栗，接着大汗出，若汗出热退，脉静身凉，是邪去正复之佳兆，主疾病向愈；若汗出而身热不减，仍烦躁不安，脉来疾急，为邪胜正衰之危候，主病情恶化。故选择 E。

18. 答案：D 解析：选项 A、B、C、E 项均为脏腑精气将绝，形体极度衰弱的表现，此种情况一旦出现多为病重失神之象，预后不良。D 项为神乱意识障碍的主要临床表现，尚未达到病情严重预后不良的程度。故选择 D。

19. 答案：C 解析：青色主瘀血、肝病、寒证、痛证、惊风，湿证属黄色主病。故选择 C。

20. 答案：A 解析：A 项多见于心脾两虚，气血不足。B 项多由气虚、阳虚、津液内停所致。C 项多为心火亢盛。D 项为气血郁滞。E 项为阴虚内热证。故选择 A。

21. 答案：D 解析：淡白舌主阳虚，嫩舌多见于虚证，气血亏虚，或阳虚不化，白滑苔为湿盛的舌象。故选择 D。

22. 答案：A 解析：古称的"哕"，俗称"打呃"，也就是呃逆，是指胃气上逆导致膈肌拘挛，声自咽部冲出，发出一种不由

自主的呃呃声。B 项是指胃中气体上出咽喉而发出的长而缓的声音，古称"噫"，俗称"打饱嗝"。C 项又称反胃，指胃气上逆，泛恶欲吐之证。D 项为胃失和降，胃气上逆所致，有声无物为干呕。E 项即指嗳气，是胃中气体上出咽喉所发出的声响，其声长而缓，古代称为噫气，亦属胃气失和而上逆的一种表现，与短促冲击有声的呃逆不同。故选择 A。

23. 答案：C 解析：咳声阵发，发则连声不绝，咳声终止时声如鸡啼，称为顿咳，因其病程较长，缠绵难愈，所以也称为百日咳，多见于小儿，为风邪与伏痰搏结，郁而化热，阻遏气道所致。故选择 C。

24. 答案：C 解析：A 项指端直以长，如按琴弦，弦是脉气紧张的表现。B 项指脉来绷急，状若牵绳转索。寒邪侵袭人体，与正气相搏，以致脉道紧张而拘急，故见紧脉。C 项指首尾端长，超过本位。D 项指浮而搏指，中空外坚，如按鼓皮。E 项指沉按实大弦长，坚牢不移。故选择 C。

25. 答案：E 解析：A 项指往来流利，如珠走盘，应指圆滑，主痰饮、食积、实热。B 项指脉来缓，时而一止，止无定数，主阴盛气结、寒痰血瘀、癥瘕积聚。C 项指脉来数，时而一止，止无定数，主阳热亢盛、气血痰食郁滞。D 项指脉形如豆，厥厥动摇，滑数有力，主痛证、惊证。E 项指脉来急疾，一息七八至，主阳极阴竭，元阳将脱。故选择 E。

26. 答案：D 解析：假象多出现在四肢、肌肤和面色方面，而脏腑、气血、津液等内在表现才如实地反映了疾病的本质，因此，辨证时应以胸腹、二便、舌象、脉象等表现作为诊断的主要依据。故选择 D。

27. 答案：C 解析：A 项为先天不足，肾精亏损，水液停聚于颅脑所致。B 项为先天肾精不足，颅骨发育不良所致。C 项属实证。D 项多属虚证。E 项多是先天肾气不

足，或后天脾胃虚弱，骨骼失养，发育不良所致。故选择 C。

28. 答案：E　解析：壮热，口渴，面红目赤，心烦，汗出，或烦躁谵妄，衄血，吐血，斑疹，或躁扰发狂，或见痈脓，舌质红绛，脉象洪数或细数。可见题目中脉象的描述与火淫的临床表现不符。故选择 E。

29. 答案：E　解析：亡阳证的表现为大汗出、汗冷、味淡微黏、身凉恶寒、四肢厥冷、蜷卧神疲、口淡不渴，或喜热饮，舌淡白润，脉微欲绝。故选择 E。

30. 答案：C　解析：大肠液亏证症见大便秘结干燥，难以排出，常数日一行，口干咽燥，或伴见口臭，头晕等症，舌红少津，脉细涩，以大便干燥难于排出为辨证要点。故选择 C。

31. 答案．A　解析：气少懒言，神疲乏力由于元气亏虚，脏腑组织功能减退所致，头晕目眩为气虚清阳不升，不能温养头目，自汗为气虚毛窍疏松，外卫不固，舌淡苔白为气虚无力鼓动血脉，血不上营于舌，脉虚无力为运血无力。故选择 A。

32. 答案：A　解析：燥邪犯肺证的临床表现为干咳无痰，或痰少而黏，不易咳出，唇、舌、咽、鼻干燥欠润，轻微发热恶寒，头身酸痛，舌尖红苔薄而干，脉浮细。肺阴虚证的临床表现为咳喘无力，气少不足以息，动则益甚，体倦懒言，声音低怯，痰多清稀，面色㿠白，或自汗畏风，易于感冒，舌淡苔白，脉虚弱。二者的区别为燥邪犯肺为燥邪袭表，肺卫失宣，而见轻微发热恶寒。肺阴虚为肺阴亏损，虚热内生，以干咳无痰或痰少而黏与阴虚见症为辨证要点。故选择 A。

33. 答案：D　解析：略。

34. 答案：D　解析：A 项属阳明经。B 项属少阳经。C 项属太阳经。D 项属少阴经。E 项属湿邪困脾。故选择 D。

35. 答案：B　解析：使用化痰药治疗

癫痫、惊厥、眩晕、昏迷者，最常配伍平肝息风、开窍、安神药。故选择 B。

36. 答案：B　解析：钩藤含挥发性成分，若久煎，其有效成分会被破坏，因此，钩藤入汤剂宜后下。故选择 B。

37. 答案：D　解析：细辛解表散寒，祛风止痛，通窍，温肺化饮。故选择 D。

38. 答案：E　解析：桑叶疏散风热、清肺润燥、平肝明目、凉血止血。蜜炙能增强润肺止咳作用，可润肺燥。看到"蜜炙"就想到"润燥"。故选择 E。

39. 答案：A　解析：芦根和淡竹叶均有清热泻火、除烦利尿之功，芦根还具有生津止渴的功效。B、C、D、E 项均不是两者的共同功效。故选择 A。

40. 答案：D　解析：黄芩和黄柏均可以清热燥湿、泻火解毒。黄芩还可以止血、安胎，作用偏于中、上二焦；黄柏作用偏于下焦，还可以除蒸，解毒疗疮。故选择 D。

41. 答案：C　解析：生地黄、玄参均能清热凉血、养阴，玄参又能泻火解毒。A、B、D、E 项均不是两者的共同功效。故选择 C。

42. 答案：D　解析：槟榔杀虫消积，行气，利水，截疟。甘遂泻水逐饮，消肿散结。使君子杀虫消积。牵牛子泻下逐水，去积杀虫。京大戟泻水逐饮，消肿散结。故选择 D。

43. 答案：B　解析：肉豆蔻涩肠止泻，温中行气；白豆蔻化湿行气，温中止呕。故二者均具有的功效是温中散寒，行气消胀。故选择 B。

44. 答案：E　解析：除了活血之外，A 项川芎兼能祛风止痛；B 项丹参兼能凉血消痈、除烦安神；C 项郁金兼能行气解郁、清心凉血、利胆退黄；D 项桃仁兼能润肠通便、止咳平喘；E 项牛膝兼能补肝肾、强筋骨、利水通淋、引火下行。故选择 E。

45. 答案：D　解析：患者"气血虚寒，

痛肿脓成不溃，或溃后久不收口"，主要是因为气血不足，而"肾阳不足，畏寒肢冷，阳痿、尿频"则是因为肾阳虚衰，治宜生气养血，补火助阳，而肉桂能够补火助阳，加入补气药中能够鼓舞正气生长，故为最适宜的选项，余项虽然都具有温里之功，但不能鼓舞正气生长。故选择 D。

46. 答案：C 解析：香附疏肝解郁，调经止痛，理气调中。青皮疏肝破气，消积化滞。沉香行气止痛，温中止呕，纳气平喘。木香行气止痛，健脾消食。佛手疏肝解郁，理气和中，燥湿化痰。故选择 C。

47. 答案：B 解析：莱菔子消食除胀，降气化痰。谷芽消食和中，健脾开胃。白术健脾益气，燥湿利尿，止汗，安胎。苍术燥湿健脾，祛风散寒。木瓜舒筋活络，和胃化湿。故选择 B。

48. 答案：A 解析：五个选项均为凉血止血药，各药除具有凉血止血的功能外，其中大蓟还能散瘀解毒消痈。地榆解毒敛疮，为治烫伤之要药。槐花清肝泻火。白茅根功专清热利尿，清肺胃热。侧柏叶可化痰止咳，生发乌发。故选择 A。

49. 答案：D 解析：患者"血瘀气滞"，治宜活血行气，"风湿肩臂疼痛"治宜通经络，祛风湿除痹痛。桃仁活血祛瘀，润肠通便，止咳平喘。丹参活血调经，祛瘀止痛，凉血消痈，除烦安神。红花活血通经，祛瘀止痛。姜黄活血行气，通经止痛。益母草活血调经，利尿消肿，清热解毒。故选择 D。

50. 答案：B 解析："诸花皆升，旋覆独降"，B 项可降胃气止呕。A 项降气化痰。C 项宣肺，祛痰，利咽，排脓。D 项降气祛痰，疏散风热。E 项温肺化痰，利气，散结消肿。故选择 B。

51. 答案：C 解析：郁李仁润肠通便，利水消肿。薏苡仁利水消肿，渗湿，健脾，除痹，清热排脓。杏仁止咳平喘，润肠通便。火麻仁润肠通便。酸枣仁养心益肝，安神，敛汗。故选择 C。

52. 答案：C 解析：僵蚕祛风定惊，化痰散结。故选择 C。

53. 答案：E 解析：甘草补脾益气，祛痰止咳，缓急止痛，清热解毒，调和诸药。故选择 E。

54. 答案：D 解析：杜仲与续断，二药均归肝肾经，药性偏温，均能补肝肾、强筋骨，安胎，治肾虚腰痛脚弱、筋骨无力、胎动不安常相须为用。故选择 D。

55. 答案：C 解析：D 项续断、E 项巴戟天补阳，A 项麦冬、B 项百合、C 项龟甲补阴。本题所述症状腰膝酸软，属肾阴虚，故排除补阳药 D、E 项，麦冬兼能润肺清心，百合兼能清心安神、养胃阴、清胃热；龟甲兼能养血补心，正好治疗题中所述失眠多梦、心悸健忘的心阴血虚的症状。故选择 C。

56. 答案：B 解析：散剂是将药物粉碎，混合均匀，制成粉末状制剂，分为内服和外用两类。散剂的特点是制作简便，吸收较快，节省药材，便于服用及携带。故选择 B。

57. 答案：A 解析：再造散的组成：黄芪、人参、桂枝、甘草、熟附子、细辛、羌活、防风、川芎、煨生姜。故选择 A。

58. 答案：D 解析：逍遥散疏肝解郁，健脾和营。一贯煎主治肝肾阴虚，肝气不疏证。故选择 D。

59. 答案：B 解析：黄连解毒汤四药合用，苦寒直折，三焦之火邪去而热毒解。普济消毒饮升麻、柴胡疏散风热，并引诸药上达头面，且寓"火郁发之"之意，功兼佐使之用，诸药配伍，共收清热解毒、疏散风热之功。清瘟败毒饮诸药合用，既清气分之火，又凉血分之热，是治疗气血两燔的主要方剂。青蒿鳖甲汤滋清兼备、标本兼顾、清中有透，使养阴而不恋邪，祛邪而不伤正，阴复邪去而热退。龙胆泻肝汤泻中有补，利中有滋，降中寓升，祛邪而不伤正，泻火而不伐胃，使火降热清，湿浊得利，循经所发诸症皆可相应而愈。故选择B。

60. 答案：C　解析：本方重用饴糖为君，温补中焦，缓急止痛。臣以桂枝温阳气，祛寒邪；白芍养营阴，缓肝急，止腹痛。佐以生姜温胃散寒，大枣补脾益气。炙甘草益气和中，调和诸药，是为佐使之用。故选择C。

61. 答案：E　解析：黄芪桂枝五物汤组成：黄芪、桂枝、芍药、生姜、大枣。当归四逆汤的组成：当归、桂枝、芍药、细辛、通草、大枣、炙甘草。故选择E。

62. 答案：D　解析：炙甘草汤中炙甘草、人参、大枣益心气，补脾气，以资气血生化之源；阿胶、麦冬、麻仁滋心阴，养心血，充血脉，共为臣药。佐以桂枝、生姜辛行温通，温心阳，通血脉，诸厚味滋腻之品得姜、桂则滋而不腻。用法中加清酒煎服，以清酒辛热，可温通血脉，以行药力，是为使药。诸药合用，滋而不腻，温而不燥，使气血充足，阴阳调和，则心动悸、脉结代，皆得其平。故选择D。

63. 答案：B　解析：天王补心丹组成：酸枣仁、柏子仁、当归、天冬、麦冬、生地黄、人参、丹参、玄参、云苓、五味子、远志、桔梗。故选择B。

64. 答案：B　解析：定喘汤的组成药物：白果、麻黄、苏子、甘草、款冬花、杏仁、桑白皮、黄芩、法半夏。故选择B。

65. 答案：A　解析：咳血方的组成：青黛、瓜蒌仁、海浮石粉、山栀子、煨诃子。小蓟饮子的组成：生地黄、小蓟、滑石、木通、蒲黄、藕节、淡竹叶、当归、山栀子、炙甘草。故选择A。

66. 答案：C　解析：咳嗽有外感、内伤两类。外感为六淫外邪犯肺，内伤为脏腑功能失调，内邪干肺，如肺脏虚弱，情志刺

激肝火犯肺，饮食不节痰湿蕴肺，久病伤阴肺肾阴虚。但是过劳努伤不属于内伤咳嗽，应当是外伤咳嗽。故选择C。

67. 答案：A　解析：舌红苔黄腻，脉滑数，证属痰热证。故选择A。

68. 答案：B　解析：寒痰伏肺，遇感触发，痰升气阻，以致呼吸急促，喉中哮鸣有声，寒痰郁闭，故胸膈满闷，咳嗽痰少，形寒畏冷，舌苔白滑，脉弦紧。证属寒哮，治宜温肺散寒，化痰平喘。故选择B。

69. 答案：B　解析：略。

70. 答案：C　解析：阴虚感冒的特征是形瘦，口干，阴虚火旺，故身热心烦，舌脉俱是阴虚之象。与其他易于鉴别。故选择C。

71. 答案：A　解析：咳嗽病变主脏在肺，与肝脾有关，久则及肾。故选择A。

72. 答案：C　解析：每遇生气后即咳逆阵作，口苦咽干，胸胁胀痛，咳时面赤，舌红苔薄黄，脉弦数，为咳嗽之肝火犯肺证。故选择C。

73. 答案：D　解析：喉中哮鸣有声是哮病发作期，见"形寒怕冷，面色晦暗，舌苔白滑，脉弦紧"为冷哮证，应宣肺散寒，化痰平喘，用"射干麻黄汤"。A、B项一为化痰，一为解表，可排除；C项治疗热哮证；E项治疗虚哮证。故选择D。

74. 答案：A　解析：外感风寒闭肺，肺郁不宣上逆，故喘咳气急，胸部胀闷，不得卧，风寒束表故恶寒发热，无汗，治宜宣肺散寒，方用麻黄汤。故选择A。

75. 答案：B　解析：肺痨的外在致病因素是感染"痨虫"，故选择B。

76. 答案：B　解析：肺肾气虚的特点是久病反复，呼吸浅短难续，张口抬肩，倚息不能平卧，咳声低怯，咳吐不利。需与阳虚鉴别，本证无明显的阳虚水盛浮肿、畏寒肢冷之象。故选择B。

77. 答案：C　解析：心为气舍，心气

不足则神浮不敛，故心悸气短，劳则尤甚，神疲体倦，自汗，都是心脾气虚表现，治以补心脾益气为主，方用加味四君子汤。A项为补肺气；B项为补肾益髓，填精养神；D、E项为补肾。故选择 C。

78. 答案：E 解析：本证胸痛不休属于胸痹急重症，辨证属心肾阳虚，治宜急速益气壮阳，方用参附汤回阳救逆。A项用于阴寒凝滞；B项用于阳郁厥逆；C项用于阳虚痰湿；D项用于血虚寒厥。故选择 E。

79. 答案：D 解析：二至丸补肝益肾，滋阴止血，用于肝肾阴虚证，排除 A 项；六磨汤顺气导滞，用于气机郁滞证，排除 B 项；温胆汤理气化痰，清胆和胃，用于胆胃不和，痰热内扰证，排除 C 项；二阴煎滋阴降火，安神定志，用于狂证火盛伤阴证，故选择 D；养心汤养血滋阴，宁心安神，用于血虚神失所养证，排除 E 项。

80. 答案：A 解析：痫病突然发作，为急性期，两目上视，四肢抽搐，口中作叫，移时苏醒，为阳痫；舌苔白腻，脉弦滑，为风痰闭阻，治宜急速豁痰息风，开窍醒神，用定痫丸。导痰汤、涤痰汤、控涎汤用于痫病急性发作或慢性休止期的化痰之用。二阴煎滋阴降火，安神定志，用于狂证火盛伤阴证。故选择 A。

81. 答案：C 解析：胃痛有明显的伤食史，吐不消化食物，食积中阻，故脘腹胀满，嗳腐吞酸，治宜消食导滞，用保和丸。寒邪客胃、气滞寒凝用良附丸。脾阳虚用理中丸、大小建中汤。故选择 C。

82. 答案：A 解析：肝热犯胃，故见上症。既有胃热，又有肝热，气滞不明显。治宜清肝泻热，和胃止痛，用化肝煎。黛蛤散只清肝热；小柴胡汤和解少阳；龙胆泻肝汤清利肝胆湿热。故选择 A。

83. 答案：B 解析：脾不运化，痰饮内阻，胃气不降，故见呕吐清水痰涎，脘闷不食，水饮上犯清阳，故头晕心悸。故选

择 B。

84. 答案：A 解析：患者"胸膈疼痛，食不得下而复吐"，此为噎膈的瘀血内结证，应用"通幽汤"滋阴养血，破结行瘀。故选择 A。

85. 答案：D 解析：腹痛的病因可以有肝脾不和，胃气郁滞，肝气郁结，胃失和降，肝脾湿热，络脉不和，脾胃失和，瘀血阻滞，但是根本上病机不离"不通则痛"，各种原因都是先引起脏腑失和，气血不畅，而后发为腹痛，故基本病机是脏腑失和，气血不畅。故选择 D。

86. 答案：A 解析：大便时溏时泻，水谷不化，稍进油腻之物，则大便次数增多，为久泻虚证，必然伤脾。脘腹胀闷，面黄，肢倦乏力，舌淡苔白，脉细弱，为脾气虚之象，未见明显的脾阳虚寒证，胃气虚证、中气下陷证，故只需健脾益气。故选择 A。

87. 答案：C 解析：湿热痢初起，如表邪未解，里热已盛，则用葛根芩连汤表里双解；A项治疗外感风寒，内伤湿滞，发热恶寒，肠鸣泄泻等；B项重在益气解表，散风祛湿，治疗体虚外感；D项治疗无表证之湿热痢；E项治疗疫毒痢，以清热凉血解毒为主。故选择 C。

88. 答案：D 解析：血虚便秘宜养血润燥，滋阴通便，用润肠丸。但是阴血已复，不需再滋阴养血，用五仁丸润肠即可。故选择 D。

89. 答案：C 解析：胸胁胀痛，走窜不定，此为肝气郁结证，应用柴胡疏肝散疏肝理气。故选择 C。

90. 答案：E 解析：黄疸日久，损伤脾阳，脾运失司，寒湿内盛，故纳少脘闷，大便溏，神疲畏寒，口淡不渴，黄色晦暗如烟熏，证属阴黄的寒湿内盛证型，治宜温化寒湿，健脾退黄，方用茵陈术附汤。茵陈蒿汤用于阳黄热重于湿；茵陈五苓散用于阳黄

湿重于热；甘露消毒丹用于热毒内盛；黄连温胆汤用于痰热内蕴。故选择 E。

91. 答案：B 解析：鼓胀分类有气滞湿阻、水湿困脾、水热蕴结、瘀结水留、阳虚水盛、阴虚水停。本证水湿困脾，故腹大胀满，按之如囊裹水，颜面水肿；脾不运化故胸脘胀闷；阳气不足则遇热则舒，精神困倦，怯寒懒动，小便少，大便溏，舌苔白腻，脉缓。治宜温阳健脾，行气利水，用实脾饮。气滞湿阻用柴胡疏肝散；阳虚水停，用附子理苓汤；瘀结水留，用调营汤。故选择 B。

92. 答案：B 解析：A 项健脾燥湿，化痰降逆，治疗脾虚生痰，风痰上扰清空所导致的头痛；D 项治疗头痛且空的肾精亏虚头痛；C、E 项不适宜治疗头痛，是迷惑项，可排除；B 项养血滋阴，和络止痛，治疗头痛而晕，心悸不宁，神疲乏力，面色无华的血虚头痛。故选择 B。

93. 答案：D 解析：痰浊上蒙神窍，故见眩晕昏蒙，头重如裹，痰浊中阻，故胸闷恶心，纳呆多寐，容易鉴别。故选择 D。

94. 答案：D 解析：中风根据有无神志障碍分为中经络、中脏腑。中脏腑又有闭证和脱证之分。闭证又分阴阳。根据病程可分为急性期、慢性期、后遗症期。脱证乃阳气外脱，以突然昏仆，不省人事，肢体软瘫，目合口张，鼻鼾息微，手撒肢冷，汗多，二便自遗，舌痿，脉微欲绝为主症。故选择 D。

95. 答案：C 解析：水肿的病位在肺、脾、肾，关键在肾。故选择 C。

96. 答案：D 解析：气淋以小腹胀满疼痛为特点。故选择 D。

97. 答案：C 解析：病属血淋，方用小蓟饮子。故选择 C。

98. 答案：C 解析：出现"咽干，呼吸短促，咳嗽"，此为癃闭的肺热壅盛证，应用"清肺饮"清泄肺热，通利水道。故选择 C。

99. 答案：A 解析：郁证，见咽中不适，如有物梗阻，咳之不出，咽之不下，为气滞痰郁所致，应用"半夏厚朴汤"行气开郁，散结化痰。故选择 A。

100. 答案：B 解析：尿色鲜红，排除虚证肾气不固、脾不统血。小便短赤灼热，心烦口渴，舌红，脉数，为热象，但无肾阴虚的症状，故排除肾虚火旺。下焦热盛全部符合。故选择 B。

101. 答案：A 解析：饮留胃肠为痰饮。呕吐清水痰涎，心悸头晕，形体逐渐消瘦，舌苔白滑，脉弦细而滑，为脾阳虚表现。故选择 A。

102. 答案：C 解析：阴血亏虚，虚火内生，寐则阳气入阴，营阴受蒸则外泄，故见夜寐盗汗，五心烦热，两颧色红，口渴，舌红少苔，脉细数。治宜滋阴降火，用当归六黄汤。心肾不交用黄连阿胶汤；痰热内扰用黄连温胆汤；阴虚肺燥用养阴清肺汤；心神失养用甘麦大枣汤。故选择 C。

103. 答案：D 解析：虚劳的病损部位主要在五脏，尤以脾、肾两脏更为重要，为先后天之本。故选择 D。

104. 答案：C 解析：A 项治疗行痹，腰背酸痛为主者；B、D、E 项治疗关节肿胀、疼痛为主；若行痹，关节疼痛，以肩、肘等上肢关节为甚，加"羌活、白芷、威灵仙、姜黄"，祛风通络，引药上行。故选择 C。

105. 答案：C 解析：腰痛的内因是体虚衰，腰府失养；外因是感受风寒湿热之邪，关键在于"肾虚"。故选择 C。

106. 答案：A 解析：十二经脉在四肢的排列是：手足阳经为阳明在前，少阳在中，太阳在后；手足阴经为太阴在前、厥阴在中、少阴在后。阴经分布在四肢内侧，阳经分布在四肢外侧。故手太阴肺经应是分布在上肢内侧前廉。故选择 A。

107. 答案：A　解析：十二经脉的交接规律是相表里的阴经与阳经在手足末端交接，同名的阳经与阳经在头面部交接，相互衔接的阴经与阳经在胸中交接。故选择A。

108. 答案：B　解析：A项阳跷脉起于足跟外侧，B项阴跷脉起于足跟内侧，C项阴维脉起于小腿内侧，D项阳维脉起于足跗外侧。故选择B。

109. 答案：C　解析：十二经脉在四肢的排列是：手足阳经为阳明在前，少阳在中，太阳在后；手足阴经为太阴在前、厥阴在中、少阴在后。阴经分布在四肢内侧，阳经分布在四肢外侧。故选择C。

110. 答案：D　解析：十二经脉的循行方向是：手三阴经从胸走手，手三阳经从手走头，足三阳经从头走足，足三阴经从足走胸腹。故选择D。

111. 答案：E　解析：外邪侵犯人体由表及里，先从皮毛开始，卫气充实于络脉，络脉散布于全身，密布于皮部，当外邪侵犯机体时，卫气首当其冲发挥其抗御外邪、保卫机体的屏障作用。人体最小的是孙脉，其次是络脉，最大的是经脉，故外邪由皮毛传入脏腑的途径依次为孙脉→络脉→经脉。故选择E。

112. 答案：C　解析：少府是心经的荥穴，神门是心经的原穴，阴郄是心经的郄穴，通里是心经的络穴。故选择C。

113. 答案：D　解析：手厥阴心经起于心中；手少阳三焦经经脉散络于心包；手太阳小肠经交会于大椎，向下进入缺盆部，联络心脏；足少阴肾经其支脉从肺出来络心，注入胸中。故A、B、C、E项均排除，只有手阳明大肠经未经过心。故选择D。

114. 答案：A　解析：耻骨联合上缘至股骨内上髁上缘的骨度分寸是18寸。故选择A。

115. 答案：D　解析：题中各选项只有足三里穴具有强壮作用，为保健要穴。故选择D。

116. 答案：D　解析：地机穴的主治要点为腹痛、泄泻、小便不利、水肿、月经不调、遗精、腰痛不可俯仰、食欲不振等病。其他选项均无治疗妇科疾病的功效。故选择D。

117. 答案：B　解析：至阴穴的主治要点：头痛、鼻塞、鼻衄、目痛、胞衣不下、胎位不正、难产等。故选择B。

118. 答案：A　解析：足厥阴肝经的走行：起于大趾丛毛之际，上循足跗上廉，去内踝一寸，上踝八寸，交出太阴之后，上腘内廉，循股阴，入毛中，过阴器，抵小腹，挟胃属肝络胆，上贯膈，布胁肋，循喉咙之后，上入颃颡，连目系，上出额，与督脉会于巅。其支者，从目系下颊里，环唇内，其支者，复从肝，别贯膈，上注肺。故选择A。

119. 答案：E　解析：提插补泻中先浅后深，重插轻提，幅度小，频率慢，操作时间短者为补法。故选择E。

120. 答案：C　解析：耳穴"脾"的部位，在耳甲腔的后上部，即耳甲13区。故选择C。

121~122. 答案：D、E　解析：下肢外侧后缘为足太阳膀胱经；上肢内侧中线为手厥阴心包经；下肢外侧前缘为足阳明胃经；上肢外侧中线为手少阳三焦经；上肢内侧后缘为手少阴心经。

123~124. 答案：C、B　解析：卫分证是温热病邪侵袭肌表，卫气功能失调，肺失宣降，以发热微恶寒，口干微渴，头痛，脉浮数为主证；《伤寒论》说："太阳病，发热，汗出，脉缓者，名为中风。"故恶风发热，头痛，汗出，脉浮缓是太阳中风证。

125~126. 答案：A、C　解析：威灵仙祛风湿，通经络，消骨鲠。防己祛风湿，止痛，利水消肿。狗脊祛风湿，补肝肾，强腰膝；此外，狗脊的绒毛有止血作用。独活祛风湿，止痛，解表。木瓜舒筋活络，和胃化湿。

127～128. 答案：B、B 解析：白及收敛止血，消肿生肌。仙鹤草收敛止血，止痢，截疟，补虚，解毒杀虫。棕榈炭收敛止血，止泻止带。血余炭收敛止血，化瘀利尿。炮姜温经止血，温中止痛。

129～130. 答案：C、C 解析：山茱萸补益肝肾，收敛固涩。五倍子敛肺降火，止咳止汗，涩肠止泻，固精止遗，收敛止血，收湿敛疮。莲子固精止带，补脾止泻，益肾养心。诃子涩肠止泻，敛肺止咳，利咽开音。金樱子固精缩尿止带，涩肠止泻。

131～132. 答案：C、E 解析：龙胆泻肝汤组成：龙胆草、黄芩、栀子、泽泻、木通、当归、生地黄、柴胡、生甘草、车前子。清营汤组成：犀角（水牛角代）、生地黄、元参、竹叶心、麦冬、丹参、黄连、金银花、连翘。

133～134. 答案：E、D 解析：生脉散的组成：人参、麦门冬、五味子。四君子汤的组成：人参、白术、茯苓、炙甘草。四逆散的组成：柴胡、芍药、枳实、甘草。四逆汤的组成：人参、甘草、干姜、附子。

135～136. 答案：C、E 解析：消风散主治风疹、湿疹。二陈汤主治湿痰证。川芎茶调散主治外感风邪头痛，偏正头痛，或巅顶作痛。天麻钩藤饮主治肝阳偏亢，肝风上扰证。半夏白术天麻汤主治风痰上扰证眩晕，头痛。

137～138. 答案：D、D 解析：实喘和肺痈都是肺脏的病变，主要在肺。

139～140. 答案：B、C 解析：痞满饮食内停用保和丸消食导滞，行气除痞。肝胃不和用越鞠丸合枳术丸疏肝解郁，理气消痞。痰湿内阻用二陈平胃散除湿化痰，理气和中。脾胃虚弱用香砂六君子汤补气健脾，行气消痞。湿热食积用枳实导滞丸消食导滞，清热祛湿。

141～142. 答案：C、B 解析：湿热在肠，传导失常，故腹痛，泻下急迫，气味臭秽，肛门灼热，烦热口渴，都是湿热互结的表现，治宜清热利湿，用葛根芩连汤。寒湿留滞肠中，气机阻滞，故腹痛拘急，里急后重；只伤及气分，故痢下赤白黏冻，白多赤少；寒湿困脾，故脘腹胀满，舌苔白腻，脉濡缓，治宜温化寒湿，调气和血，用不换金正气散。

143～144. 答案：A、E 解析：正疟应祛邪截疟，和解表里，用柴胡截疟饮。劳疟应益气养血，扶正祛邪，用何人饮。温疟用白虎加桂枝汤。寒疟用柴胡桂枝干姜汤。冷瘴用加味不换金正气散。

145～146. 答案：A、C 解析：自汗是由气虚导致的，可见白昼时时汗出，动则益甚；脱汗是气不固摄所致，可见冷汗如珠，气息微弱。

147～148. 答案：D、A 解析：太渊是肺经的原穴，且又是八脉交会穴；合谷是大肠经的原穴；后溪是八脉交会穴；内关是心包经的络穴，且又是八脉交会穴；阳池是三焦经的原穴。

149～150. 答案：A、C 解析：骨会是大杼，脉会是太渊，髓会是绝骨，血会是膈俞，气会是膻中。

第 二 单 元

1. 答案：C 解析：称外科鼻祖的华佗，第一个应用麻沸散作为全身麻醉剂进行剖腹术。故选择C。

2. 答案：D 解析：皮肤枯槁，痰多音暗，呼吸喘急，鼻翼扇动为肺恶。心恶为神志昏糊，心烦舌燥，疮色紫黑，言语呢喃。故选择D。

3. 答案：D 解析：岩性溃疡，疮面多呈翻花如岩穴，有的在溃疡底部见有珍珠样结节，内有紫黑坏死组织，渗流血水。瘰疬之溃疡，疮口有空腔或伴瘘管，疮面肉色不鲜，脓水清稀，并夹有败絮状物。附骨疽、流痰之溃疡，疮口呈凹陷形，常伴瘘管形成。麻风溃疡呈穿凿形，常可深及骨部。梅毒性溃疡，其边缘削直而如凿成或略微内凹，基底高低不平。故选择 D。

4. 答案：D 解析：一般疮疡宜循经直开，刀头向上，免伤血络；乳房部应以乳头为中心，放射形切开，免伤乳囊；面部脓肿应尽量沿皮肤的自然纹理切开；手指脓肿，应从侧方切开；关节区附近的脓肿，切口尽量避免损坏关节。故选择 D。

5. 答案：A 解析：B～E 项都是走黄的原因。故选择 A。

6. 答案：B 解析：颈痈常生于颈部两侧，但颌下、耳后、颏下等处也可发生。烂疔好发于四肢暴露部位，流注发于肌肉深部。E 项更容易排除。故选择 B。

7. 答案：B 解析：阴液亏虚，虚火内生，复感湿热毒邪，阴虚无水制火热之邪，而使毒蕴更甚，故疮色紫滞，疼痛剧烈；毒甚走散，故疮脚散漫，疮形平塌；阴液不足，无以化脓，故属于阴虚火炽。治法：滋阴生津，清热解毒。方药：竹叶黄芪汤加减。故选择 B。

8. 答案：C 解析：阴虚火旺破溃后流脓稀薄，夹有败絮样物，形成窦道；伴午后潮热，颧红，夜间盗汗，口燥咽干，属于阴虚火旺之象，治法为养阴除蒸；以上方药能养阴除蒸的只有清骨散。A 项治疗阴疽，B 和 E 项治疗肾阴虚，D 项阴阳双补。故选择 C。

9. 答案：C 解析：冲任失调，上则乳房痰浊凝结，故乳房肿块伴胀痛；下则经水逆乱，故月经周期紊乱，量少色淡，甚或闭经；脾失健运，气血亏虚，故神疲乏力，头晕；冲为血海，隶属肝肾，冲任失调，肝气不舒，故经前加重，经水一行，肝气得舒，故经后缓减；肝肾不足，故腰酸乏力；舌

淡、脉沉细为冲任失调之象。故选择 C。

10. 答案：C 解析：乳岩的病因主要有情志失调、饮食不节、冲任不调，还有经气虚弱的情况。本病例胸胁胀满，嗳气频频，纳呆懒言，口苦咽干，显然是肝郁之象，故可以判断为情志郁结。故选择 C。

11. 答案：B 解析：气瘿是颈前漫肿，边缘不清，皮色如常，按之柔软；石瘿多见于 40 岁以上患者，多年存在的颈部肿块，突然迅速增大，坚硬如石表面凹凸不平，随吞咽动作而上下的移动度减少，或固定不移；瘿痈是以急性发病，结喉两侧结块，肿胀，色红灼热，疼痛为主要表现的急性炎症性疾病。根据排除法可以排除。故选择 B。

12. 答案：E 解析：A、B、C、D 项都可以成为癌症肿块的特征，而表面光滑很明显不属于癌性肿块的特性。故选择 E。

13. 答案：C 解析：蛇串疮是一种皮肤上出现成簇水疱，呈带状分布，痛如火燎的急性疱疹性皮肤病，皮疹多发生于身体一侧，不超过正中线，但有时在患部对侧，亦可出现少数皮疹。皮损好发于腰胁、胸部、头面、颈部，亦可见于四肢、阴部及眼、鼻、口等处。故选择 C。

14. 答案：C 解析：白秃疮病变初起，头皮覆盖有圆形或不规则形的灰白色鳞屑的斑片，小者如豆，大者如钱，日久蔓延，扩大成片。毛发干枯，容易折断，易于拔出，而不疼痛，多数在离头皮 0.2～0.8cm 处；头发自行折断，长短参差不齐。在接近头皮的毛发干外围，常有灰白色菌鞘围绕，自觉瘙痒。发病部位以头顶、枕部居多。白疕皮损为厚积的银白色鳞屑性斑片，头发呈束状，无断发现象，并有薄膜现象及筛状出血。故选择 C。

15. 答案：C 解析：牛皮癣是一种患部皮肤状如牛项之皮，厚而且坚的慢性瘙痒性皮肤病。因其好发于颈项部，初起多为风湿热之邪阻滞肌肤，或颈项多汗，硬领摩擦

等所致。风热疮是一种斑疹色红如玫瑰，脱屑如糠秕的急性自限性皮肤病。慢性湿疮多有急性湿疮的发病过程，皮损以肥厚粗糙为主，伴有出疹、水疱、糜烂、渗出，边界欠清，病变多在四肢屈侧。风瘙痒日久皮肤可出现肥厚、苔藓样变、色素沉着以及湿疹样变。故选择C。

16. 答案：C 解析：一期梅毒主要表现为疳疮（硬下疳），发生于不洁性交后约2～4周。二期梅毒一般发生在感染后7～10周或硬下疳出现后6～8周。故选择C。

17. 答案：C 解析：痔生于肛门齿线以上，直肠末端黏膜下的痔内静脉丛扩大、曲张形成的柔软静脉团，称为内痔。内痔是肛门直肠疾病中最常见的病种。与西医病名相同。内痔好发于截石位3、7、11点，其主要临床表现有便血、痔核脱出、肛门不适感。故选择C。

18. 答案：D 解析：新鲜肛裂病程较短（约3个月以内），疼痛轻微，疼痛时间较短，肛裂创面颜色鲜红边缘整齐。陈旧性肛裂：病程较长（3～5个月以上），反复发作，疼痛剧烈，肛裂创面色灰白，创缘呈缸口样增厚，底部形成平整而硬的灰白组织（栉膜带）。由于裂口周围慢性炎症，常可伴发结缔组织外痔（哨兵痔）、单口内瘘、肛乳头肥大、肛窦炎、肛乳头炎等。因此，裂口、栉膜带、哨兵痔、肛乳头肥大、单口内瘘、肛窦炎、肛乳头炎7种病理改变，为陈旧性肛裂的病理特征。故选择D。

19. 答案：D 解析：湿热壅阻型前列腺炎多由于房事不洁，精室空虚，湿热从精道内侵，湿热壅滞，气血瘀阻而成。症见小便频急，茎中热痛，刺痒不适，尿色黄浊，尿末或大便时有白浊滴出。故选择D。

20. 答案：B 解析：本病早期可出现急性股动脉痉挛和肺动脉栓塞两种危重性并发症。故选择B。

21. 答案：A 解析：小面积烧伤，初期用京万红烫伤药膏、清凉油、紫草膏等。其他都用于中后期或者大面积的烧伤。故选择A。

22. 答案：B 解析：本病由于损伤胃肠，导致肠道传化失司，糟粕停滞，气滞血瘀，瘀阻久则化热，盛则肉腐成痈。大便不爽，次数增多为阳明经症状，便频数，时时汗出，皮肤甲错，二目下陷，口干而臭，为阴伤的表现。故选择B。

23. 答案：C 解析：天癸，源于先天，藏之于肾，受后天水谷精微的滋养，人体发育到一定时期，肾气旺盛，肾中真阴不断得到充实，天癸逐渐成熟。18岁是男女天癸初至后的年龄，不是成熟的年龄。故选择C。

24. 答案：B 解析：哺乳时间一般以8个月为宜。故选择B。

25. 答案：D 解析：略。

26. 答案：B 解析：大补元煎的组成：人参、山药（炒）、熟地黄、杜仲、当归、山茱萸（如畏酸吞酸者去之）、枸杞子、炙甘草。故选择B。

27. 答案：C 解析：由题干月经2～3个月一行，辨病为月经后期，由时有小腹冷痛，喜热喜按，伴有面色少华，小便清长，便溏，腰酸乏力，四肢欠温，舌淡，苔薄白，脉沉迟无力。辨证为虚寒证，故方选艾附暖宫丸。故选择C。

28. 答案：B 解析：略。

29. 答案：B 解析：由题干两次月经中间，阴道少量出血判断为经间期出血，由色鲜红，头晕腰酸，夜寐不宁，五心烦热，舌质红，苔薄，脉细数辨证为肾阴虚证。治法滋肾养阴，固冲止血。故选择B。

30. 答案：A 解析：由题干经来无期，现已持续20天未止，开始量多，现淋漓不尽，辨病为崩漏，由色淡、质稀，腰酸腿软，溲频清冷，舌淡苔白，脉沉细，辨证为肾阳虚。治法是温肾固冲。故选择A。

31. 答案：B 解析：痰湿阻滞为实性

病因。故选择 B。

32. 答案：C 解析：痛经之所以随月经周期而发作，又与经期及经期前后特殊生理状态有关，未行经期间，由于冲任气血平和，致病因素尚不足以引起冲任、子宫气血瘀滞或不足，故平时不发生疼痛。经期前后，血海由满盈而泻溢，气血盛实而骤虚，子宫、冲任气血变化较平时急剧，易受致病因素干扰，加之体质因素的影响，导致子宫、冲任气血运行不畅或失于煦濡，不通或不荣而痛。故选择 C。

33. 答案：B 解析：肝火引起经行头痛的特点是引起肝经循行部位疼痛。故选择 B。

34. 答案：E 解析：由题干手足心热，潮热颧红，舌红少苔，脉细数，辨证为肺肾阴虚。故选择 E。

35. 答案：D 解析：由题干带下量多、色黄或白、质黏稠、有臭气，小腹作痛，或阴痒，便秘溺赤，舌红苔黄厚腻，脉滑数。诊断为带下过多湿热下注证，方选止带方。故选择 D。

36. 答案：C 解析：妊娠病的发病机制有四，一是阴血虚；二是脾肾虚；三是冲气上逆；四是气滞，如胎体渐大，气机升降失调。故选择 C。

37. 答案：A 解析：由题干停经 2 个月，尿妊娠试验阳性，恶心呕吐 10 天，辨病为妊娠恶阻。由食入即吐，口淡无味，时时呕吐清涎，倦怠嗜卧，舌淡苔白润，脉缓滑无力，辨证为脾胃虚弱。故选择 A。

38. 答案：B 解析：寿胎丸的组成药物有菟丝子、桑寄生、川断、阿胶。故选择 B。

39. 答案：C 解析：由题干曾孕 4 次均自然流产，辨病为滑胎，由平日头晕眼花，心悸气短，现又妊娠 32 天，面色苍白，舌淡苔白，脉细弱，辨证为气血虚弱证。代表方剂是泰山磐石散。故选择 C。

40. 答案：B 解析：由题干妊娠 7 个月，面浮肢肿，下肢尤甚，心悸气短，腰酸无力，舌淡苔薄润，脉沉细，诊断为妊娠肿胀肾虚证。因为肾气不足，上不能温煦脾阳，运化水湿，下不能温煦膀胱，化气行水；水道失制，泛溢肌肤，故面浮肢肿；湿性重浊，故肿势下肢尤甚；腰酸无力，舌淡苔薄润，脉沉细，皆是肾虚之征。故选择 B。

41. 答案：A 解析：产后三急指呕吐、泄泻、盗汗。故选择 A。

42. 答案：E 解析：生化汤的组成药物有当归、川芎、桃仁、炮姜、炙甘草。故选择 E。

43. 答案：A 解析：产后身痛血虚证，方选黄芪桂枝五物汤。故选择 A。

44. 答案：A 解析：由题干腹积块，固定不移，疼痛拒按，诊断为癥瘕。由下腹积块，固定不移，疼痛拒按，舌边瘀点，脉沉涩，辨证为血瘀证。方选桂枝茯苓丸。故选择 A。

45. 答案：D 解析：由题干结婚 3 年，夫妇同居未孕，辨病为不孕症；由经行乳房胀痛，善太息，舌淡红苔薄白，脉弦细，辨证为肝气郁结证。故选择 D。

46. 答案：E 解析：宫颈锥形切除术适应证有宫颈轻、中度不典型增生，疑有宫颈管内癌变，宫颈刮片多次异常而活检未发现病变，宫颈重度糜烂。故选择 E。

47. 答案：E 解析：小儿生后 4～10 个月乳牙开始萌出，约在 2～2.5 岁出齐。故选择 E。

48. 答案：E 解析：与成人相比，小儿的机体生机蓬勃，脏腑之气清灵，随拨随应，对各种治疗反应灵敏；并且小儿宿疾较少，病情相对单纯。因而，小儿为病虽具有发病容易、传变迅速的特点，但一般说来，病情好转的速度较成人快，疾病治愈的可能也较成人为大。故选择 E。

49. 答案：D 解析：断奶时间视母婴情况而定。一般可在小儿 10～12 个月时断奶。D 选项最接近，故选择 D。

50. 答案：C 解析：痰热咳嗽以"咳嗽痰多，痰稠色黄，喉中痰鸣，不易咳出"为特征。风寒咳嗽以"起病急，咳嗽频作、声重，咽痒，痰白清晰"为特征；风热咳嗽以"咳嗽不爽，痰黄黏稠"为特征；痰湿咳嗽以"痰多壅盛，色白而稀"为特征；气虚咳嗽以"咳嗽无力，痰白清稀"为特征。故选择 C。

51. 答案：A 解析：高热、咳喘——肺炎喘嗽；9 天——病程较长；潮热盗汗，面色潮红——阴虚有热；干咳无痰，质红而干，舌苔光剥——阴津亏损；口唇樱赤——肺热。综合分析，此病证为肺炎喘嗽之阴虚肺热证。治宜养阴清肺，润肺止咳。故选择 A。

52. 答案：A 解析：《景岳全书·泄泻》云："泄泻之本，无不由于脾胃，盖胃为水谷之海，而脾主运化，使脾健胃和……"故选择 A。

53. 答案：D 解析：该病证为厌食证的脾胃虚弱证，推拿疗法最为适宜，而拔罐更适于由外邪导致的泄泻。熏洗法和擦拭法多用于局部的体表病证；割治疗法一般用于疳证和哮喘病证；拔罐疗法有祛风、散寒、止痛的作用，多用于小儿肺炎喘嗽、腹痛、哮喘、遗尿等；推拿疗法有促进气血流行、经络通畅、神气安定、脏腑调和的作用，临床中多用于泄泻、惊风、腹痛等证。故选择 D。

54. 答案：C 解析：营养性缺铁性贫血西药选用铁剂治疗，服用时间要血红蛋白达正常后 2 个月左右再停药。故选择 C。

55. 答案：C 解析：急性肾小球肾炎血清补体 C，一过性明显下降，恢复正常的时间是 6～8 周。故选择 C。

56. 答案：B 解析：麻疹多流行于冬春季节，传染性很强。好发于 6 个月～5 岁儿童。故选择 B。

57. 答案：D 解析："发热、皮肤出疹，见有丘疹、水疱、疱浆清亮，分布稀疏，以躯干为多"，所以该病证为水痘。"咳嗽，鼻塞，流涕，舌苔薄白，脉浮数"说明全身症状不重，为水痘邪伤肺卫证。方用银翘散。故选择 D。

58. 答案：C 解析：患儿 3 岁以下，夏季发病，临床以长期发热、口渴多饮、多尿、无汗为特征，故诊为夏季热。朝盛暮衰，口渴多饮为该病上盛下虚证的主要表现。故选择 C。

59. 答案：E 解析：培元补肾法主要适用于小儿胎禀不足，肾气虚弱及肾不纳气之证，如解颅、五迟、五软、遗尿、哮喘等，而肺炎喘嗽外因责之于感受风邪，或由其他疾病传变而来；内因责之于小儿形气未充，肺脏娇嫩，卫外不固。故选择 E。

60. 答案：A 解析：指纹淡红，多为内有虚寒。故选择 A。

61. 答案：D 解析：带状疱疹可见沿神经分布的疱疹，疼痛呈刀割样、灼伤样，剧烈难忍，持续时间长。故选择 D。

62. 答案：A 解析：肺结核痰中带血丝，伴低热，盗汗。支气管扩张痰量较多，为湿性咳嗽。肺癌剧烈干咳，痰中带血丝。风湿性心脏病（二尖瓣）狭窄多为咯血，痰为暗红色。急性肺水肿为粉红色泡沫样痰。故选择 A。

63. 答案：A 解析：间歇热：体温骤升达高峰，持续数小时后，骤降至正常，经过 1 天或数天后又骤然升高，如此高热期与无热期反复交替发作。见于疟疾、急性肾盂肾炎等。故选择 A。

64. 答案：A 解析：犬吠样咳嗽为阵发性、连续咳嗽伴有回声，见于会厌、喉部疾患，气管受压和百日咳等；咳声低微甚或无声，见于极度衰弱或声带麻痹。故选择 A。

65. 答案：A　解析：霍乱的腹泻，为无痛性，无里急后重感，每日大便数次甚至难以计数，量多，每天 2000～4000mL，严重者 8000mL 以上，初为黄水样，不久转为米泔水水样便，少数患者有血性水样便或柏油样便，腹泻后出现喷射性和边疆性呕吐，初为胃内容物继而水样、米泔样，由于剧烈泻吐，体内大量液体及电解质丢失而出现脱水表现，轻者口渴，眼窝稍陷，唇舌干燥，重者烦躁不安，眼窝下陷，两颊深凹，精神呆滞，皮肤干而皱缩失去弹性，嘶哑，四肢冰凉体温下降，故血液浓缩，脉搏细弱，心音低钝，血压下降。故选择 A。

66. 答案：A　解析：黄疸伴胆囊肿大多因胆总管有梗阻，常见于胰腺癌、壶腹癌、胆总管癌等。故选择 A。

67. 答案：E　解析：语音震颤强度减弱或消失主要见于：①肺泡内含气量过多，如肺气肿、支气管哮喘发作期；②支气管阻塞，如支气管肺癌、支气管结核和支气管分泌物增多引起气道阻塞，甚至肺不张；③大量胸腔积液或气胸；④胸膜高度增厚粘连；⑤胸壁皮下气肿或皮下水肿。故选择 E。

68. 答案：E　解析：蜘蛛痣多出现于面部、颈部及胸部，亦有其他部位出现者。表现为中心部直径 2mm 以下的圆形小血管瘤。它是由于体内雌激素分泌相对过多，灭活不足而引起皮肤上的小动脉及其周围分支呈辐射状扩张、充血的一种表现。说明蜘蛛痣的基本结构为小动脉。肝硬化患者在身体上半部经常会看到此种表现。故选择 E。

69. 答案：D　解析：生理性甲状腺肿大：除甲状腺肿大外，往往无自觉症状，甲状腺肿大往往在青年期前即开始，到青春期、妊娠和哺乳期则肿大明显。早期为弥漫性逐渐肿大，质软，以后可形成大小不等的结节、质地坚韧，无血管杂音及震颤。故选择 D。

70. 答案：D　解析：肺气肿心浊音界缩小。故选择 D。

71. 答案：B　解析：脉搏强而大见于高热患者。舒张早期奔马律见于器质性心脏病。奇脉见于心包积液和缩窄性心包炎。脉搏过缓常见于颅内压增高、房室传导阻滞、洋地黄中毒等患者。脉搏绝对不齐见于心房纤维颤动的患者。故选择 B。

72. 答案：A　解析：左心室增大，心脏浊音界向左下扩大，心腰部相对内陷，使心脏浊音区呈靴形，常见于主动脉瓣关闭不全，故称为主动脉型心脏，亦可见于高血压性心脏病、主动脉瓣狭窄。故选择 A。

73. 答案：C　解析：心房纤颤的特点为心律完全不规则，心率快慢不等，心音强弱绝对不一致，脉搏短绌。故选择 C。

74. 答案：D　解析：腹水出现前常有腹胀，大量腹水使腹部膨隆、腹壁绷紧发亮，状如蛙腹，患者行走困难，有时膈显著抬高，出现端坐呼吸和脐疝。直立时下腹饱满有移动性浊音和波动感。故选择 D。

75. 答案：E　解析：青少年胸段下部及腰段均后凸，多为发育期姿势不良或患脊椎骨软骨炎的后果。故选择 E。

76. 答案：D　解析：血小板减少常见于血小板减少性紫癜、脾功能亢进、再生障碍性贫血和白血病等症。故选择 D。

77. 答案：E　解析：慢性肾炎晚期则出现尿比重固定在 1.010 左右的等张尿，表明肾小管重吸收功能很差。故选择 E。

78. 答案：D　解析：肌酸磷酸激酶有 3 种同工酶，其中 CK-MB 来自心肌，其诊断敏感性和特异性均极高，分别达到 100% 和 99%，它升高的幅度和持续的时间常用于判定梗死的范围和严重性。故选择 D。

79. 答案：A　解析：上消化道出血量 > 5～10mL 隐血试验阳性。故选择 A。

80. 答案：C　解析：根据中华人民共和国传染病防治法及其实施细则，将法定传染病分为三类：甲类、乙类和丙类。其中，鼠疫和霍乱属于甲类，风疹和流行性感冒属于丙类，2003 年 4 月，将传染性非典型肺炎列入法定传染病管理，按乙类传染病管理。故选择 C。

81. 答案：D 解析：蚕豆病是由于遗传因素和食用蚕豆所引起的，而患者并无食用蚕豆史，并且肝脏发生肿大也不符合，所以排除，而胃炎不会引起黄疸，所以排除，而 C、E 项都是与胆道梗阻有关，而发生胆道梗阻不会是隐痛，会发生剧烈的疼痛，可以排除。故选择 D。

82. 答案：D 解析：目前抗 HIV 的药物可分为 3 大类：核苷类逆转录酶抑制剂、非核苷类逆转录酶抑制剂和蛋白酶抑制剂，核苷类逆转录酶抑制剂包括齐多夫定、双脱氧胞苷、双脱氧肌苷、拉米夫定和司他夫定等，故 A、B、C、E 项等均能用于艾滋病治疗；而阿糖腺苷主要应用于疱疹病毒感染的抗病毒治疗，对艾滋病治疗无效。故选择 D。

83. 答案：A 解析：70% 左右的流脑患者皮肤黏膜可见瘀点或瘀斑。病情严重者瘀点、瘀斑可迅速扩大，且因血栓形成发生大片坏死。故选择 A。

84. 答案：E 解析：中毒性细菌性痢疾病情凶险，应密切观察，采取对症治疗为主的综合抢救措施，治疗措施包括病原治疗和对症治疗。病原治疗，应用有效抗菌药物静脉滴注做抗菌治疗，A 项正确。对症治疗，重点是针对休克的相关治疗，包括迅速扩充血容量纠正代谢性酸中毒、使用血管活性药物改善微循环障碍和保护重要脏器等，B、D 项正确，E 错误。故选择 E。

85. 答案：C 解析：流行性出血热的病理解剖可见脏器中肾脏病变最明显。肉眼可见肾脂肪囊水肿、出血，镜检肾小球充血，基底膜增厚；肾小管受压而变窄或闭塞；间质有细胞浸润。故选择 C。

86. 答案：A 解析：知情同意权的主体，一是成年患者本人：具有完全民事行为能力的患者，应是知情同意权的主体；二是法定代理人：对于未成年人患者，知情同意权的主体是其父母；对于精神病患者、神志不明的患者，知情同意权的主体是配偶、父母、成年子女和其他近亲属等。故选择 A。

87. 答案：B 解析：民事责任的承担方式有停止侵害、排除障碍、消除危险、返还财产、恢复原状、修理、重做、更换、赔偿损失、支付违约金、消除影响、恢复名誉、赔礼道歉。其中最主要的是赔偿损失。故选择 B。

88. 答案：B 解析：除特殊需要外，第一类精神药品的处方，每次不得超过 3 日的常用量。故选择 B。

89. 答案：E 解析：《中华人民共和国传染病防治法》规定管理的传染病分甲类、乙类、丙类三类。丙类传染病包括流行性感冒、流行性腮腺炎、风疹、急性出血性结膜炎、麻风病、流行性和地方性斑疹伤寒、黑热病、包虫病、丝虫病，除霍乱、细菌性和阿米巴性痢疾、伤寒和副伤寒以外的感染性腹泻病。故选择 E。

90. 答案：D 解析：中华人民共和国传染病防治法实施办法第十四条：医疗保健机构必须按照国务院卫生行政部门的有关规定，严格执行消毒隔离制度，防止医院内感染和医源性感染。故选择 D。

91. 答案：D 解析：该患者处于急性加重期，A、B、C、E 项有助于去除诱因、增加血氧饱和度。呼吸兴奋剂适用于呼吸浅表、意识模糊而呼吸道通畅的呼衰患者，本例患者血气分析正常，无呼衰。故选择 D。

92. 答案：B 解析：患者有典型的结核中毒表现：低热、盗汗。A 项见于有吸烟史的年龄较大者，咳嗽咳痰，痰中带血，胸闷气急、胸痛等；C 项咳脓臭痰，有发热寒战等感染表现；D 项有突发性的胸痛，呼吸困难，E 项有反复的咳嗽咳痰、咯血。故选择 B。

93. 答案：C　解析：心室颤动临床症状包括意识丧失、抽搐、呼吸停顿甚至死亡、听诊心音消失、脉搏触不到、血压亦无法测到。而室性期前收缩、房性期前收缩、右束支阻滞和窦性心动过速只有少数严重者出现意识障碍。故选择 C。

94. 答案：B　解析：患者有长期高血压病史，左心室增大，为长期后负荷增加所致。本患者亦有长期患慢性支气管炎，但肺心病常导致右心室肥大、右心衰。故选择 B。

95. 答案：A　解析：稳定型心绞痛指劳力型心绞痛，每次发作频率和诱因相同，疼痛性质和部位无改变，疼痛时限相仿（3～5 分钟），休息或自服硝酸甘油后相同时间内产生疗效。发作时心电图可见 ST 段下移及 T 波倒置。初发劳累性为最近 1 个月内初次发生劳力型心绞痛；恶化型指 3 个月内疼痛的频率、程度、时限、诱因经常变动，进行性恶化。可发作于安静或熟睡时，ST 段可压低或抬高；急性心肌梗死发作时疼痛时间常超过 30 分钟，且休息或硝酸甘油不缓解，心电图亦不符合。故选择 A。

96. 答案：A　解析：胃癌细胞可经过门静脉系统入肝，形成转移灶，是胃癌肝转移的主要原因。故选择 A。

97. 答案：C　解析：A、D 项都伴有肾功能受损的指标升高如 BUN、Cr；B 项会出现体循环淤血，表现为下肢水肿、胸闷心慌等；E 项多有皮肤黄染、食欲差、乏力等表现；蜘蛛痣是肝硬化的特殊体征，且患者左肋缘下触及脾脏，腹部叩诊出现移动性浊音，大便反复带有鲜血，说明已出现门脉高压，是肝硬化失代偿的表现。故选择 C。

98. 答案：C　解析：各种病因最终通过引起胰酶激活，导致胰腺的自身消化而发生急性胰腺炎，故其本质为自身消化性疾病。故选择 C。

99. 答案：C　解析：膀胱炎属于下尿路感染。女性尿道特点为宽、短、直。此解剖特点可以使细菌更容易通过尿道进入下尿路甚至上尿路；女性经血是细菌最好的培养基，经期不注意卫生也会导致感染机会增加；性生活也是重要因素，因其可以使得细菌逆行感染膀胱或后尿道。故选择 C。

100. 答案：D　解析：再生障碍性贫血的病因包括：药物、化学毒物、电离辐射、病毒感染、免疫因素、遗传因素、阵发性睡眠性血红蛋白尿、其他因素。此外，再障尚可继发于慢性肾衰竭、严重的甲状腺或前（腺）脑垂体功能减退症等。其中多数为继发病变，只有病毒感染、免疫因素、遗传因素为原发病因。故选择 D。

101. 答案：D　解析：全身疼痛、查体脾肋缘下 6cm，血液白细胞计数显著增加，见各阶段幼稚粒细胞而非幼稚淋巴细胞。脾大多见于脾功能亢进、急性淋巴细胞白血病及慢性粒细胞白血病。脾功能亢进可见三系均减少。门脉性肝硬化可有脾功能亢进的表现。急性粒细胞白血病血中亦可见幼稚粒细胞，但不是各阶段均能见到，且脾大少见。故选择 D。

102. 答案：A　解析：发作诱因为进食海鲜，可作为过敏原，四肢出现对称分布的出血点，检查示嗜酸粒细胞偏高，骨髓象正常，毛细血管脆性试验阳性。败血症常见于感染后，可见血象中性粒细胞或淋巴细胞增高，而嗜酸粒细胞偏高。检查骨髓象正常，C、D、E 项均不正确。故选择 A。

103. 答案：D　解析：他巴唑治疗甲状腺功能亢进症的重要副作用为粒细胞减少，往往发生突然且为致命性。可见于初始用药 2～3 个月或减量过程中。故选择 D。

104. 答案：A　解析：1 型糖尿病多发生于青少年，其胰岛素分泌缺乏，必须依赖胰岛素治疗维持生命。2 型糖尿病多见于 30

岁以后中、老年人，其胰岛素的分泌量并不低甚至还偏高，病因主要是机体对胰岛素不敏感（即胰岛素抵抗）。C 项是糖尿病的一种急性并发症，是血糖急剧升高引起的胰岛素的严重不足激发的酸中毒。D、E 项尿检查有尿蛋白。故选择 A。

105. 答案：E　解析：癫痫持续状态是指 1 次发作持续时间超过 30 分钟，或者发作次数频繁且 2 次发作间歇期患者意识不恢复。故选择 E。

106. 答案：B　解析：肺心病的诊断应该包括病史：有慢性支气管炎、肺疾病、胸廓病变、肺血管病等原发疾病史；临床表现有原发病的症状（两肺散在干、湿啰音），体检有肺动脉瓣区第二心音亢进（为右心室肥大的表现）。故选择 B。

107. 答案：C　解析：哮喘持续发作 12～24 小时不缓解即是哮喘持续状态。故选择 C。

108. 答案：D　解析：哮喘的肺部听诊为特异性的两肺满布哮鸣音，故基本排除 A、B、E 项。患者无发热、寒战等感染表现，故排除 A、B 项。E 项多有咳嗽咳痰，痰中带血。C 项多有心功能不全的表现。故选择 D。

109. 答案：C　解析：肺心病的治疗原则：①控制呼吸道感染：呼吸道感染是发生呼吸衰竭和心力衰竭的最常见诱因，故需积极应用药物予以控制。②改善呼吸功能。③控制心力衰竭：强心利尿。④控制心律失常。⑤应用肾上腺皮质激素。⑥并发症的处理。故选择 C。

110. 答案：C　解析：外源性哮喘是患者对致敏原产生过敏的反应，致敏原包括尘埃、花粉、动物毛发、衣物纤维等，多见于儿童、青少年，常于春秋发病，可有前驱症状，发病急，缓解快，缓解后哮鸣音很快消失，血清中 IgE 增高。故选择 C。

111. 答案：C　解析：A 项有发热、寒战等感染表现，痰可为铁锈色痰，基本无咯血；B 项多有低热、盗汗、消瘦等结核中毒表现；C 项是指一支或多支近端支气管和中等大小支气管管壁组织破坏造成不可逆性扩张，其典型症状为慢性咳嗽伴大量脓痰和反复咯血。D 项重度二尖瓣狭窄会导致肺水肿，咳粉红色痰；E 项多有发热，咳脓臭痰。故选择 C。

112. 答案：B　解析：慢性支气管炎的诊断标准为每年咳嗽、咳痰时间超过 3 个月，连续 2 年以上，本例患者病史 5 年，可认为该患者符合慢性支气管炎诊断。近年来加重，且两肺闻及干湿啰音，白细胞、中性粒增多，为肺部感染征象。故选择 B。

113. 答案：C　解析：肺心病由慢性广泛性肺 - 胸疾病发展而来，呼吸和循环系统的症状常混杂出现。一般认为凡有慢性广泛性肺、胸疾病患者，一旦发现有肺动脉高压、右心室增大而同时排除了引起右心增大的其他心脏病可能时，即可诊断为本病。故选择 C。

114. 答案：D　解析：A 项多有心绞痛，胸闷心慌，心电图有心肌缺血改变；B 项有高血压基础病；C 项有风湿病史，出现关节游走性疼痛，且风心病常不累及肺动脉瓣；D 项有肺部基础疾病，深吸气时增强，肺动脉瓣第二心音增强，有肺高压表现，且心脏增大明显，有心肺功能不全表现；E 项多由病毒感染引起，可有发热、疲乏、多汗、心慌、气急、心前区闷痛等，检查可见期前收缩、传导阻滞等心律失常，谷草转氨酶、肌酸磷酸激酶增高，血沉增快，心电图、X 线检查有助于诊断。故选择 D。

115. 答案：D　解析：内源性哮喘指非过敏原因引起的哮喘，绝大多数是因呼吸道感染诱发，以冬季气候变化时多见。以女性居多，患者常先有呼吸道感染或支气管的咳嗽咳痰史及发热等全身症状，逐渐出现哮喘。发作时虽与外源性哮喘相似，但起病慢、持续较久，且逐渐加重，顽固性者夜间发作较为多见，待感染控制后才能平息。间歇期长短不一，无规律性，治疗时加用抗菌药物可使症状及早缓解。故选择 D。

116. 答案：E 解析：非感染性发热见于多种不同的疾病：①结缔组织病。②恶性肿瘤。③无菌性组织坏死。④内分泌疾病。⑤中枢神经系统疾病。⑥物理因素。⑦其他：如自主神经功能紊乱影响正常体温调节，可产生功能性发热，包括感染后发热和功能性低热。故选择 E。

117. 答案：A 解析：A 项属于弛张热，又称败血症热型。体温常在 39℃ 以上，波动幅度大，24 小时内体温波动范围超过 2℃，常见于败血症、风湿热、重型肺结核及化脓性炎症。B、D 项属于稽留热，体温恒定地维持在 39℃ ~40℃ 以上的高水平，达数天或数周。24 小时内体温波动范围不超过 1℃，常见于大叶性肺炎、斑疹伤寒及伤寒高热期。故排除 B、D 项。C 项属于间歇热，体温骤升达高峰后持续数小时，又迅速降至正常水平，无热期可持续 1 天至数天，如此高热期与无热期交替出现。见于疟疾、急性肾盂肾炎等。E 项属于体温调节中枢功能失常。故选择 A。

118. 答案：B 解析：胆红素尿为尿内含有大量结合胆红素所致，呈深黄色，见于肝细胞性黄疸及阻塞性黄疸。因此在溶血性黄疸中，尿中结合胆红素多阴性。其他选项皆不符。故选择 B。

119. 答案：C 解析：黄疸伴上腹剧烈疼痛可见于胆道结石、肝脓肿或胆道蛔虫症。故选择 C。

120. 答案：A 解析：咳嗽声音嘶哑见于声带炎、喉结核、喉癌与喉返神经麻痹等。故选择 A。

121 ~ 122. 答案：B、D 解析：以部位命名者，如颈痈、脐痈、乳痈、背疽手发背；以疾病特性命名者，如烂疔、流注、湿

疮等。

123 ~ 124. 答案：A、D 解析：邪气偏盛是形成瘤的主要病机，正气不足是形成岩的主要病机。而阴阳失调、经络阻塞只是一般病的表浅症状。

125 ~ 126. 答案：E、A 解析：乳痈溃后热退身凉，肿痛渐消是脓成破溃后，脓毒尽泄，肿痛消减；但若素体本虚，溃后脓毒虽泄，气血俱虚，故收口缓慢；气血虚弱可见面色少华、气血不足之象。益气和营托毒用托里消毒散加减。乳痈成脓期应该清热解毒，托毒透脓，透脓散加味。

127 ~ 128. 答案：B、C 解析：脱疽表现为患肢暗红、紫红或青紫，下垂更甚，肌肉萎缩，跌阳脉搏动消失，患肢持久性疼痛，夜间尤甚，为血脉瘀阻证。患肢暗红而肿，患肢如煮熟之红枣，渐变为紫黑色，呈浸淫蔓延，溃破腐烂，疼痛异常，彻夜不得安眠，为寒邪久蕴，郁而化热，湿热浸淫，则溃破腐烂。

129 ~ 130. 答案：E、B 解析：经间期出血量少，色紫黑，有小血块，少腹胀痛辨证为血瘀证，代表方剂是逐瘀止血汤。经间期出血量少，色红质黏腻，胸闷烦躁辨证为湿热证，代表方剂是清肝止淋汤。

131 ~ 132. 答案：D、B 解析：患者产后高热，小腹剧痛，恶露有臭气，大便秘结，诊断为产后发热，热结阳明，治疗应首选大黄牡丹皮汤，峻下热结。患者产后寒热时作，恶露甚少，色紫暗，腹痛拒按，口干不欲饮，诊断为产后发热血瘀证，治疗应首选生化汤。

133 ~ 134. 答案：E、A 解析：疑有宫颈管病变时，应采取的措施是分段诊刮；疑有人流术后残留时，应采取的措施是清宫术。

135 ~ 136. 答案：A、C 解析：自汗是由气虚导致的，可见白昼时时汗出，动则益甚；脱汗是气不固摄所致，可见冷汗如珠，

气息微弱。

137～138. 答案：A、B　解析：皮肤黏膜淋巴结综合征好发于婴幼儿，是全身血管炎症病变为主要病理的急性发热性出疹性疾病，以不明原因发热、多形性红斑、球黏膜充血、草莓舌和颈淋巴结肿大、手足硬肿为特征。病因为温热邪毒，病机为热盛血瘀。其卫气同病首选A，气营两燔选B。

139～140. 答案：D、E　解析：风心病多累及到多个瓣膜的病变，病情发展缓慢，且常年受风湿病的困扰，逐渐出现患者抵抗力下降，容易发生感染，感染一旦控制不理想即会出现感染性心内膜炎；当患者瓣膜病变严重时，影响了血流动力学和心腔的压力，加重心脏负荷，则会并发心功能不全、心衰、心律不齐、肺水肿、呼吸道感染等。而风心病二尖瓣狭窄伴房颤对左心房血流影响甚大，会导致血流缓慢、形成涡流、血液瘀滞，血栓形成，脱落后造成栓塞。

141～142. 答案：B、A　解析：假药是指药品所含成分的名称与国家药品标准或者省、自治区、直辖市药品标准规定不符合。劣药是指药品成分的含量与国家药品标准或者省、自治区、直辖市药品标准规定不符合。

143～144. 答案：B、E　解析：医患关系本质是具有道德意义较强的社会关系。医患关系内容是患者与治疗者在诊疗和保健中所建立的联系。

145～146. 答案：C、B　解析：慢性肾小球肾炎系指各种病因引起的不同病理类型的双侧肾小球弥漫性或局灶性炎症改变，临床起病隐匿，病程冗长，病情多发展缓慢的一组原发性肾小球疾病的总称。高血压型：以持续性中等度血压增高为主要表现，特别是舒张压持续增高，常伴有眼底视网膜动脉细窄、迂曲和动、静脉交叉压迫现象，少数可有絮状渗出物和（或）出血，病理以局灶节段肾小球硬化和弥漫性增殖为多见，或晚期不能定型或多有肾小球硬化表现。肾病型：尿蛋白（＋）～（＋＋＋），离心尿红细胞＞10个/高倍视野和管型尿等，病理改变以系膜增殖局灶节段系膜增殖性和膜增殖、肾小球肾炎为多见。

147～148. 答案：B、A　解析：病理情况下，瞳孔缩小，见于虹膜炎症、中毒（有机磷类农药）、药物反应（毛果芸香碱、吗啡、氯丙嗪）等。瞳孔扩大见于外伤、颈交感神经刺激、青光眼绝对期、视神经萎缩、药物影响（阿托品、可卡因）等。双侧瞳孔大小不等，常提示有颅内病变，如脑外伤、脑肿瘤、中枢神经梅毒、脑疝等。

149～150. 答案：D、C　解析：蛛网膜下腔出血以青壮年多见。多在情绪激动中或用力情况下急性发生，部分患者可有反复发作头痛史。突发剧烈头痛、呕吐、颜面苍白、全身冷汗，多数患者无意识障碍，但可有烦躁不安，脑膜刺激征多见且明显。内囊区出血，由于内囊后支的感觉传导纤维受累，可出现病灶对侧偏身感觉减退或消失。如视放射也受累，则出现病灶对侧偏盲，即构成内囊损害的三偏（偏瘫、偏身感觉障碍及偏盲）征。

中医执业助理医师资格考试
最后成功四套胜卷（四）答案

第 一 单 元

1. C	2. E	3. C	4. C	5. B	6. C	7. E	8. E	9. D	10. B
11. E	12. E	13. D	14. E	15. B	16. E	17. C	18. A	19. B	20. B
21. C	22. C	23. E	24. C	25. C	26. A	27. D	28. C	29. E	30. D
31. B	32. D	33. E	34. E	35. A	36. E	37. B	38. D	39. C	40. A
41. C	42. D	43. A	44. E	45. D	46. C	47. A	48. A	49. E	50. B
51. A	52. D	53. C	54. D	55. C	56. A	57. C	58. C	59. B	60. C
61. D	62. D	63. A	64. D	65. B	66. C	67. B	68. D	69. A	70. E
71. E	72. C	73. C	74. D	75. D	76. C	77. B	78. C	79. E	80. C
81. C	82. D	83. A	84. B	85. E	86. A	87. B	88. E	89. D	90. E
91. D	92. A	93. C	94. D	95. B	96. B	97. C	98. C	99. B	100. A
101. B	102. B	103. E	104. D	105. D	106. B	107. B	108. D	109. D	110. A
111. D	112. B	113. A	114. A	115. A	116. E	117. B	118. D	119. A	120. D
121. A	122. E	123. E	124. C	125. C	126. D	127. B	128. B	129. B	130. E
131. A	132. E	133. D	134. B	135. E	136. E	137. A	138. E	139. C	140. D
141. A	142. B	143. C	144. B	145. C	146. E	147. E	148. C	149. D	150. A

第 二 单 元

1. E	2. E	3. B	4. C	5. E	6. B	7. A	8. C	9. D	10. E
11. E	12. A	13. C	14. B	15. B	16. B	17. B	18. D	19. E	20. E
21. B	22. A	23. B	24. C	25. E	26. B	27. C	28. C	29. C	30. C
31. B	32. E	33. C	34. D	35. D	36. A	37. B	38. D	39. E	40. B
41. C	42. E	43. C	44. C	45. C	46. E	47. C	48. A	49. C	50. B
51. D	52. D	53. C	54. A	55. B	56. C	57. C	58. C	59. B	60. C
61. E	62. D	63. B	64. D	65. D	66. C	67. A	68. A	69. B	70. C
71. C	72. D	73. E	74. D	75. B	76. D	77. C	78. C	79. A	80. A
81. B	82. A	83. B	84. A	85. B	86. C	87. B	88. C	89. D	90. D
91. D	92. D	93. C	94. D	95. D	96. D	97. A	98. E	99. E	100. E
101. A	102. A	103. C	104. E	105. A	106. C	107. B	108. A	109. A	110. D
111. D	112. B	113. A	114. A	115. C	116. E	117. A	118. B	119. A	120. C
121. C	122. D	123. D	124. E	125. C	126. A	127. A	128. E	129. B	130. E
131. C	132. E	133. D	134. E	135. A	136. E	137. B	138. A	139. C	140. E
141. C	142. B	143. D	144. E	145. A	146. E	147. B	148. E	149. D	150. C

中医执业助理医师资格考试
最后成功四套胜卷（四）解析

第一单元

1. 答案：C　解析：不同的疾病，在其发展过程中，出现了相同的病证和相同的病机，则可以采用相同的治疗方法，此为异病同治。题中久痢、脱肛、子宫下垂虽病不同，但都因中气下陷所致，故可均采用提升中气的方法治疗，属于异病同治。故选择C。

2. 答案：E　解析：阴阳对立是指上与下，左与右；阴阳制约，比如动极者镇之以静；互根互用，比如孤阴不生，独阳不长；阴阳的消长平衡，比如阴消阳长；阴阳的相互转化，比如热极生寒，寒极生热。故选择E。

3. 答案：C　解析：五行与五化相对应，A项为木，B项为火，C项为土，D项为金，E项为水。故选择C。

4. 答案：C　解析：A、B项属于五行的母子相及，D、E项属于相侮。C项为相乘。故选择C。

5. 答案：B　解析：心主血脉，心主藏神；肝藏血，故排除A项；脾主运化，故排除C项；脾主统血，排除D项；肝主疏泄，排除E项。故选择B。

6. 答案：C　解析：心主血脉，维持血液的正常运行，排除A项；肺，朝百脉，肺气助心行血，排除B项；肝主疏泄，主藏血，通利气、血、水，排除C项；肾，主水液，主纳气，排除E项。故选择C。

7. 答案：E　解析：《素问·宣明五气》云："五脏所藏：心藏神，肺藏魄，肝藏魂，脾藏意，肾藏志。"故选择E。

8. 答案：E　解析：肝藏血，主谋虑，排除A项；心主血脉，排除B项；脾主运化，排除C项；肺主气，排除D项；肾主水和纳气。故选择E。

9. 答案：D　解析：心与小肠通过经脉相联系，在疾病上常相互影响传变，心火炽盛，可以循经下移至小肠，引起小肠泌别清浊的功能失常，出现小便短赤，灼热疼痛甚或尿血等；而口舌生疮，心烦失眠，为心经热盛的表现。故选择D。

10. 答案：B　解析：胃的生理功能是：受纳、腐熟水谷；主通降，以降为和。故选择B。

11. 答案：E　解析：心气，泛指心的功能活动，也可特指心脏推动气血运行的功能；肺气，维持呼吸功能；营气，主要是营养全身和化生血液；卫气，护卫肌表，温养脏腑、肌肉、皮毛，调节控制腠理的开闭、汗液的排泄；宗气，走息道以行呼吸，贯心脉以行气血。故选择E。

12. 答案：E　解析：足厥阴肝经与足太阴脾经循行交叉，变换前中位置，是在内踝上8寸处。故选择E。

13. 答案：D　解析：风邪，轻扬开泄，易袭阳位，风性善行而数变，主动，风为百病之长。故选择D。

14. 答案：E　解析：口渴多饮指口渴而饮水较多，是体内津液损伤的基本表现之一，多见于燥证、热证，如外感热病、里热炽盛及消渴病等。A项为热病伤津。B、C、D项均可造成津液内伤，而口渴多饮。E项并不耗津液，故口不渴。故选择E。

15. 答案：B　解析：A项属肝风内动，牵引目系所致。B项提示痰热内闭。C项多由于脾气虚弱，气血不足，胞睑失养所致。D项多为先天不足，脾肾亏虚。E项属肝风内动，牵引目系所致。故选择B。

16. 答案：E 解析：颤动舌主肝风内动，若舌淡白而颤动，多见于气血两虚；舌红少苔而颤动，多见于肝肾阴虚；舌红绛而颤动不已，伴眩晕肢麻，为肝阳化风；舌绛紫而颤动，伴高热抽搐，为热极生风。排除A、C项。B项一般容易引起虚风内动，引起颤动舌。D项多为湿热内盛，耗伤阴精，日久可致肝风内动或肝肾亏虚，均可以起颤动舌。E项为吐弄舌的病机。故选择E。

17. 答案：C 解析：语言謇涩指的是神志清楚，思维正常，但言语不流利，吐词不清晰者，多因风痰阻络所致。故选择C。

18. 答案：A 解析：咳声重浊，痰白清稀，鼻塞不通，多是外感风寒。咳声不扬，痰稠色黄而不易咳出，多属肺热。咳声沉闷，痰多易咳，多属寒痰湿浊停聚。干咳无痰，或痰少而黏，不易咳出，多属燥邪犯肺或肺阴亏虚。故选择A。

19. 答案：B 解析：实指三部脉举按均有力，主实证。大指脉体宽大，但无脉来汹涌之势，大脉的出现提示病情加重。紧指脉来绷急，状若牵绳转索。寒邪侵袭人体，与正气相搏，以致脉道紧张而拘急，故见紧脉。滑指往来流利，如珠走盘，应指圆滑，主痰饮、食积、实热。邪气壅盛于内，正气不衰，气实血涌，故脉往来甚为流利，应指圆滑。长指首尾端长，超过本位，主肝阳有余，火热邪毒等有余之症。故选择B。

20. 答案：B 解析：腹部高度胀大，如鼓之状者，以手分置腹之两侧，一手轻拍，另一手可触到波动感。同时，按之如囊裹水，且腹壁有凹痕者，为水鼓。腹部胀满，按之有充实感觉，有压痛，叩之声音重浊的为实满；腹部膨满，但按之不实，无压痛，叩之作空声的，为气胀，多属虚满。痰饮多由外感六淫，或饮食所伤及七情内伤

等，使肺、脾、肾及三焦等脏腑气化功能失常，津液代谢障碍，以致水液停滞而成。积聚是指腹内的结块，或胀或痛的一种病证。内痈为右小腹作痛，按之疼痛。故选择B。

21. 答案 C 解析：阳虚证即虚寒证，表现为经常畏冷，四肢不温，嗜睡蜷卧，面色㿠白，口淡不渴，或渴喜热饮，或口泛清涎，小便清长，大便溏薄或完谷不化，舌淡胖，苔白滑，脉沉迟或细弱等。故选择C。

22. 答案：C 解析：暑淫证候临床表现为发热恶热，汗多头昏，烦渴喜冷饮，神疲气短，肢倦乏力，胸闷懒言，食少呕恶，小便短黄灼热，舌红苔黄少津，脉虚数；或壮热昏仆，神昏谵语，面红气粗，头痛项强，四肢抽搐，舌绛干燥，脉细滑数。故选择C。

23. 答案：D 解析：渴不多饮即患者虽有口干或口渴感觉，但又不想喝水或饮水不多，是津液轻度损伤或津液输布障碍的表现，可见于阴虚、湿热、痰饮、瘀血等证。阴虚为口燥咽干而不多饮。湿热证为渴不多饮。痰饮证为渴喜热饮，饮水不多。瘀血证见口干但欲漱水不欲咽症状，瘀血阻络则气化不利，津不上承而口干，津液本不缺乏，故仅漱水润口而不下咽。温病营分证热必耗津故渴，气分热势已减，故饮水不多。故选择D。

24. 答案：C 解析：头晕目花为清阳之气不能升举，少气倦怠为气虚功能衰退，腹部坠胀、脱肛为气陷于下，以致诸脏器失其升举之力，舌淡苔白，脉弱为气虚血不足。患者的症状表现为气虚无力升举而反下陷的证候。故选择C。

25. 答案：C 解析：牙齿干燥，甚者齿如枯骨，为胃津已伤或肾阴枯竭。故选择C。

26. 答案：A 解析：表情淡漠，神志痴呆，举止失常多由肝气郁结，气郁生痰，痰浊上蒙心窍所致，属于癫证。面色晦滞为

外感湿浊之邪，湿浊郁遏中焦，清阳不升，浊气上泛。脘闷作恶为胃失和降，胃气上逆，舌苔白腻，脉滑是痰浊内盛之象。故选择A。

27. 答案：D　解析：患者平日急躁易怒说明平素具有肝阳上亢的现象，眩晕为肝阳化风，肝风内动，上扰头目，舌体颤动为风痰流窜脉络，经气不利，面赤如醉为阴虚之象，脉弦是风阳扰动的病机反映。故选择D。

28. 答案：C　解析：小儿生长发育迟缓，是由于肾精不足，从题目的症状来看C项最适合。

29. 答案：E　解析："十八反"：本草明言十八反，半蒌贝蔹及攻乌，藻戟遂芫俱战草，诸参辛芍叛藜芦。A、B项属于"十八反"的禁忌。"十九畏"：硫黄原是火中精，一见朴硝便相争；水银莫与砒霜见，狼毒最怕密陀僧；巴豆性烈最为上，偏与牵牛不顺情；丁香莫与郁金见，牙硝难合京三棱；川乌草乌不顺犀，人参最怕五灵脂；官桂善能调冷气，若逢石脂便相欺；大凡修合看顺逆，炮爁炙煿莫相依。C、D项属于"十九畏"禁忌。硫黄与矿物药朴硝禁忌，而不是与皮类药厚朴禁忌。故选择E。

30. 答案：D　解析：辛夷有毛，易刺激咽喉，入汤剂宜用纱布包煎。故选择D。

31. 答案：B　解析：紫苏解表散寒，行气宽中，解鱼蟹毒。香薷发汗解表，化湿和中，利水消肿。生姜解表散寒，温中止呕，温肺止咳，解毒。白芷解表散寒，祛风止痛，通鼻窍，燥湿止带，消肿排脓。防风祛风解表，胜湿止痛，止痉。故选择B。

32. 答案：D　解析：患者"外感发热，邪郁肌腠，项背强痛"，治宜解肌退热。葛根解肌退热，透发麻疹，生津止渴，升阳止泻。荆芥祛风解表，透疹消疮，止血。白芷解表散寒，祛风止痛，通鼻窍，燥湿止带，消肿排脓。薄荷疏散风热，清利头目，利咽

透疹，疏肝行气。柴胡疏散退热，疏肝解郁，升阳举陷。故选择D。

33. 答案：E　解析：石膏生用清热泻火、除烦止渴；知母清热泻火、生津润燥；芦根清热泻火、生津止渴、除烦止呕、利尿；天花粉清热泻火、生津止渴、消肿排脓；栀子泻火除烦、清热利湿、凉血解毒。故选择E。

34. 答案：E　解析：穿心莲清热解毒、凉血、消肿、燥湿；秦皮清热解毒；白鲜皮可清热燥湿、祛风解毒；熊胆清热解毒、息风止痉、清肝明目；马齿苋可清热解毒、凉血止血、止痢。故选择E。

35. 答案：A　解析：生地黄清热凉血，养阴生津。牡丹皮清热凉血，活血祛瘀。赤芍清热凉血，散瘀止痛。紫草清热凉血，活血，解毒透疹。金银花清热解毒，疏散风热。故选择A。

36. 答案：E　解析：独活能够祛风湿、止痛，解表。故选择E。

37. 答案：B　解析：患者"暑天乘凉饮冷"为感受寒湿、暑湿之邪。其后出现"恶心，呕吐"，可知寒湿、暑湿之邪侵犯中焦脾胃。治宜化湿、止呕、解暑。故藿香为最佳选项。黄连清热燥湿，泻火解毒。生姜解表散寒，温中止呕，温肺止咳，解毒。竹茹清热化痰，除烦止呕，凉血止血。紫苏降气化痰，止咳平喘，润肠通便。故选择B。

38. 答案：D　解析：金钱草功效利湿退黄，利尿通淋，解毒消肿。故选择D。

39. 答案：C　解析："患者呕吐"，病位在胃，胁肋为肝经所过，故肝郁气滞可见"嗳气频繁，胸胁闷痛，脉弦"。综合判断，该患者为肝郁犯胃，治宜疏肝解郁，降逆止呕。吴茱萸不但可散寒止痛，同时可以疏肝解郁，降逆止呕，兼能制酸止痛，治肝郁犯胃的胁痛口苦，与黄连配伍，如左金丸。干姜温中散寒，回阳通脉，温肺化饮。高良姜温中止痛，温中止呕。丁香温中降逆，散寒

止痛，温肾助阳。小茴香散寒止痛，理气和胃。故选择C。

40. 答案：A 解析：症见舌红，苔薄黄，脉弦数，辨证为肝郁化火证。而5个选项中只有A项川楝子性寒，可治肝郁化火证。故选择A。

41. 答案：C 解析：使君子杀虫消积。苦楝皮杀虫，疗癣。槟榔杀虫消积，行气利水截疟。雷丸杀虫消积。故选择C。

42. 答案：D 解析：三七化瘀止血，活血定痛。茜草凉血化瘀止血，通经。红花活血通经，祛瘀止痛。血竭活血定痛，化瘀止血，敛疮生肌。桃仁活血祛瘀，润肠通便，止咳平喘。故选择D。

43. 答案：A 解析：桃仁活血祛瘀，润肠通便，止咳平喘。红花活血通经，祛瘀止痛。它们的共同功效是活血化瘀。故选择A。

44. 答案：E 解析：海藻消痰软坚，利水消肿。半夏、天南星均为温化寒痰药。昆布消痰软坚，利水消肿。瓜蒌清热化痰，宽胸散结，润肠通便。故选择E。

45. 答案：D 解析：羚羊角兼能散血解毒、解热镇痛；石决明平肝潜阳，兼能清肝明目；决明子平抑肝阳，兼能明目、润肠通便；天麻兼能祛风通络、止痹痛；珍珠兼能明目消翳、解毒生肌、润肤养颜。故选择D。

46. 答案：C 解析：麻黄杏仁甘草石膏汤主治风寒入里化热，身热不解，汗出而喘，舌苔薄白，脉滑数者。故选择C。

47. 答案：A 解析：济川煎的组成：当归、牛膝、肉苁蓉、泽泻、升麻、枳壳。故选择A。

48. 答案：A 解析：半夏泻心汤即小柴胡汤去柴胡、生姜，加黄连、干姜而成。因无半表证，故去解表之柴胡、生姜，痞因寒热错杂而成，故加寒热平调之黄连、干姜，变和解少阳之剂，而为调和肠胃之方。

半夏泻心汤配伍特点寒热互用以和其阴阳，苦辛并进以调其升降，补泻兼施以顾其虚实。故选择A。

49. 答案：E 解析：仙方活命饮组成：白芷、贝母、防风、赤芍、当归、甘草、皂角刺、穿山甲、天花粉、乳香、没药、金银花、陈皮。故选择E。

50. 答案：B 解析：大建中汤组成：蜀椒、人参、干姜、胶饴。故选择B。

51. 答案：A 解析：胶艾汤主治证的病机是妇人冲任虚损，血虚有寒证。故选择A。

52. 答案：D 解析：六味地黄丸主治肝肾阴虚证。症见腰膝酸软，头晕目眩，耳鸣耳聋，盗汗，遗精，消渴，骨蒸潮热，手足心热，口燥咽干，牙齿动摇，足跟作痛，小便淋漓，以及小儿囟门不合，舌红少苔，脉沉细数。故选择D。

53. 答案：C 解析：四神丸的组成：肉豆蔻、补骨脂、五味子、吴茱萸。故选择C。

54. 答案：D 解析：甘麦大枣汤主治脏躁，多见于更年期综合征，其他精神失常类疾病凡属脏阴不足、虚热躁扰者均可参考使用。故选择D。

55. 答案：C 解析：苏子降气汤中肉桂温肾纳气治疗下虚，为辅药；当归养血润燥，制约大队燥药伤阴的副作用，为佐药。故选择C。

56. 答案：A 解析：生化汤：当归、川芎、桃仁、干姜、甘草。温经汤：吴茱萸、当归、芍药、川芎、人参、桂枝、阿胶、牡丹皮、生姜、甘草、半夏、麦冬。血府逐瘀汤：桃仁、红花、当归、生地黄、川芎、赤芍、牛膝、桔梗、柴胡、枳壳、甘草。通窍活血汤：赤芍、川芎、桃仁、红枣、红花、老葱、鲜姜、麝香。身痛逐瘀汤：秦艽、川芎、桃仁、红花、甘草、羌活、没药、当归、五灵脂、香附、牛膝、地龙。故选择 A。

57．答案：E　解析：大定风珠的组成：白芍、阿胶、生龟板、干地黄、麻仁、五味子、生牡蛎、麦冬、炙甘草、鸡子黄、鳖甲。故选择 E。

58．答案：A　解析：百合固金汤主治肺肾阴亏，虚火上炎证。咳嗽气喘，痰中带血，咽喉燥痛，头晕目眩，午后潮热，舌红少苔，脉细数。故选择 A。

59．答案：B　解析：完带汤：白术、山药、人参、白芍、车前子、苍术、甘草、陈皮、黑芥穗、柴胡。方中重用白术、山药补脾祛湿，使脾能健运，湿浊自消，苍术燥湿，以资君药祛湿。故选择 B。

60．答案：E　解析：健脾丸组成：白术、木香、黄连、甘草、白茯苓、人参、神曲、陈皮、砂仁、麦芽、山楂、山药、肉豆蔻。故选择 E。

61．答案：D　解析：时行感冒是指在一个时期内广泛流行，证候相类似者，称为时行感冒；其与感冒风热证的区别点在于有无流行性。故选择 D。

62．答案：D　解析：略。

63．答案：A　解析：肝失条达，气郁化火，上逆侮肺，肺失肃降，故咳逆阵作，且与情绪有关。口苦咽干，胸胁胀痛，咳时面赤，舌红苔薄黄，脉弦数都是肝火的表现。治宜清肺泻肝，化痰止咳，用加减泻白散合黛蛤散。其余选项只照顾到肝，或者肺，没有兼顾的。故选择 A。

64．答案：D　解析：喘证的病因有 A、B、C、E 项。D 项痰热素盛属于病理因素，可由多种因素产生，不是最根本的病因。故选择 D。

65．答案：B　解析：患者喘促，气不得续，面青唇紫，可知为喘证；日久之后动则喘甚，呼多吸少，汗出肢冷，跗肿，舌淡苔白，脉沉弱，为肾不纳气证，治以补肾纳气，方用金匮肾气丸和参蛤散。故选择 B。

66．答案：A　解析：肺痨是由于体质虚弱，气血不足，感染痨虫，侵蚀肺脏所致的具有传染性的慢性虚弱性疾患。临床以咳嗽、咯血、潮热、盗汗及身体逐渐消瘦等为主要特征。肺胀以喘息气促、胸满憋塞为特征。咯血可以出现在各种肺系疾病中。虚劳指五脏六腑中多脏劳伤，气血阴阳中多种因素虚损。故选择 A。

67．答案：B　解析：患者病程较长，劳累后出现颜面浮肿，呼吸喘促难续，心悸，胸脘痞闷，尿少，怕冷，此为阳虚水泛证，应用真武汤温肾健脾，化饮利水。A、C、D、E 项都能温肾健脾，但缺乏利水的作用。故选择 B。

68．答案：D　解析：胸痹主要表现为胸闷心痛，病性为本虚标实，其本在气、血、阴、阳虚，其标为痰浊、血瘀、气滞、火热、寒凝等，可以二者或三者并存，或交互为患，但总属本虚标实。故选择 D。

69．答案：A　解析：胸闷疼痛，可知为胸痹；痰多气短，肢体沉重，形体肥胖，倦怠乏力，纳呆便溏，苔浊腻，脉滑，此为痰浊湿邪盘踞，闭阻胸阳之证。治宜通阳泄浊，豁痰开结，用瓜蒌薤白半夏汤辛温通阳散结，合涤痰汤化痰。B、D 项偏于通阳，化痰不足。C 项活血化瘀，用于心阳瘀阻。E 项用于气滞重者。故选择 A。

70．答案：E　解析：狂证火盛伤阴证，是由于阴液被火耗伤，心肾失调，阴虚火旺，神明受扰，应滋阴降火，安神定志。故选择 E。

71．答案：E　解析：突发昏仆抽搐，尖叫吐涎，牙关紧闭，为痫病。平日情绪急躁，心烦失眠，口苦而干，便秘，为肝火痰热证。治宜清肝泻火，化痰宁心，用龙胆泻肝汤合涤痰汤。定痫丸用于阳痫发作期。六君子汤用于脾虚痰盛。大补元煎用于肝肾阴虚。甘麦大枣汤用于心阴不足。故选择 E。

72．答案：C　解析：胃痛的基本治疗

原则是理气和胃止痛。故选择 C。

73. 答案：C　解析：痞满的特点是胃脘痞塞，满闷不舒，按之柔软，压之不痛，望无胀形。胃痛以胃中疼痛为主，可有压痛。鼓胀以腹部外形胀大如鼓为特点。胸痹疼痛部位在心胸，以胸闷胸痛，心悸气短为主症。结胸病位在胸不在胃。故选择 C。

74. 答案：D　解析：外感后突发呕吐，胸脘满闷，舌苔白腻，兼见表证，为外感寒湿，治宜解表疏邪，和胃降逆，用藿香正气散。故选择 D。

75. 答案：D　解析：呃逆的基本病机是胃气上逆，最关键的脏腑是胃。故选择 D。

76. 答案：C　解析：保和丸用于食积轻症；越鞠丸用于气郁所致的六郁；枳实导滞丸消食导滞力强，用于饮食积滞重症的腹痛；枳术丸用于脾胃虚弱，湿热较盛者；木香顺气丸用于胸膈痞闷，腹胁胀满，侧重于无形气滞。故选择 C。

77. 答案：A　解析：宿食内停，阻滞肠胃，故腹痛肠鸣，浊腐下注，故泻下粪便臭如败卵，但泻而不爽，是食滞肠胃泄泻的特点，治宜消食导滞，用保和丸。藿香正气散用于寒湿泄泻。葛根芩连汤用于湿热泄泻。黄连香薷饮用于暑湿泄泻。脾虚泄泻用参苓白术散。肝气乘脾用龙胆泻肝汤。故选择 A。

78. 答案：A　解析：湿热之邪毒积滞肠中，气血被阻，传导失司，故腹痛，里急后重。湿热毒邪伤肠破血，故下痢赤白相间。湿热下注，肛门灼热，小便短赤，舌苔微黄，脉滑数，都是湿热壅盛，气血不畅表现。治宜清热解毒，调气行血。故选择 A。

79. 答案：E　解析：肺脾气虚，运化失职，大肠传导无力，故虽有便意，临厕努挣无力，气虚故挣则汗出短气，便后疲乏，面色㿠白，舌淡嫩苔薄，脉虚，均为气虚之征。治宜益气，便秘都要润肠。故选择 E。

80. 答案：E　解析：沈金鳌在《沈氏尊生书》中言："又有天行疫疠，以致发黄者，俗称为瘟黄，杀人最急。"是对黄疸传染性的最早认识。故选择 E。

81. 答案：C　解析：黄色鲜明为阳黄，恶心欲吐，发热恶寒，无汗身痛，为湿热壅阻于表，气机不畅，脾运失职，故为湿热兼表证，用清热利湿，加重宣散化湿的力量，用麻黄连翘赤小豆汤。茵陈蒿汤用于热重于湿无表证者。犀角散用于急黄热毒入血证。故选择 C。

82. 答案：D　解析：鼓胀是肝脾肾功能失调，气血水互结于腹内。临床以腹部胀大如鼓为特点，其中偏于水停的按之如囊裹水，有波动感，叫水鼓。水饮多停留于体内空腔或体位低下之处，不会胀大如鼓。积聚以腹中结块为主症。痞满是腹中自觉有胀满之感，按之却柔软无物。故选择 D。

83. 答案：A　解析：根据头痛部位的不同，参照经络循行部位选用适当的引经药，可提高疗效。太阳经常用羌活、蔓荆子、川芎；阳明经常用葛根、白芷、知母；少阳经常用柴胡、黄芩、川芎；太阴经常用苍术；少阴经常用杜仲、桑寄生、续断；厥阴经常用吴茱萸、藁本。故选择 A。

84. 答案：B　解析：患者眩晕，见"四肢不温，形寒怯冷，舌质淡，脉沉细无力"属肾阳虚，治疗应选右归丸。故选择 B。

85. 答案：E　解析：本证既有疟疾在外的表证，又有在里的热证表现，故为温疟。治宜清热解表，和解祛邪。A 项用于寒疟。B 项用于正疟。C 项用于热瘴。D 项用于劳疟。故选择 E。

86. 答案：A　解析：本证为水肿中的水湿内侵，脾气受困，脾阳不振之水湿浸渍证。治宜健脾化湿，通阳利水，故用五皮饮化湿利水，胃苓汤温阳健脾，其余选项都不全面。故选择 A。

87. 答案：B　解析：A项兼见头晕耳鸣，腰脊酸痛；C项兼见食少，体倦乏力；D项兼见颧红潮热，舌红，脉细数；B项小便短赤灼热，尿血鲜红，心烦口渴，舌红，脉数。故选择B。

88. 答案：E　解析：肺热壅盛，失于肃降，不能通调水道，下输膀胱，故小便点滴不畅。肺热上壅，故烦渴欲饮，咽干咳嗽，舌苔薄黄，脉数。治宜清肺热，通水道，方用清肺饮。八正散用于膀胱湿热证。导赤散用于心火上炎。沉香散用于肝郁气滞。代抵当丸用于尿道阻塞。故选择E。

89. 答案：D　解析：五志过极，心气耗伤，营血不足，以致心神失养，故见精神恍惚，心神不宁，心神惑乱，不能自主，故见悲忧善哭，时时欠伸。此病又名脏躁。治宜养心安神。故选择D。

90. 答案：E　解析：吐血胃热壅盛，治宜清泻胃火，凉血止血。方用泻心汤，名为泻心，实则泻胃。十灰散泻热凉血，收涩止血。A项用于肾阴虚胃热。B项用于肝火犯胃。C项都是泻火，无凉血止血作用，治吐血证不够合适。D项用于湿热型便血。故选择E。

91. 答案：D　解析：B项治疗悬饮邪犯胸肺证；A、C项疏肝解郁，治疗肝郁气滞的胁痛或气滞心胸证；E项通阳行气，治疗胸阳痹阻；D项理气和络，治疗悬饮络气不和证。故选择D。

92. 答案：A　解析：时常汗出为自汗，气虚不固故恶风，周身酸楚，时寒时热，治宜益气固表，用玉屏风散。营卫不和者调和营卫。阴虚盗汗者滋阴降火。肝郁化火者清肝泻热。气虚夹湿者益气化湿。故选择A。

93. 答案：C　解析：桂枝甘草汤的功效为补心气，温心阳，用于心阳不足之轻证；苓桂术甘汤健脾利湿，温阳化饮，用于中阳不足之痰饮；拯阳理劳汤功效为温补心肾，益气温阳，用于心阳虚证；炙甘草汤益

气养血，通阳复脉，用于气血阴阳俱虚之证；人参养荣丸益气补血，养心安神，用于心脾气血两虚证。故选择C。

94. 答案：D　解析：痛痹为感受风寒湿邪，寒性偏盛，凝滞收引，痹阻血脉，故肢体关节疼痛较剧，痛有定处，主为寒邪，故得热痛减气血流畅，遇寒收引痛增。治宜温经散寒，祛风除湿，用乌头汤。故选择D。

95. 答案：B　解析：腰痛实证总以祛邪活络为要，湿热者应清热利湿，舒筋通络，用四妙丸最宜。薏苡仁汤重于化湿，清热力不强。其余选项均为温阳的，用于寒证。故选择B。

96. 答案：B　解析：风寒束表，卫阳被郁，故恶寒重，发热轻，无汗，清阳不展络脉失和，故头痛，肢体疼痛，肺气失宣故鼻塞声重，时流清涕，喉痒，证属风寒束表，治宜辛温解表。故选择B。

97. 答案：A　解析：风燥伤肺，肺失清润，故咳嗽喉痒，燥热伤络故痰中带血，灼津故口干鼻燥，或身热，舌红少津苔薄黄，脉数。治宜疏风清肺，润燥止咳。用桑杏汤。故选择A。

98. 答案：A　解析：哮病日久，肺虚不能主气，气不化津，痰饮郁肺，肺气上逆，故见气短息弱，自汗畏风，面色㿠白，咳嗽痰稀，舌淡苔白，脉弱。故选择A。

99. 答案：B　解析：喘证的病位主要在肺和肾，涉及肝、脾。故选择B。

100. 答案：A　解析：足三阴经在足内踝上8寸以下为厥阴在前、太阴在中、少阴在后，至内踝上8寸以上，太阴经交出厥阴之前。故选择A。

101. 答案：B　解析：手太阳小肠经与足太阳膀胱经在目内眦交接。在目外眦交接的是胆经和三焦经，在鼻旁交接的是手足阳明经。故选择B。

102. 答案：B　解析：十二经别是十二

正经离、入、出、合的别行部分，是正经别行深入体腔的支脉。故选择 B。

103. 答案：E 解析：委中是膀胱的下合穴。故选择 E。

104. 答案：D 解析：手三里穴的定位在前臂背面桡侧，当阳溪与曲池穴连线上，肘横纹（曲池穴）下 2 寸。故选择 D。

105. 答案：D 解析：公孙穴的定位在足内侧缘，当第 1 跖骨基底的前下方。故选择 D。

106. 答案：B 解析：神门穴的主治要点为心痛、心烦、健忘失眠、惊悸怔忡、痴呆、癫狂、痫证、目黄胁痛、掌中热、呕血、吐血、头痛、眩晕、失音等病证，且神门是治疗健忘失眠的要穴。故选择 B。

107. 答案：B 解析：翳风穴的定位：在耳垂后方，当乳突与下颌角之间的凹陷处。故选择 B。

108. 答案：D 解析：四缝穴主治小儿疳积、百日咳。故选择 D。

109. 答案：D 解析：丹毒属于毒血瘀积于皮肤，应该用刺血拔罐法。故选择 D。

110. 答案：A 解析：八脉交会穴歌云"公孙冲脉胃心胸"。故选择 A。

111. 答案：D 解析：《灵枢·九针十二原》所载："所出为井，所溜为荥，所注为输，所行为经，所入为合。"故选择 D。

112. 答案：B 解析：由本患者的症状可以看出本病为腰痛，有腰肌劳损，即血瘀证。所以除主穴外应选膈俞活血化瘀。故选择 B。

113. 答案：A 解析：由本患者的症状可知本病为呕吐之寒性呕吐。故选穴上应配胃俞穴、上脘穴等温胃散寒止吐。故选择 A。

114. 答案：A 解析：由本患者的症状可知本病为癃闭证虚证之肾阳不足证。故在主穴的基础上应该加用温肾助阳的复溜、太溪穴。故选择 A。

115. 答案：A 解析：由本患者的症状可知本病为疳积证，首选下脘、足三里、四缝、商丘。疳积病理变化关键在于脾胃运化功能失调所致，脾胃乃后天之本，若脾胃功能旺盛，则生化之源复，下脘调理肠胃；足三里扶土以补中气；四缝是奇穴，为治疗疳积的经验效穴；商丘为脾经的经穴，可以增强脾胃的功能。故选择 A。

116. 答案：E 解析：风火牙痛应加用外关、风池穴，以疏风降火。故选择 E。

117. 答案：B 解析：由患者突然昏仆，不省人事，目合口张，遗溺，手撒，四肢厥冷，脉细弱等症状，可判断患者所患病为中风中脏腑，且为脱证。可用灸法回阳固脱。当选任脉之经穴扶助元阳。故选择 B。

118. 答案：D 解析：十二经脉的循行方向是：手三阴经从胸走手，手三阳经从手走头，足三阳经从头走足，足三阴经从足走胸腹。故选择 D。

119. 答案：A 解析：B 项少海属于少阴心经，为手少阴心经合穴；C 项小海属手太阳小肠经，为手太阳小肠经合穴；D 照海穴属足少阴肾经；E 气海穴为任脉上的穴位。只有 A 项通海为足太阴脾经的腧穴，故选择 A。

120. 答案：D 解析：A 项血海是足太阴脾经的腧穴；B 项少海是手少阴心经的腧穴；C 项小海是手太阳小肠经的腧穴；D 项照海是足少阴肾经的腧穴；E 项气海是任脉的腧穴。故选择 D。

121～122. 答案：A、E 解析：A 项指脉来缓，时而一止，止无定数。B 项指脉来数，时而一止，止无定数。C 项指脉来时见一止，止有定数，良久方来。D 项指极细极软，按之欲绝，似有若无。E 项指脉极软而沉细。

123～124. 答案：E、C 解析：肝胆湿热证的临床表现为胁肋胀痛，或有痞块，口苦，腹胀，纳少呕恶，大便不调，小便短赤，舌红苔黄腻，脉弦数；或寒热往来，或身目发黄，或阴囊湿疹，或睾丸肿胀热痛，或带浊阴痒等。湿热蕴脾证的临床表现为脘腹痞闷，纳呆呕恶，便溏尿黄，肢体困重，或面目肌肤发黄，色泽鲜明如橘子，皮肤发痒，或身热起伏，汗出热不解，舌红苔黄腻，脉濡数。

125～126. 答案：C、D　解析：舌色淡红（A项）为正常舌；舌质淡白（B项）常见于气血两虚证；舌质绛红（C项）见与邪入营血证；舌质紫暗（D项）见于气血瘀滞证；舌起粗大红刺（E项）见于脏腑阳热亢盛。

127～128. 答案：D、B　解析：豨莶草祛风湿，利关节，解毒。络石藤祛风通络，凉血消肿。

129～130. 答案：B、E　解析：郁金能够活血止痛，行气解郁，清心凉血，利胆退黄。红花活血通经，祛瘀止痛。

131～132. 答案：A、E　解析：大柴胡汤中轻用大黄配枳实以内泻阳明热结，行气消痞，亦为臣药。芍药柔肝缓急止痛，与大黄相配可治腹中实痛，与枳实相伍可以理气和血，以除心下满痛。

133～134. 答案：D、E　解析：四物汤主治营血虚滞证，症见头晕目眩，心悸失眠，面色无华，妇人月经不调，量少或经闭不行，脐腹作痛，甚或瘕块硬结，舌淡，口唇、爪甲色淡，脉细弦或细涩。归脾汤主治心脾气血两虚证，症见心悸怔忡，健忘失眠盗汗，体倦食少，面色萎黄，舌淡，苔薄白，脉细弱。当归补血汤主治血虚阳浮发热证，症见肌热面赤，烦渴欲饮，脉洪大而虚，重按无力，亦治妇人经期、产后血虚发热头痛；或疮疡溃后，久不愈合者。四君子汤主治脾胃气虚证，症见面色萎白，语声低微，气短乏力，食少便溏，舌淡苔白，脉虚弱。八珍汤主治气血两虚证，症见面色苍白或萎黄，头晕眼花，四肢倦怠，气短懒言，

心悸怔忡，食欲减退，舌质淡，苔薄白，脉细虚。

135～136. 答案：E、D　解析：舟车丸行气破泄，逐水消肿，通利二便。保和丸消食和胃。枳实消痞丸消痞除满，健脾和胃。木香槟榔丸行气导滞，攻积泄热。枳实导滞丸消导化积，清热利湿。

137～138. 答案：A、B　解析：痴呆髓海不足用七福饮补肾益髓，填精养神。脾肾两虚用还少丹温补脾肾。肾阴虚火旺用知柏地黄丸。肾阴不足用河车大造丸滋阴补肾。

139～140. 答案：C、D　解析：痢疾为气血不畅，邪毒凝滞肠腑，损伤脂膜，可破伤血络，出现赤白相间。赤多为血多，应重用血药，白多为伤血不重，应重用气药。总的治则是调和气血。

141～142. 答案：A、B　解析：积聚是正气亏虚、脏腑失和，气滞、血瘀、痰浊蕴结于腹，引发腹内结块，或胀或痛为主要临床特征的病证，病机是气机阻滞，瘀血内结。鼓胀是肝、脾、肾三脏受损，气、血、水瘀积腹内，以腹部胀大如鼓、皮色苍黄、腹壁脉络暴露为特征，或有胁下或腹部痞块，四肢枯瘦表现的病证，病机是肝脾肾受损，气滞血结，水停腹中。

143～144. 答案：C、B　解析：泻心汤可用于齿衄胃火炽盛证，吐血胃热炽盛证；泻白散可用于咳血肝火犯肺证；知柏地黄丸可用于尿血肾虚火旺证；龙胆泻肝汤可用于鼻衄肝火上炎证，吐血肝火犯胃证。

145～146. 答案：C、E　解析：曲池穴是大肠经的合穴，太溪是肾经的输穴。

147～148. 答案：E、C　解析：络穴主治相表里经脉的病证，下合穴主治六腑的病证。

149～150. 答案：D、A　解析：对原、络穴以及八脉交会穴的综合考查：太渊是肺经的原穴，且又是八脉交会穴；合谷是大肠经的原穴；后溪是八脉交会穴；内关是心包

经的络穴，且又是八脉交会穴；阳池是三焦经的原穴。

第二单元

1. 答案：E　解析：《黄帝内经》最早提出用截趾手术治疗脱疽。故选择E。

2. 答案：E　解析：肿势平坦，散漫不聚，边界不清，阴证见之，为气血不充，属虚。故选择E。

3. 答案：B　解析：按触法、穿刺法、点压法、透光法属于辨脓的方法，而推拿法则属于禁忌证。故选择B。

4. 答案：C　解析：砭镰法适用于急性阳证疮疡，如丹毒、红丝疔等。故选择C。

5. 答案：E　解析：手足部疔疮是指发生于手足部的急性化脓性疾患，本病若治疗失误，容易损伤筋骨，继而影响手足功能。故选择E。

6. 答案：B　解析：脓腐稠厚且多，不易脱落，病情比较严重，其他都是适用于早期比较轻的病证。故选择B。

7. 答案：A　解析：丹毒发病急骤，初起往往先有恶寒发热、头痛骨楚、胃纳不香、便秘溲赤等全身症状，好发于小腿，愈后容易复发，常反复发作。局部皮肤焮热肿胀，迅速扩大。故选择A。

8. 答案：C　解析：瘰疬是好发于颈部淋巴结的慢性感染性疾病，因其结核累累如贯珠之状，故名瘰疬。初起时结核如豆，皮色不变，不觉疼痛，以后逐渐增大，并可成串。A项可见一个部位的，B、D和E项均可见全身症状，出现疼痛，很少出现串珠样。故排除。故选择C。

9. 答案：D　解析：乳癖多见于青中年妇女，常伴有月经失调、流产史。常同时或相继在两侧乳房内发生多个大小不一的肿块，其形态不规则，或圆或扁，质韧，分散于整个乳房，或局限在乳房的一处。肿块与周围组织分界不清，与皮肤和筋膜无粘连，推之移动。乳癖是以乳房有形状大小不一的肿块，疼痛，与月经周期相关为主要表现的乳腺组织的良性增生性疾病。本证属冲任失调，应以调摄冲任为主，方用二仙汤合用四物汤。故选择D。

10. 答案：E　解析：本病属于乳岩的晚期，肿块溃疡，气血亏虚，所以会面色苍白，动则气短，身体瘦弱，当前之急需要补益气血，才能抵抗邪气。故选择E。

11. 答案：E　解析：在结喉正中一侧或双侧有单个肿块，呈圆形或椭圆形，表面光滑，质韧有弹性，可随吞咽而上下移动，生长缓慢，一般无任何不适，据此可以判断为肉瘿。辅助检查：甲状腺同位素扫描显示肉瘿多为温结节，囊肿多为凉结节，伴甲亢者多为热结节。B型超声为实质性肿块或混合性肿块。故选择E。

12. 答案：A　解析：石瘿是以颈前肿块坚硬如石，推之不移，凹凸不平为主要表现的恶性肿瘤。根据症状皮色不变，活动度不大可以判断为石瘿，而它的外治用药只有冲和膏。故选择A。

13. 答案：C　解析：初期：颈部或耳之前后肿块，形如粟子，顶突根深，按之坚硬，推之不移，皮色不变，局部无热及疼痛，全身无明显不适，为肝郁痰凝，阻隔经络所致。故治法宜舒肝解郁，化痰散结。A、B、D、E项都是气血亏虚的中后期治法。故选择C。

14. 答案：B　解析：圆癣，相当于西医的体癣。皮损呈圆形，或多环形，类似钱币状，为边界清楚、中心消退、外周扩张的斑块。四周可有针头大小的红色丘疹及水疱、鳞屑、结痂等。紫白癜风，相当于西医的花斑癣，俗称汗斑。牛皮癣，皮损好发于颈项、四肢伸侧、尾骶部。肥疮，相当于西医的黄癣。故选择B。

15. 答案：B　解析：湿热毒邪蕴蒸肌

肤，故皮肤上出现红斑、水疱，甚则糜烂渗液，剧痒；湿热毒邪内扰则烦躁，或有发热；热毒之邪灼伤津液则口干，大便燥结，小便黄赤；舌红、苔薄白或黄、脉滑或数为湿毒蕴肤之象，宜清热利湿解毒。方药草薢渗湿汤合黄连解毒汤。此为最常见类型，应当牢记。故选择 B。

16. 答案：B 解析：多见于青年及中年女性，约80%的患者出现对称性的皮损，本病早期表现多种多样，症状多不明显，常表现为不规则发热，关节疼痛，食欲减退，伴体重减轻，皮肤红斑等。皮损发生在指甲周围皮肤及甲下者，常为出血性紫红色斑片，高热时红肿光亮，时隐时现，皮损严重者，可有全身泛发性多形性红斑、紫红斑、水疱等，口腔、外阴黏膜有糜烂，头发可逐渐稀疏或脱落。手部遇冷时有雷诺现象，常为本病的早期症状。本病常因日光曝晒，外热入侵，热毒入里，二热相搏，瘀阻脉络，内伤于脏腑，外伤于肌肤而发病。故选择 B。

17. 答案：B 解析：尖锐湿疣主要由于感受秽浊之毒，毒邪蕴聚，酿生湿热，湿热下注皮肤黏膜，故见外生殖器、肛门等处出现疣状赘生物，色灰或褐或淡红，质软，表面秽浊湿润，恶臭；湿毒蕴伏血络，则触之易出血；湿毒下注，扰及膀胱，则小便黄或不畅；苔黄腻、脉滑或弦数为湿毒下注之象，治法利湿化浊，清热解毒，方药用草薢化毒汤。故选择 B。

18. 答案：D 解析：本病属于陈旧性肛裂伴有肛管狭窄者，应选择纵切横缝。扩肛法适应证为早期肛裂，陈旧性肛裂且无结缔组织外痔、肛乳头肥大者；切除疗法适应证为陈旧性肛裂伴有结缔组织外痔或肛乳头肥大者。故选择 D。

19. 答案：E 解析：子痰是发生于附睾部的慢性化脓性疾病。溃破后脓液清稀，或带豆腐渣样絮物，腥味较浓，易形成长

期不愈合的阴囊部窦道。疮口凹陷，形成瘘管，愈合缓慢，或虽愈合，反复发作，全身虚热不退，病久不愈。故选择 E。

20. 答案：E 解析：年老脾肾气虚，推动乏力，气虚固摄无权，遂大小便失禁，气虚精神倦怠，少气懒言，面色无华，属于中气下陷，膀胱失约之象。故选择 E。

21. 答案：B 解析：附骨疽是一种毒邪深沉、附着于骨的化脓性疾病。其特点是多发于四肢长骨，局部胖肿，附筋着骨，推之不移，疼痛彻骨，溃后脓水淋漓，不易收口，可成窦道，损伤筋骨。好发于2～10岁的男孩。多发于四肢长骨，发生部位以胫骨为主，其次为股骨、肱骨、桡骨。一般不发生于脊柱骨。故选择 B。

22. 答案：A 解析：蛇咬伤后，辨证为风毒（神经毒）者治则为活血祛风。故选择 A。

23. 答案：B 解析：天癸是主人体生长、发育、生殖的阴精。故选择 B。

24. 答案：C 解析：六淫皆导致妇产科疾病，然妇女以血为本，寒、热、湿邪更易与血相搏结而导致妇产科疾病。故选择 C。

25. 答案：E 解析：A、B、C、D 项都是气虚证的表现，E 项为实证的月经先期的概念。故选择 E。

26. 答案：B 解析：B 项为月经后期血虚证的主症。故选择 B。

27. 答案：E 解析：月经先后不定期的主要发病机制是肝肾功能失调，冲任功能紊乱，血海蓄溢失常。故选择 E。

28. 答案：C 解析：由题干近2个月经量渐减，点滴即止辨病为月经过少，由胸闷呕恶，带下量多，形体肥胖，舌淡苔白腻，脉滑辨证为痰湿证。故选择 C。

29. 答案：D 解析：略。

30. 答案：C 解析：由题干经量甚多、色淡、质稀，面色苍白，气短懒言，大便不

成形，舌淡苔薄白，脉沉弱，辨证为脾气虚证。因为脾虚中气虚弱或下陷，则冲任不固，血失统摄而发崩漏。气虚火不足，故经血色淡质稀，面色苍白，气短懒言。大便不成形，舌淡苔薄白，脉沉弱，皆为脾气虚之征。故选择C。

31. 答案：B 解析：闭经虚证主要是因为肾气不足，或肝肾亏损，或脾胃虚弱，或阴虚血燥，导致精亏血少，冲任血海空虚，源断其流，无血可下。故选择B。

32. 答案：E 解析：除E项外均是痛经的主症，E项是肾气亏损证的主症。故选择E。

33. 答案：D 解析：由题干小腹冷痛，喜温喜按，经量少、色暗淡，腰腿酸软，小便清长，舌苔白润，脉沉迟。辨证为寒凝血瘀证，代表方剂少腹逐瘀汤或温经汤（《金匮要略》）。故选择D。

34. 答案：D 解析：顺经汤是治疗经行吐衄肺肾阴虚证的主方，其组成是：当归、熟地黄、白芍、黑荆芥、茯苓、牡丹皮、沙参。故选择D。

35. 答案：D 解析：止带方适用于带下病的湿热下注证。肾阳虚代表方剂是内补丸；肾阴虚代表方剂是知柏地黄汤；脾虚证代表方剂是完带汤；湿毒蕴结证代表方剂是五味消毒饮。故选择D。

36. 答案：A 解析：由题干带下量多，色黄，黏稠，无臭气，纳呆，大便黏腻不爽，舌苔黄腻，脉濡数，辨证为湿热下注，代表方剂为止带方。故选择A。

37. 答案：B 解析：妊娠恶阻脾胃虚弱证的特点是恶心呕吐不食，甚则食入即吐，呕吐清涎。故选择B。

38. 答案：D 解析：题干现停经45天，突然左下腹撕裂样剧痛，并伴头晕恶心，面色苍白，符合异位妊娠的临床表现，应采取的处理是患者平卧，采用妊娠试验、腹部叩诊、后穹窿穿刺、妇科检查，以明确

诊断，而不应转院，以免途中发生生命危险。故选择D。

39. 答案：E 解析：由题干现妊娠43天，阴道不时少量下血，腰酸，胎动下坠，辨病为胎动不安，由口干不欲饮，舌暗红，脉沉弦，辨证为血瘀证，代表方剂是桂枝茯苓丸。故选择E。

40. 答案：B 解析：子肿脾虚证用白术散；肾虚证用真武汤；气滞证用天仙藤散。故选择B。

41. 答案：C 解析：由题干孕期突然小便频数而急，艰涩不利，灼热刺痛，辨病为妊娠小便淋痛；由口干不欲饮，舌红苔黄腻，脉滑数，辨证为湿热下注证，方选加味五苓散。故选择C。

42. 答案：E 解析：产后发热的定义是产褥期内，出现发热持续不退，或高热寒战，并伴有其他症状。题干产后3天高热寒战，小腹疼痛拒按，符合产后发热的定义，由恶露初时量多，后量少、色紫暗如败酱、有臭气，烦躁口渴，溺赤便结，舌红苔黄，脉滑数有力，辨证为感染邪毒证。故本病的诊断是产后发热感染邪毒证。故选择E。产后腹痛分为气血两虚证和血瘀证，题干无其对应的症状，故不选。

43. 答案：C 解析：由题干产后1周，小腹隐隐作痛，辨病为产后腹痛；由恶露量少、色淡，头晕耳鸣，舌淡红苔薄白，脉虚细，辨证为血虚证。故选择C。

44. 答案：C 解析：从题干人流术后恶露持续20天未净，可确定为产后恶露不绝；从症状量多色紫红，质稠，有臭味，面色潮红，口燥咽干，舌质红，脉细数，可辨证为阴虚血热证。故选择C。

45. 答案：C 解析：不孕症定义为凡女子婚后未避孕，有正常性生活，同居两年而未受孕者，或曾有过妊娠，而后未避孕，又连续两年而未受孕者。前者称为原发性不孕，古称"全不产"；题干女子婚后未避孕，

有正常性生活，丈夫查精液常规正常，同居2年未受孕者，符合不孕症的定义。故选择C。

46. 答案：E　解析：放置宫内节育器禁忌证有：①妊娠或妊娠可疑者；②人工流产、分娩或剖宫产后有妊娠组织物残留或感染可能者；③生殖道炎症；④生殖器官肿瘤、子宫畸形；⑤宫颈过松、重度陈旧性宫颈裂伤或子宫脱垂；⑥严重的全身性疾患；⑦月经过多。故选择E。

47. 答案：C　解析：随着小儿年龄的增加，小儿的脉搏减慢，血压增高。故选择C。

48. 答案：A　解析：面呈红色多为热证；面呈白色，多为寒证、虚证；面呈黄色，多为脾虚证或湿浊；面呈青色，多为寒证、痛证、瘀证、水饮证。故选择A。

49. 答案：C　解析：患儿为营养性缺铁性贫血。病在脾肾，为脾肾阳虚，当温补脾肾，益阴养血，选用右归丸加减。金匮肾气丸治疗肾阳虚证，六味地黄丸治疗肾阴虚证，理中丸治疗中焦虚寒，小建中汤治疗虚劳。故选择C。

50. 答案：B　解析：风热咳嗽以"咳嗽不爽，痰黄黏稠"为特征。故选择B。

51. 答案：D　解析：患儿主症总结起来即"热、痰、喘、扇"四个字，由此可初步诊断为肺炎喘嗽。"壮热不退，气急鼻扇，张口抬肩，摇身撷肚，口唇紫绀，胸闷"，由此知其证候为痰热闭肺，且痰热尤重，又有便秘之证。所以治疗时应加大清热涤痰力度，在原方基础上增加泄热涤痰通便药物。热甚加黄芩、连翘，痰盛加天竺黄、全瓜蒌，痰热皆盛，又兼便秘应加牛黄夺命散。故选择D。

52. 答案：D　解析：脾肾阳虚，虚寒内生，命火不足，不能温煦脾土，所以见到大便澄澈清冷、完谷不化。故选择D。

53. 答案：C　解析：患儿主症为食少

饮多，诊为厌食。"皮肤干燥，大便干结，舌红少津，舌苔光剥，脉细数"为脾胃阴虚的表现。治宜滋脾养胃，佐以助运，方用养胃增液汤。故选择C。

54. 答案：A　解析：小儿汗证的常见病因是气虚。故选择A。

55. 答案：B　解析：患儿有外感症状，同时有"眼睑浮肿，波及全身"的典型风水症状的表现。故选择B。

56. 答案：E　解析：麻疹是感受麻疹时邪引起的一种以发热，咳嗽咽痛，鼻塞流涕，眼泪汪汪，畏光羞明，口腔两颊近白齿处可见麻疹黏膜斑为特征的疾病。故选择E。

57. 答案：A　解析：发热，丘疹、疱疹并见，皮疹以躯干为多，所以诊断为水痘。"苔薄白，脉浮数"，表明是水痘的风热轻症，邪伤肺卫证，治当疏风清热，利湿解毒。故选择A。

58. 答案：B　解析：根据主症诊为紫癜。"瘙痒，发热，舌红，脉浮数"为其关键，表明有风热之邪侵袭肌表，当诊断为紫癜的风热伤络证，方用连翘败毒散。故选择B。

59. 答案：D　解析：断奶时间视母婴情况而定。一般可在小儿10～12个月时断奶。D项最接近，故选择D。

60. 答案：C　解析：风寒咳嗽以"起病急，咳嗽频作、声重，咽痒，痰白清晰"为特征；风热咳嗽以"咳嗽不爽，痰黄黏稠"为特征；痰热咳嗽以"咳嗽痰多，痰稠色黄，喉中痰鸣，不易咳出"为特征；痰湿咳嗽以"痰多壅盛，色白而稀"为特征；气虚咳嗽以"咳嗽无力，痰白清稀"为特征。故选择C。

61. 答案：E　解析：弛张热：体温在39℃以上，24小时波动范围达2℃以上，最低体温高于正常水平。见于败血症、风湿热、重症肺结核和化脓性炎症等。故选择E。

62. 答案：D 解析：特殊病理的痰液有以下几种情况：红色或棕红色痰见于肺癌、肺结核、支气管扩张；铁锈色痰见于细菌性肺炎（大叶性肺炎）、肺梗死；粉红色浆液泡沫性痰见于急性左心功能不全、肺水肿；棕褐色痰见于阿米巴性脓肿、慢性充血性心脏病、肺瘀血等；灰黑色痰见于煤矿工及大量吸烟者。肺脓肿及晚期肺癌患者痰常有恶臭。故选择D。

63. 答案：B 解析：左心衰竭发生呼吸困难的主要原因是肺淤血和肺泡弹性降低，因而影响换气导致功能障碍。故选择B。

64. 答案：D 解析：幽门梗阻时，呕吐重，呕吐物量大，有隔夜食物及酸臭味，不混有胆汁。故选择D。

65. 答案：D 解析：黄疸是胰头癌较早出现的症状之一，呈进行性加深，全身瘙痒，大便色浅，尿色渐深。患者可出现腹胀、食欲缺乏、消化不良、恶心呕吐等消化道症状，常有消瘦、乏力。故选择D。

66. 答案：C 解析：过清音是属于鼓音范畴的一种变音，介于鼓音与清音之间。过清音的出现提示肺组织含气量增多，弹性减弱，临床常见于肺气肿。故选择C。

67. 答案：A 解析：蜘蛛痣是由一支中央小动脉和许多向外辐射的细小血管形成，形如蜘蛛，检查时用火柴棍压迫中央，则周围扩张的小血管充血消失，多出现在上腔静脉分布的区域内，见于急、慢性肝炎及肝硬化患者。故选择A。

68. 答案：A 解析：大量胸腔积液、气胸或纵隔肿瘤及不对称性甲状腺肿大，可将气管推向健侧；肺不张、胸膜粘连等可将气管拉向患侧。故选择A。

69. 答案：B 解析：肺气肿时，肺部叩诊音因含气量多，呈过清音。故选择B。

70. 答案：C 解析：心包摩擦音可在整个心前区听到，但以胸骨左缘第3、4肋间最响，坐位前倾时更明显。故选择C。

71. 答案：C 解析：如安静状态下出现明显的颈动脉搏动，提示心排血量增加或脉压增加的疾病，常见于甲状腺功能亢进症、高血压、主动脉瓣关闭不全或严重贫血等。如颈静脉在心室收缩期显著搏动，提示三尖瓣关闭不全，心室收缩时血液从右心室向右心房方向反流。故选择C。

72. 答案：D 解析：前室间支是左冠状动脉主干的延续，沿前室间沟下行，绕过心尖切迹达后室间沟下部，常与右冠状动脉的后室间支相吻合。前室间支分布于左、右心室前壁的一部分和室间隔的前2/3部。如前室间支受阻塞，则引起前壁心肌及室间隔前部心肌梗死。故选择D。

73. 答案：E 解析：腹内积气：胃肠道内大量积气可致全腹膨隆，变换体位时其形状无明显改变，可见于各种原因所致的肠梗阻或肠麻痹。故选择E。

74. 答案：D 解析：腰肌劳损腰部有压痛。脑膜炎、蛛网膜下腔出血有脑膜刺激征。腰椎间盘突出可以有腰痛，腰部活动受限。检查：脊柱叩击痛，坐骨神经刺激征（＋）。肾下垂腰部酸痛占92%。故选择D。

75. 答案：B 解析：血细菌培养阳性即O、H凝集价均有增高者可诊断伤寒。故选择B。

76. 答案：D 解析：血尿素氮正常值为2.9～6.4mmol/L。肾脏本身的疾病如慢性肾炎、肾血管硬化症等可引起血尿素氮增高；肾前或肾后因素引起的尿量显著减少或无尿如脱水、循环衰竭、尿路结石或前列腺肿大引起的尿路梗阻等均可引起血尿素氮增高；体内蛋白质过度分解疾病如急性传染病、上消化道出血、大面积烧伤等可引起血尿素氮增高。故选择D。

77. 答案：C 解析：胰腺广泛坏死时，尿淀粉酶可增高不明显。血淀粉酶在发病

8~12 小时开始升高，12~24 小时达到高峰，2~5 天恢复正常。血淀粉酶超过 500U 时对急性胰腺炎具有诊断意义，其他急腹症时通常低于该值。尿淀粉酶在发病 12~24 小时开始升高，下降速度也比血淀粉酶慢（3~10 天恢复正常），故急性胰腺炎后期，尿淀粉酶更具有诊断价值。故选择 C。

78. 答案：E 解析：漏出液一般为非炎症所致，外观呈淡黄、浆液性，透明或微混，比重 < 1.018，不自凝，Rivalta 试验阴性；蛋白质定量 < 25g/L，葡萄糖定量与血糖接近；细胞计数常 < 100 × 10⁶/L。故选择 E。

79. 答案：A 解析：犬吠样咳嗽为阵发性、连续咳嗽伴有回声，于会厌、喉部疾患，气管受压和百日咳等；咳声低微甚或无声，见于极度衰弱或声带麻痹。故选择 A。

80. 答案：A 解析：吸气性呼吸困难其病因主要是由气管上段及咽喉部的阻塞性疾病引起，如咽后脓肿、喉炎、肿瘤、异物、白喉等。故选择 A。

81. 答案：B 解析：稽留热：体温持续在 39℃ ~40℃ 以上达数天或数周，24 小时内波动范围不超过 1℃，见于伤寒、肺炎球菌肺炎等；弛张热：体温在 39℃ 以上，24 小时波动范围达 2℃ 以上，最低体温高于正常水平，见于败血症、风湿热、重症肺结核和化脓性炎症等；回归热：体温骤升达 39℃ 或以上，持续数天后又骤降至正常，数天后又骤升，持续数天后又骤降，如此反复；不规则热：发热无明显规律，见于结核病、风湿热等。长期使用解热药或激素类药后发热无明显规律。故选择 B。

82. 答案：A 解析：咳嗽声音嘶哑见于声带炎、喉结核、喉癌与喉返神经麻痹等。故选择 A。

83. 答案：B 解析：引起咯血的原因据文献报道有 130 多种，一般较常见的是支气管疾病、肺部疾病、心脏病及某些全身性

疾病。在我国临床上肺结核咯血仍是最常见的咯血原因之一，占所有咯血总数的 60% ~ 92.4%。故选择 B。

84. 答案：A 解析：A 项属于弛张热，又称败血症热型。体温常在 39℃ 以上，波动幅度大，24 小时内体温波动范围超过 2℃，常见于败血症、风湿热、重型肺结核及化脓性炎症。B、D 项属于稽留热，体温恒定地维持在 39℃ ~40℃ 以上的高水平，达数天或数周。24 小时内体温波动范围不超过 1℃，常见于大叶性肺炎、斑疹伤寒及伤寒高热期。故排除 B、D 项。C 项属于间歇热，体温骤升达高峰后持续数小时，又迅速降至正常水平，无热期可持续 1 天至数天，如此高热期与无热期交替出现。见于疟疾、急性肾盂肾炎等。故不选。E 项属于体温调节中枢功能失常，故不选。故选择 A。

85. 答案：D 解析：左心衰竭、肺结核夜间咳嗽明显，可能与夜间肺瘀血加重、迷走神经兴奋性增高有关。故选择 D。

86. 答案：C 解析：显性感染是指临床上出现某一传染病所特有的综合征，最少见。隐性感染是指只能通过免疫学检查才能发现，最常见。病原携带状态是指人体不出现临床症状，第二常见。潜伏性感染是由于机体免疫功能足以将病原体局限化而不引起显性感染，称为携带者；待机体免疫功能下降时，才引起显性感染。故选择 C。

87. 答案：C 解析：急性重型肝炎病情发展迅速，2 周内出现极度乏力，严重消化道症状，出现神经、精神症状，表现为嗜睡、烦躁和谵妄等，D 项正确；黄疸急剧加深，胆酶分离，A 项正确；有出血倾向，B 项正确；出现急性肾衰竭，E 项正确；肝浊音界进行性缩小，故选择 C。

88. 答案：C 解析：流行性出血热的病理解剖可见脏器中肾脏病变最明显。肉眼可见肾脂肪囊水肿、出血，镜检肾小球充血，基底膜增厚；肾小管受压而变窄或闭

塞；间质有细胞浸润。故选择 C。

89. 答案：D　解析：高危人群存在下列情况两项或两项以上者，应考虑艾滋病的可能：①近期体重下降 10% 以上；②慢性咳嗽或腹泻 3 个月以上；③间歇或持续发热 1 个月以上；④全身淋巴结肿大；⑤反复出现带状疱疹或慢性播散性单纯疱疹感染；⑥口咽念珠菌感染。A、B、E 项均支持艾滋病的诊断。结合艾滋病的临床表现，艾滋病在 4 期主要出现 5 种表现，其中神经系统症状主要表现有头痛、癫痫、进行性痴呆和下肢瘫痪等，故 C 项也支持艾滋病诊断。艾滋病对皮肤黏膜造成的损害，主要是肿瘤和感染等，并不出现出血症状，故皮肤黏膜出血不能作为艾滋病诊断的依据。故选择 D。

90. 答案：D　解析：流行性乙型脑炎主要分布在亚洲远东和东南亚地区，经蚊传播，多见于夏秋季，临床上急起发病，有高热、意识障碍、惊厥、强直性痉挛和脑膜刺激征等，重型患者病后往往留有后遗症。野鼠是流行性出血热的传染源。故选择 D。

91. 答案：D　解析：目前认为志贺菌致病必须具备 3 个条件：一是具有介导细菌吸附的光滑性脂多糖 O 抗原；二是具侵袭上皮细胞并在其中繁殖的能力；三是侵袭、繁殖后可产生毒素。D 项符合其中的第二个必须条件，其他选项均不符合这三个必须条件中的一项。故选择 D。

92. 答案：D　解析：患者短时间内出现频繁腹泻，但无腹痛及里急后重，同时有呕吐，而这比较像霍乱的表现，但为了确定细菌的类别，需要进行进一步的检查，而 A、B、C 项不具有代表性，只有应用悬滴实验，才能确定是否为霍乱弧菌。故选择 D。

93. 答案：C　解析：根据中华人民共和国传染病防治法及其实施细则，将法定传染病分为三类：甲类、乙类和丙类。其中，鼠疫和霍乱属于甲类，风疹和流行性感冒属于丙类，2003 年 4 月，将传染性非典型肺炎列入法定传染病管理，按乙类传染病管理。故选择 C。

94. 答案：D　解析：甲类传染病：鼠疫、霍乱；乙类传染病：传染性非典型肺炎（sARS）、艾滋病、病毒性肝炎、脊髓灰质炎、狂犬病等；丙类传染病：流行性感冒、流行性腮腺炎、风疹、麻风病、伤寒和副伤寒等。SARS、狂犬病、炭疽、流行性出血热和高致病性禽流感均属于乙类传染病。故选择 D。

95. 答案：D　解析：中国古代医德思想内容包括仁爱救人、赤诚济世的事业准则；清廉正直、不图钱财的道德品质；不畏权贵、忠于医业的献身精神；救死扶伤、一视同仁的道德准则；一心救治、不畏艰苦的服务态度。故选择 D。

96. 答案：D　解析：1976 年美国学者提出的医患之间技术性关系基本模式为主动 - 被动型，指导 - 合作型，共同参与型。故选择 D。

97. 答案：A　解析：卫生行政法规是指由国务院制定发布的有关卫生方面的专门行政法规，其法律效力低于卫生法律。故选择 A。

98. 答案：E　解析：法律责任根据违法行为的性质和危害程度的不同分为民事责任、行政责任、刑事责任。故选择 E。

99. 答案：E　解析：国家实行医师资格考试制度，目的是检查评价申请医师资格者是否具备从事医学实践必须的基本专业知识与能力。故选择 E。

100. 答案：E　解析：第十五条到第二十条规定：申请个体开业的执业医师要求其经执业医师注册后在医疗机构中执业满 5 年按照有关规定办理审批手续，才能行医。故选择 E。

101. 答案：A　解析：依照《麻醉药品管理办法》的规定，麻醉药品的处方剂量，每张处方注射剂不得超过 2 日的常用量。故选择 A。

102. 答案：A　解析：制定《医院感染管理规范（试行）》的目的是有效预防和控制医院感染，保障医疗安全，提高医疗质量。故选择 A。

103. 答案：C　解析：《传染病防治法》第四十八条：甲类传染病患者和病原携带者以及乙类传染病中的艾滋病、淋病、梅毒患者的密切接触者必须按照有关规定接受检疫、医学检查和防治措施。甲类传染病患者和病原携带者予以隔离治疗。故选择 C。

104. 答案：E　解析：第六十一条：非法行医，造成患者人身损害，不属于医疗事故，触犯刑律的，依法追究刑事责任有关赔偿，由受害人直接向人民法院提起诉讼。故选择 E。

105. 答案：A　解析：该患者中老年男性，咳嗽、咳痰 3 年，每年发病持续 4 个月，听诊可闻及干啰音，X 线检查无异常，考虑慢性支气管炎可能性大。B 项应有发热。C 项听诊可闻及哮鸣音。D、E 项的 X 线检查有阴影。故选择 A。

106. 答案：C　解析：这个为概念题。哮喘持续发作 12～24 小时不缓解即是哮喘持续状态。故选择 C。

107. 答案：B　解析：患者病程短才 2 天，2 天后就出现胸痛，伴咳嗽、痰中带血，排除 C、D 项，无喘息、呼吸困难、哮鸣音，故排除 E 项，伴高热寒战，考虑炎症可能大。急性支气管炎临床以咳嗽伴（或不伴）有支气管分泌物增多为特征。而痰中带血是肺炎的一种表现。故选择 B。

108. 答案：A　解析：心尖区可闻及舒张期隆隆样杂音为二尖瓣狭窄的听诊特点，两颊暗红为二尖瓣面容，颈静脉明显怒张，下肢水肿，肝右肋下 4cm，质软，有压痛，肝颈静脉回流征阳性等为体循环淤血，右心衰竭表现。二尖瓣关闭不全为心尖部收缩期杂音。主动脉瓣关闭不全为胸骨右第 2～3

肋间舒张期杂音，主动脉瓣狭窄为胸骨右第 2～3 肋间收缩期杂音，左心衰时表现为肺水肿、肺淤血、咳粉红色泡沫痰。故选择 A。

109. 答案：A　解析：心尖部可听到 4 级收缩期杂音，为左心室收缩时血液通过二尖瓣反流至左心房，故左心房增大。长期反流将导致左心室有效泵出量不够而发生左心室代偿性肥大，本题考虑为风心病导致二尖瓣关闭不全。故选择 A。

110. 答案：D　解析：心电图出现异常 Q 波为陈旧性心肌梗死的表现，而非自发性心绞痛。自发性心绞痛可于非体力活动时发作，病情加重则含服硝酸甘油不缓解，持续时间较稳定性心绞痛长，但血清酶一般正常，此点与心肌梗死区别。故选择 D。

111. 答案：D　解析：胃溃疡最常见的症状为上腹痛，而患者在饭后腹痛，提示为胃溃疡。而近期的疼痛突然加剧，食欲减退，体重减轻均提示癌变；检查中又见贫血貌和肿大的淋巴结，故选择 D。A、B、C、E 项一般不引起淋巴结肿大，C 项的主要症状应为因梗阻导致的呕吐。

112. 答案：B　解析：巨大脾脏可见于慢性粒细胞白血病急性变。急性白血病、肝硬化脾功能亢进时可见脾大，但多为轻至中度。故选择 B。

113. 答案：A　解析：肝癌中原发性肝癌常见，原发性肝癌的组织学类型有肝细胞型、胆管细胞型及混合型，其中肝细胞型最多见。而 C、D、E 项均为肝癌的大体分型。故选择 A。

114. 答案：A　解析：慢性肾炎分为普通型、高血压型、急性发作型。普通型患者有持续性中等程度的蛋白尿，或有血尿，轻微水肿或轻度高血压。故选择 A。

115. 答案：C　解析：A 项无肾区叩击痛；B 项临床上表现为急性起病，以血尿、蛋白尿、水肿、高血压和肾小球滤过率下降为特点；D 项反复发作尿频、尿急、尿痛、膀胱里急后重、排尿困难等症状。而尿常规化验正常，中段尿培养无菌生长，谓之尿道综合征。尿道综合征的特点为：发病快、消失也快，呈周期性发作，发作周期不定。E项为突然发作的阵发性刀割样疼痛，疼痛剧烈难忍，有时有大汗、恶心呕吐。可有肉眼血尿，结石并发感染时，尿中出现脓细胞，有尿频、尿痛症状。故选择C。

116. 答案：C 解析：特发性血小板减少：急性型的主要表现为：①急起畏寒、发热；②出血部位广泛，皮肤黏膜出血广泛且严重；③脾脏肿大；④预后良好；⑤血小板<$50×10^9$/L。慢性型的主要表现为：①起病缓慢，病程长；②出血轻，一般为皮肤、鼻、齿龈出血和月经过多；③可以轻度脾肿大；④少部分可痊愈；⑤血小板多在$50×10^9$/L以上。A项为慢性出血、白血病的表现；B项为粒细胞性缺乏症表现；D项见于胃肠道疾病和颅高压；E项见于白血病。故选择C。

117. 答案：A 解析：1型糖尿病有明显的三多一少症状（多饮、多尿、多渴，体重减少），青少年多见，与肥胖无明显关系，婴幼儿起病常急，成年起病者可缓慢进展，在感染或应激时出现酮症及严重高血糖。治疗主要依靠胰岛素，对降糖药不敏感。故选择A。

118. 答案：B 解析：三偏征（偏瘫、偏盲、偏身感觉障碍）最常见于高血压引起的内囊一基底节出血，C项表现为交叉性麻痹和感觉障碍、眼球运动障碍，D项为眩晕、眼球震颤、共济失调，E项可有脑膜刺激征。内囊外侧型出血多由豆纹动脉外侧枝破裂引起。血肿向内压迫内囊导致典型的对侧偏瘫和偏身感觉障碍，如为优势半球可有失语；如扩展至额、颞叶或破入脑室可致颅高压、昏迷。内囊内侧型出血典型症状以偏身感觉障碍起病，向外压迫内囊可致偏瘫；向内破入脑室或蔓延至中脑，引起垂直注视麻痹、瞳孔改变、昏迷。预后比壳核出血差。故选择B。

119. 答案：A 解析：肺心病最常见的病因是COPD，COPD可引起缺氧，缺氧又可导致肺部细小动脉痉挛，促使肺血管构型改建，无肌细胞肌化、肺小动脉中膜增生肥厚，导致肺部循环阻力的升高，使肺动脉压升高，最终导致右心室肥大、扩张。其中肺细小动脉痉挛起了关键性作用。故选择A。

120. 答案：C 解析：肺心病的治疗原则：①控制呼吸道感染：呼吸道感染是发生呼吸衰竭和心力衰竭的最常见诱因，故需积极应用药物予以控制。②改善呼吸功能。③控制心力衰竭：强心利尿。④控制心律失常。⑤应用肾上腺皮质激素。⑥并发症的处理。故选择C。

121~122. 答案：C、D 解析：以颜色命名者，如白癜风、丹毒；以形态命名者，如岩、蛇头疔、蝼蛄疖、缠腰火丹、酒渣鼻、鹅掌风。

123~124. 答案：D、E 解析：红丝疔若处理不当，发于颜面者易引起走黄危证而危及生命。易发生内陷的疾病是有头疽，老年患者多发，尤其是消渴病患者多见，易出现内陷之证。

125~126. 答案：B、A 解析：内痔好发于齿线上3、7、11点处；赘皮外痔多发于肛缘6、12点处；肛裂好发于肛管6、12点处；血栓外痔好发于3、9点处。

127~128. 答案：A、E 解析：崩漏虚热证的治法是滋阴清热，止血调经；崩漏脾虚证的治法是益气摄血，养血调经。

129~130. 答案：B、E 解析：产后腹痛的分型为：气血两虚，治法为补血益气，缓解之痛，方用肠宁汤；瘀滞子宫证，治法为活血化瘀，温经止痛，方用生化汤。

131~132. 答案：C、E 解析：哮喘肺气虚弱证的表现主要是肺卫不固，没有痰的症状故不用化痰；肾虚不纳自然要补肾固本。

133～134. 答案：A、A 解析：肺炎喘嗽后期阴虚肺热证用沙参麦冬汤，肺脾气虚证用人参五味子汤，心阳虚衰证用参附龙牡救逆汤。顿咳恢复期肺阴耗损证用沙参麦冬汤，恢复期脾胃气虚证用人参五味子汤。

135～136. 答案：A、C 解析：自汗是由气虚导致的，可见白昼时时汗出，动则益甚；脱汗是气不固摄所致，可见冷汗如珠，气息微弱。

137～138. 答案：C、A 解析：由于胆石在肠道内的移动使胆囊或胆总管平滑肌扩张及痉挛而产生胆绞痛，一般在中上腹或右上腹持续加重。故选择 C。由于溃疡发生后可自行愈合，但每于愈合后又好复发，故常有上腹疼痛长期反复发作的特点，并且与饮食之间的关系具有明显的相关性和节律性，故选择 A。

139～140. 答案：C、E 解析：腹痛、呕吐、腹胀、便秘和停止排气是肠梗阻的典型症状。腹痛、血便、腹部肿块是肠套叠的典型症状。

141～142. 答案：C、B 解析：呕吐物为隔餐食物，带腐臭味为幽门梗阻的临床表现。呕吐物为黄绿色，带粪臭味为急性胆囊炎的临床表现。呕吐物为大量黏液及食物为胃肠炎的临床表现。呕吐物为血液为上消化道出血的临床表现。吐出胃内容物后仍干呕不止为早孕呕吐。

143～144. 答案：D、E 解析：淀粉酶提示急性胰腺炎。血清转氨酶、谷氨酰基转肽酶与肝脏疾病引起的肝功能损伤有关。血清碱性磷酸酶临床意义：①肝胆疾病：阻塞性黄疸时，由于胆汁排泄不畅，使碱性磷酸酶（AKP）滞留血中而增高。急慢性黄疸型肝炎或肝癌时也可使 AKP 升高。②骨骼系统疾病如：骨细胞瘤、骨折恢复期、骨转移癌等，血清 AKP 增高。肌酸磷酸激酶急性心肌梗死时血清酶中升高最早的是肌酸磷酸激酶（CPK）。

145～146. 答案：A、E 解析："无恒德者，不可以作医，人命死生之系"，出自的著作是《省心录·论医》。"启我爱医术，复爱世间人，愿绝名利心，尽力为患者，无分爱与憎，不问富与贫，凡诸疾病者，一视如同仁"，出自的著作是古阿拉伯时期的《迈蒙尼提斯祷文》。

147～148. 答案：B、E 解析：医患关系本质是具有道德意义较强的社会关系。医患关系内容是患者与治疗者在诊疗和保健中所建立的联系。

149～150. 答案：D、C 解析：蛛网膜下腔出血以青壮年多见，多在情绪激动中或用力情况下急性发生，部分患者可有反复发作头痛史，突发剧烈头痛、呕吐、颜面苍白、全身冷汗，多数患者无意识障碍，但可有烦躁不安，脑膜刺激征多见且明显。内囊区出血，由于内囊后支的感觉传导纤维受累，可出现病灶对侧偏身感觉减退或消失，如视放射也受累，则出现病灶对侧偏盲，即构成内囊损害的三偏（偏瘫、偏身感觉障碍及偏盲）征。

中医执业助理医师资格考试
最后成功四套胜卷(一)

（医 学 综 合 笔 试 部 分）

第一单元

考生姓名：＿＿＿＿＿＿＿

准考证号：＿＿＿＿＿＿＿

考　　点：＿＿＿＿＿＿＿

考 场 号：＿＿＿＿＿＿＿

A1 型题

> **答题说明**
>
> 　　每一道考试题下面有 A、B、C、D、E 五个备选答案。请从中选择一个最佳答案，并在答题卡上将相应题号的相应字母所属的方框涂黑。

1. 中医学整体观念的内涵是
   A. 人体是一个有机的整体
   B. 自然界是一个整体
   C. 时令、晨昏与人体阴阳相应
   D. 五脏与六腑是一个有机整体
   E. 人体是一个有机整体，人与自然相统一

2. 同病异治的实质是
   A. 证同治异
   B. 证异治异
   C. 病同治异
   D. 证异治同
   E. 病同治同

3. 以一日分阴阳，则上午为
   A. 阴中之阳
   B. 阳中之阳
   C. 阳中之阴
   D. 阴中之阴
   E. 阴中之至阴

4. "寒极生热，热极生寒"说明了阴阳之间的哪种关系
   A. 相互转化
   B. 相互交感
   C. 对立制约
   D. 互根互用
   E. 消长平衡

5. 阴中求阳的适应证是
   A. 阴虚
   B. 阳虚
   C. 阴盛

   D. 阳盛
   E. 阴阳两虚

6. 火的特性是
   A. 曲直
   B. 稼穑
   C. 从革
   D. 炎上
   E. 润下

7. 下列关于五行生克规律的叙述，错误的是
   A. 木为水之子
   B. 火为土之母
   C. 水为火之所不胜
   D. 金为木之所胜
   E. 木为土之所不胜

8. 下列各项中，属于相乘传变的是
   A. 肺病及肾
   B. 肺病及心
   C. 心病及肝
   D. 肝病及肾
   E. 脾病及肾

9. 与血液生成关系最密切的脏腑是
   A. 心
   B. 肺
   C. 脾
   D. 肝
   E. 肾

10. 心为五脏六腑之大主的理论依据是
    A. 心主血
    B. 心主神志

C. 心主思维

D. 心总统魂魄

E. 心总统意志

11. 说肺为娇脏的主要依据是

    A. 肺主一身之气

    B. 肺外合皮毛

    C. 肺朝百脉

    D. 肺为水之上源

    E. 肺气通于天，不耐寒热

12. 脾主升清的确切内涵是

    A. 脾的阳气主升

    B. 脾以升为健

    C. 脾气散精，上归于肺

    D. 与胃的降浊相对而言

    E. 输布津液，防止水湿内生

13. 肝藏血的生理功能是指肝

    A. 贮藏血液

    B. 调节血量

    C. 统摄血液

    D. 贮藏血液和调节血量

    E. 化生血液与统摄血液

14. 肾主纳气的主要生理作用是

    A. 使肺之呼吸保持一定的深度

    B. 有助于元气的固摄

    C. 有助于精液的固摄

    D. 有助于元气的生成

    E. 有助于肺气的宣发

15. "气之根"指的是

    A. 脾

    B. 心

    C. 肺

    D. 肝

    E. 肾

16. 最易发生阴阳互损的脏是

    A. 心

    B. 肝

    C. 脾

    D. 肺

    E. 肾

17. 与血液运行关系最密切的脏腑是

    A. 肝脾肾

    B. 心肝脾

    C. 心肺肾

    D. 心肝肾

    E. 肺脾肾

18. 患者，男，45 岁。心烦不寐，眩晕耳鸣，健忘，腰酸梦遗，舌红少津，脉细数。其病变所在脏腑是

    A. 心、脾

    B. 肺、肾

    C. 肺、肝

    D. 心、肾

    E. 肝、胃

19. 外感热病中，正邪相争，提示病变发展转折点的是

    A. 战汗

    B. 自汗

    C. 盗汗

    D. 冷汗

    E. 热汗

20. 有形实邪闭阻气机所致的疼痛，其疼痛性质是

    A. 胀痛

    B. 灼痛

    C. 冷痛

    D. 绞痛

    E. 隐痛

21. 患者口淡乏味，常提示的是
   A. 痰热内盛
   B. 湿热蕴脾
   C. 肝胃郁热
   D. 脾胃虚弱
   E. 食滞胃脘

22. 主水饮，肾虚水泛，气血受困的面色特点是
   A. 面色白
   B. 面色黧黑
   C. 眼眶黑
   D. 面色紫黑
   E. 黄如烟熏

23. 下列各项，与牙齿干燥如枯骨关系最密切的是
   A. 热盛伤津
   B. 阳明热盛
   C. 胃阴不足
   D. 肾阴枯涸
   E. 肺阴亏虚

24. 阳虚湿盛的舌象是
   A. 舌红苔白滑
   B. 舌淡嫩苔白滑
   C. 舌边红苔黑润
   D. 舌红瘦苔黑
   E. 舌绛苔黏腻

25. 舌绛少苔有裂纹，多见于
   A. 热邪内盛
   B. 气血两虚
   C. 阴虚火旺
   D. 瘀血内阻
   E. 脾虚湿侵

26. 患者，男，60 岁。形寒便溏，完谷不化，夜尿频多清长，下肢不温，舌质淡

白，脉沉细。其舌苔应是
   A. 透明苔
   B. 白干苔
   C. 黄苔
   D. 黄腻苔
   E. 灰苔

27. 独语，病因多属
   A. 热扰心神
   B. 痰火扰心
   C. 风痰阻络
   D. 心气不足
   E. 心阴大伤

28. 肺气不得宣散，上逆喉间，气道窒塞，呼吸急促称为
   A. 喘证
   B. 哮证
   C. 上气
   D. 短气
   E. 少气

29. 外感风寒或风热之邪，或痰湿壅肺，肺失宣肃，导致的音哑或失音，称为
   A. 子喑
   B. 金破不鸣
   C. 金实不鸣
   D. 少气
   E. 短气

30. 按寸口脉分候脏腑，左关脉可候
   A. 心与膻中
   B. 肾与小腹
   C. 脾与胃
   D. 肝、胆与膈
   E. 肺与胸中

31. 下列脉象，除哪项外，均主实证
   A. 弦

B. 濡

C. 滑

D. 紧

E. 长

32. 寒邪中阻，宿食不化，腹痛拒按，舌苔白厚，脉象可见

A. 滑数

B. 弦紧

C. 结代

D. 细涩

E. 迟缓

33. 腹内结块，痛有定处，按之有形而不移。其证为

A. 鼓胀

B. 痞满

C. 积聚

D. 水鼓

E. 结胸

34. 患者，男，35岁。2日来发热微恶寒，口苦，胁痛，尿短黄，大便黏臭，舌红苔薄白，脉数。其证候是

A. 表里俱热

B. 表寒里热

C. 真寒假热

D. 真热假寒

E. 表热里寒

35. 阳虚证最主要的表现是

A. 舌质淡白苔薄白

B. 口不渴或少饮

C. 面色白而无华

D. 脉沉细无力

E. 经常畏寒肢凉

36. 下列各项，不是血虚证临床表现的是

A. 经少经闭

B. 头晕眼花

C. 心烦失眠

D. 面色淡白

E. 肢体麻木

37. 痰湿内阻所致头晕的特征，是伴有

A. 胀痛

B. 刺痛

C. 眼花

D. 耳鸣

E. 昏沉

38. 患者头胀且痛，胸闷，口不渴，身重而痛，发热体倦，小便清长，舌苔白滑，脉濡缓。其证候是

A. 伤暑

B. 冒湿

C. 伤湿

D. 中暑

E. 以上均非

39. 解表药多为

A. 辛味

B. 酸味

C. 甘味

D. 苦味

E. 咸味

40. 蝉蜕的主要归经是

A. 肺、脾

B. 肺、肾

C. 肺、心

D. 肺、肝

E. 肺、大肠

41. 人参配莱菔子在药物七情配伍关系中属

A. 相使

B. 相畏

C. 相杀

D. 相反

E. 相恶

42. 孕妇应慎用的药物是

    A. 金银花

    B. 连翘

    C. 牛黄

    D. 鱼腥草

    E. 蒲公英

43. 入汤剂宜另煎的药物是

    A. 人参

    B. 当归

    C. 黄芪

    D. 杜仲

    E. 石斛

44. 既治风寒表实无汗，又治风寒表虚有汗的药物是

    A. 麻黄

    B. 紫苏

    C. 桂枝

    D. 香薷

    E. 荆芥

45. 下列药物中，能燥湿止带的是

    A. 防风

    B. 白芷

    C. 羌活

    D. 苍耳子

    E. 藁本

46. 患者外感风寒，恶寒发热，无汗，腹痛，吐泻，舌苔白腻。治疗宜选用

    A. 麻黄

    B. 桂枝

    C. 香薷

    D. 防风

    E. 白芷

47. 下列各项，不属薄荷功效的是

    A. 疏散风热

    B. 疏肝行气

    C. 清热凉血

    D. 透疹利咽

    E. 清利头目

48. 患者，男，50岁。自觉两目模糊，视物不清，伴有头痛，眩晕，舌红少苔，脉细弦。治疗应首选

    A. 升麻

    B. 葛根

    C. 薄荷

    D. 柴胡

    E. 菊花

49. 治疗热病伤津，烦热口渴，呕逆时作，舌燥少津者。应首选

    A. 石膏

    B. 知母

    C. 天花粉

    D. 芦根

    E. 栀子

50. 下列具有清热解毒，消痈排脓，利尿通淋功效的药物是

    A. 大青叶

    B. 鱼腥草

    C. 夏枯草

    D. 蒲公英

    E. 芦根

51. 具有燥湿功效的药物是

    A. 蒲公英

    B. 紫花地丁

    C. 鱼腥草

    D. 穿心莲

    E. 青黛

52. 治疗咽喉红肿疼痛，兼有肺热咳嗽痰多者，应首选
    A. 射干
    B. 鱼腥草
    C. 马勃
    D. 板蓝根
    E. 山豆根

53. 治疗血热妄行，应首选
    A. 生地黄
    B. 玄参
    C. 牡丹皮
    D. 赤芍
    E. 羚羊角

54. 既能润肠通便，又能利水消肿的药物是
    A. 知母
    B. 杏仁
    C. 决明子
    D. 郁李仁
    E. 火麻仁

55. 白花蛇的功效是
    A. 祛风，解表，止痛
    B. 祛风，通络，利尿
    C. 祛风，活络，止痉
    D. 祛风湿，强筋骨
    E. 祛风湿，治骨鲠

56. 具有燥湿健脾，祛风湿，发汗，明目功效的药物是
    A. 苍术
    B. 厚朴
    C. 藿香
    D. 佩兰
    E. 砂仁

57. 泽泻具有的功效是
    A. 泄热

B. 清肝
C. 健脾
D. 清肺
E. 解暑

58. 治疗夏伤暑湿，身热烦渴，小便不利，泄泻者。应首选
    A. 茯苓
    B. 猪苓
    C. 金钱草
    D. 滑石
    E. 泽泻

59. 治疗脾胃虚寒，脘腹冷痛，兼寒饮伏肺，咳嗽气喘，痰多清稀者，应首选
    A. 附子
    B. 肉桂
    C. 干姜
    D. 细辛
    E. 高良姜

60. 适宜用开窍剂治疗的证候是
    A. 阳明腑实，神昏谵语
    B. 阴虚风动，神倦瘛疭
    C. 瘀热扰神，谵语如狂
    D. 热陷心包，窍闭神昏
    E. 火毒扰神，错语不眠

61. 止嗽散的组成药物中含有
    A. 青皮
    B. 木香
    C. 香附
    D. 厚朴
    E. 陈皮

62. 柴葛解肌汤与大柴胡汤的组成药物中均含有的是
    A. 枳实、芍药
    B. 桔梗、芍药

C. 黄芩、半夏

D. 黄芩、桔梗

E. 黄芩、芍药

63. 不属于麻子仁丸组成药物的是

    A. 芍药

    B. 杏仁

    C. 大黄

    D. 厚朴

    E. 甘草

64. 小柴胡汤的组成药物中不含有的是

    A. 柴胡

    B. 黄芩

    C. 干姜

    D. 人参

    E. 大枣

65. 清营汤的功用是

    A. 泻火养阴，凉血散瘀

    B. 益气养阴，宁心安神

    C. 清热凉血，养阴生津

    D. 清营透热，养阴活血

    E. 泻火解毒，凉血止血

66. 四妙勇安汤的组成药物是

    A. 玄参、甘草、当归、金银花

    B. 陈皮、地丁、川芎、连翘

    C. 连翘、蒲公英、苦参、板蓝根

    D. 野菊花、黄连、地丁、桑叶

    E. 赤芍、苦参、甘草、大青叶

67. 具有解表通便功用的方剂是

    A. 麻黄杏仁甘草石膏汤

    B. 葛根黄芩黄连汤

    C. 防风通圣散

    D. 大柴胡汤

    E. 凉膈散

68. 青蒿鳖甲汤主治证的热型是

    A. 骨蒸潮热

    B. 夜热早凉

    C. 日晡潮热

    D. 身热夜甚

    E. 皮肤蒸热

69. 吴茱萸汤除温中补虚外，还具有的功用是

    A. 缓急止痛

    B. 散寒止痛

    C. 降逆止呕

    D. 降逆止痛

    E. 降逆止呃

70. 黄芪桂枝五物汤的功用是

    A. 温经散寒，养血通脉

    B. 益气温经，和血通痹

    C. 回阳救逆，益气生脉

    D. 回阳救逆，养阴固脱

    E. 温中补虚，降逆止痛

71. 下列除哪项外，均是补中益气汤主治病证的临床表现

    A. 胸脘闷胀

    B. 发热汗出

    C. 渴喜热饮

    D. 体倦肢软

    E. 脉洪而虚

72. 四物汤的主治证是

    A. 气衰血少

    B. 劳倦内伤

    C. 冲任虚损

    D. 郁怒伤肝

    E. 阴精亏虚

73. 大补阴丸的组成药物中含有

    A. 黄精

B. 黄芩

C. 黄连

D. 黄柏

E. 黄芪

74. 右归丸除温补肾阳外，还具有的功用是

　　A. 填精补血

　　B. 补益脾胃

　　C. 理气健脾

　　D. 散寒止痛

　　E. 纳气平喘

75. 下列各项，属四神丸功用的是

　　A. 固表止汗

　　B. 固经止血

　　C. 健脾止带

　　D. 涩肠止泻

　　E. 涩精止遗

76. 朱砂安神丸组成中含有的药物是

　　A. 栀子

　　B. 黄连

　　C. 石膏

　　D. 竹叶

　　E. 知母

77. 酸枣仁汤中养肝血，安心神的药物是

　　A. 知母

　　B. 川芎

　　C. 茯苓

　　D. 甘草

　　E. 酸枣仁

78. 至宝丹的功用是

　　A. 开窍定惊，清热化痰

　　B. 清热解毒，开窍醒神

　　C. 清热解毒，开窍安神

　　D. 化浊开窍，清热解毒

　　E. 清热开窍，息风止痉

79. 旋覆代赭汤的功用不包括

　　A. 益气

　　B. 降逆

　　C. 和胃

　　D. 止咳

　　E. 化痰

80. 导致感冒的主因是

　　A. 寒邪

　　B. 热邪

　　C. 风邪

　　D. 湿邪

　　E. 暑邪

81. 风寒感冒治疗应首选

　　A. 荆防败毒散

　　B. 香苏散

　　C. 杏苏散

　　D. 羌活胜湿汤

　　E. 三仁汤

82. 患者恶寒重，发热轻，无汗，头痛，肢体疼痛，鼻塞声重，时流清涕，喉痒，舌苔薄白而润，脉浮。其治法是

　　A. 散寒解肌

　　B. 辛温解表

　　C. 调和营卫

　　D. 散寒止痛

　　E. 发汗解肌

83. 下列各项。除哪项外，均是内伤咳嗽的常见病因

　　A. 情志刺激

　　B. 饮食不节

　　C. 过劳努伤

　　D. 肺脏虚弱

　　E. 久病伤阴

84. 咳嗽喉痒，痰中带血，口干鼻燥，或身

热。舌红少津苔薄黄，脉数。治疗应
首选

A. 桑杏汤

B. 杏苏散

C. 沙参麦冬汤

D. 麦门冬汤

E. 百合固金汤

85. 患者，男，54 岁。咳嗽气粗，痰多痰
黄，面赤身热，口干欲饮，舌红苔黄腻，
脉滑数。其证候是

A. 痰热郁肺

B. 肺阴亏耗

C. 风燥伤肺

D. 风热犯肺

E. 风寒袭肺

86. 哮喘患者，气短息弱，自汗畏风，面色
㿠白，咳嗽痰稀，舌淡苔白，脉弱。其
诊断是

A. 哮证缓解期，肺虚

B. 哮证缓解期，脾虚

C. 哮证缓解期，肾虚

D. 虚喘，肺虚

E. 虚喘，肾虚

87. 患者呼吸急促，喉中哮鸣有声。胸膈满
闷，咳嗽痰少，形寒畏冷，舌苔白滑，
脉弦紧。其治法是

A. 温肺化痰，纳气平喘

B. 温肺散寒，化痰平喘

C. 温肺散寒，止咳化痰

D. 温肺化痰，散寒解表

E. 散寒温脾，化痰平喘

88. 喘证的病变部位在

A. 心、肺

B. 肺、肾

C. 心、肾

D. 脾、肾

E. 肺、脾

89. 下列各项，哪项不属实喘的特点

A. 深吸为快

B. 呼出为快

C. 伴有表证

D. 痰鸣咳嗽

E. 脉实有力

90. 患者，男，42 岁。喘逆上气，咳痰不
爽，痰质稠、色黄，恶寒身热，无汗，
舌红苔黄，脉浮滑而数。治疗应首选

A. 麻杏石甘汤

B. 黄连解毒汤

C. 清金化痰汤

D. 银翘散

E. 桑白皮汤

91. 患者。男，32 岁。素日嗜酒，外出着凉
后。始见时时振寒，发热，继而壮热汗
出，烦躁不宁，咳嗽气急，咳吐腥臭浊
痰，胸满作痛，口干苦，便秘，舌红苔
黄腻，脉滑数。治疗应首选

A. 清金化痰汤

B. 《千金》苇茎汤

C. 桑白皮汤

D. 加味泻白散

E. 《济生》桔梗汤

92. 患者，男，27 岁。干咳少痰，咳声短
促，痰中带血，五心烦热，时有盗汗，
形体消瘦，胸部闷痛隐隐，舌红少苔，
脉细数。其诊断是

A. 内伤咳嗽，肺阴亏耗

B. 肺痨，肺阴亏损

C. 哮证，肺虚

D. 喘证，肺虚

E. 虚劳，肺阴虚

93. 肺胀患者，神志恍惚，烦躁不宁，咳逆喘促，咳痰不爽，舌暗，苔淡黄而腻，脉滑数。治疗应首选
    A. 涤痰汤合苏合香丸
    B. 涤痰汤合至宝丹
    C. 玉枢丹
    D. 菖蒲郁金汤
    E. 通窍活血汤

94. 治疗心悸心阳不振证，应首选
    A. 温胆汤
    B. 二陈汤
    C. 苓桂术甘汤
    D. 金匮肾气丸
    E. 桂枝甘草龙骨牡蛎汤

95. 患者，男，60岁。心悸怔忡，健忘失眠，多梦，面色不华，舌质淡，脉细。其治法是
    A. 滋阴养心
    B. 滋补肝肾
    C. 益气养阴
    D. 养血安神
    E. 清胃泻火

96. 胸痹的主要病机为
    A. 气滞血瘀
    B. 寒凝气滞
    C. 痰瘀交阻
    D. 阳气虚衰
    E. 心脉痹阻

97. 患者胸闷气短，甚则胸痛彻背，心悸汗出，腰酸乏力，畏寒肢冷，唇甲淡白，舌淡白，脉沉微欲绝。治疗应首选
    A. 参附汤合右归饮
    B. 人参养营汤合左归饮
    C. 炙甘草汤合生脉散
    D. 苓桂术甘汤合左归丸

E. 苏合香丸合左归饮

98. 胸痹患者，女，45岁。胸闷如窒而痛，气短喘促，肢体沉重，体胖痰多，舌苔浊腻，脉滑。其证候是
    A. 饮邪上犯
    B. 痰浊壅塞
    C. 心血瘀阻
    D. 寒凝气滞
    E. 气虚血瘀

99. 十二经脉的命名，主要包含了下列哪些内容
    A. 阴阳、五行、脏腑
    B. 五行、手足、阴阳
    C. 手足、阴阳、脏腑
    D. 脏腑、手足、五行
    E. 以上均非

100. 循行于上肢内侧中线的经脉是
    A. 手太阳经
    B. 手少阳经
    C. 手厥阴经
    D. 手少阴经
    E. 手太阴经

101. 与女子妊娠密切相关的经脉是
    A. 督脉
    B. 任脉
    C. 冲脉
    D. 带脉
    E. 阴维脉

102. 手三阳经的走向为
    A. 从头走足
    B. 从足走腹
    C. 从胸走手
    D. 从手走头
    E. 从手走足

103. "阳脉之海"指的是
    A. 阳跷脉
    B. 阳维脉
    C. 带脉
    D. 督脉
    E. 冲脉

104. 外邪由皮毛传入脏腑的途径，依次是
    A. 络脉—孙脉—经脉
    B. 孙脉—经脉—络脉
    C. 经脉—孙脉—络脉
    D. 络脉—经脉—孙脉
    E. 孙脉—络脉—经脉

105. 脾经的郄穴是
    A. 外丘
    B. 梁丘
    C. 中都
    D. 地机
    E. 金门

106. 足临泣是八脉交会穴中
    A. 通任脉的穴位
    B. 通督脉的穴位
    C. 通冲脉的穴位
    D. 通带脉的穴位
    E. 通阳跷脉的穴位

107. 十二经脉中，多气多血之经是
    A. 足厥阴肝经
    B. 足太阳膀胱经
    C. 手阳明大肠经
    D. 足少阳胆经
    E. 手少阴心经

108. 患者外感风寒，咽喉赤肿疼痛，吞咽困难，咽干，咳嗽。治疗应首选
    A. 合谷
    B. 内庭

C. 太溪
D. 鱼际
E. 廉泉

109. 患者，男，22岁。发热恶寒，寒重热轻。头痛身痛，鼻塞流涕，咳嗽，咳痰清稀，舌苔薄白，脉浮紧。治疗应首选
    A. 手太阴、手阳明、足太阳经穴
    B. 手少阴、手太阳、手太阴经穴
    C. 手太阴、足太阳、手少阳经穴
    D. 手太阴、手少阳、足少阳经穴
    E. 手阳明、足阳明、手太阴经穴

110. 患者，女，26岁。下肢弛缓无力1年余。肌肉明显萎缩，功能严重受限，并感麻木，发凉，腰痛，头晕，舌红少苔，脉细数。治疗应选取何经穴为主
    A. 督脉经
    B. 太阳经
    C. 阳明经
    D. 少阳经
    E. 厥阴经

111. 患者，男，45岁。大便秘结不通，排便艰难，伴腹胀痛，身热，口干口臭，喜冷饮，舌红，苔黄，脉滑数。治疗除取主穴外，还应选用的穴位是
    A. 足三里、三阴交
    B. 中脘、太冲
    C. 神阙、关元
    D. 合谷、内庭
    E. 气海、脾俞

112. 患者，男，32岁。恶寒发热2天，伴咽喉肿痛，口渴，舌苔薄黄。治疗除取主穴外，还应选用的穴位是
    A. 风门、肺俞
    B. 外关、身柱
    C. 曲池、中府

D. 阴陵泉、委中、中冲

E. 曲池、尺泽、鱼际

113. 患儿，男，7 岁。睡中遗尿，白天小便频而量少。劳累后遗尿加重，面白气短，食欲不振，大便易溏，舌淡苔白，脉细无力。治疗除取主穴外，还应选用的是

A. 神门、阴陵泉、胃俞

B. 气海、肺俞、足三里

C. 次髎、水道、三阴交

D. 百会、神门、内关

E. 关元俞、肾俞、关元

114. 患者，女，45 岁。2 天前感觉胁肋部皮肤灼热疼痛，皮色发红，继则出现簇集性粟粒状大小丘状疱疹，呈带状排列，兼见口苦，心烦，易怒，脉弦数。治疗除取主穴外，还应选用的穴位是

A. 大椎、曲池、合谷

B. 行间、大敦、阳陵泉

C. 血海、隐白、内庭

D. 足三里、阴陵泉、阳陵泉

E. 内庭、曲池、太白

115. 患者，男，43 岁。两耳轰鸣，按之不减，听力减退，兼见烦躁易怒，咽干，便秘，脉弦。治疗应首选

A. 手、足太阴经穴

B. 手、足少阴经穴

C. 手、足少阳经穴

D. 手阳明经穴

E. 足太阳经穴

116. 患者，女，64 岁。耳中如蝉鸣 4 年，时作时止，劳累则加剧，按之鸣声减弱。治疗应首选

A. 太阳、听会、角孙

B. 丘墟、足窍阴、外关

C. 太阳、听会、合谷

D. 听会、侠溪、中渚

E. 太溪、翳风、听宫

117. 患者，男，62 岁。外出散步时，突然昏仆不省人事，伴口噤不开，牙关紧闭，肢体强痉。治疗应首选

A. 督脉、任脉经穴

B. 督脉、足太阳经穴

C. 督脉、手厥阴经穴

D. 任脉、手厥阴经穴

E. 任脉、足太阳经穴

118. 患者呕吐清水痰涎，脘闷不食，头晕心悸，舌苔白腻，脉滑。其证候是

A. 饮食停滞

B. 痰饮内阻

C. 气滞痰阻

D. 食积痰阻

E. 气滞食积

119. 患者吞咽梗阻，胸膈痞闷，情志舒畅时可稍减轻，口干咽燥，舌偏红苔薄腻，脉弦滑。治疗应首选

A. 通幽汤

B. 涤痰汤

C. 温胆汤

D. 玉枢丹

E. 启膈散

120. 呃逆与干呕、嗳气在病机上的共同点是

A. 胃气上逆

B. 寒气上逆

C. 肝胃气逆

D. 肺胃气逆

E. 积热上冲

B 型题

答题说明

以下提供若干组考题，每组考题共用在考题前列出的 A、B、C、D、E 五个备选答案。请从中选择一个与问题关系最密切的答案，并在答题卡上将相应题号的相应字母所属方框涂黑。每个备选答案可能被选择一次、多次或不被选择。

（121～122）题共用备选答案

A. 肝病及心
B. 肝病及肾
C. 肝病及肺
D. 肝病及脾
E. 脾病及心

121. 属五行相乘传变的是
122. 属五行相侮传变的是

（123～124 题共用备选答案）

A. 心、肺
B. 心、肝
C. 肺、脾
D. 肺、肝
E. 肺、肾

123. 与气的生成关系最密切的是
124. 与呼吸运动关系最密切的是

（125～126 题共用备选答案）

A. 心气大伤
B. 心气不足
C. 痰火扰心
D. 风痰阻络
E. 热扰心神

125. 郑声的病因多为
126. 言语謇涩的病因多为

（127～128 题共用备选答案）

A. 滑
B. 促
C. 弦
D. 涩
E. 数

127. 胸痹心痛患者，脉象多见
128. 心烦不寐患者，脉象多见

（129～130 题共用备选答案）

A. 丁香
B. 细辛
C. 花椒
D. 小茴香
E. 高良姜

129. 治疗睾丸偏坠胀痛，应选用
130. 治疗阳痿肾阳不足证。应选用

（131～132 题共用备选答案）

A. 侧柏叶
B. 仙鹤草
C. 白及
D. 三七
E. 炮姜

131. 具有温经止血功效的药物是
132. 只有凉血止血功效的药物是

（133～134 题共用备选答案）

A. 黄连
B. 杏仁
C. 细辛
D. 熟地黄
E. 石膏

133. 小青龙汤的组成药物中含有
134. 九味羌活汤的组成药物中含有

（135～136 题共用备选答案）

A. 四逆散
B. 逍遥散

C. 大柴胡汤

D. 葛根芩连汤

E. 小柴胡汤

135. 和解少阳的代表方剂是

136. 和解少阳，内泻热结的代表方剂是

（137～138 题共用备选答案）

A. 肝

B. 心

C. 脾

D. 肺

E. 肾

137. 实喘病位主要在

138. 肺痈病位主要在

（139～140 题共用备选答案）

A. 胸部刺痛，入夜尤甚

B. 胸闷隐痛，时作时止

C. 胸闷如窒，气短喘促

D. 胸闷气短，畏寒肢冷

E. 胸痛彻背，感寒痛甚

139. 胸痹气阴两虚证，其临床特点是

140. 胸痹阴寒凝滞证，其临床特点是

（141～142 题共用备选答案）

A. 足少阳胆经

B. 足少阴肾经

C. 足厥阴肝经

D. 足阳明胃经

E. 足太阴脾经

141. 行于下肢外侧前线的经脉是

142. 行于下肢外侧中线的经脉是

（143～144 题共用备选答案）

A. 后溪

B. 公孙

C. 太渊

D. 列缺

E. 内关

143. 在八脉交会穴中，通任脉的是

144. 在八脉交会穴中，通督脉的是

（145～146 题共用备选答案）

A. 地机

B. 养老

C. 中都

D. 郄门

E. 梁丘

145. 手厥阴心包经的郄穴是

146. 足厥阴肝经的郄穴是

（147～148 题共用备选答案）

A. 连理汤

B. 半夏泻心汤

C. 乌梅丸

D. 左金丸

E. 温脾汤

147. 治疗休息痢，应首选

148. 治疗休息痢日久，脾阳极虚，肠中寒积不化，遇寒即发者，应首选

（149～150 题共用备选答案）

A. 清热利湿，佐以泻下

B. 利湿化浊，佐以清热

C. 清热解毒，凉营开窍

D. 健脾和胃，温化寒湿

E. 解表清热利湿

149. 急黄神昏舌绛者，其治法是

150. 阳黄初起见表证者，其治法是

中医执业助理医师资格考试
最后成功四套胜卷(一)

（医学综合笔试部分）

第二单元

考生姓名：_____

准考证号：_____

考　　点：_____

考 场 号：_____

A1 型题

答题说明

每一道考试题下面有 A、B、C、D、E 五个备选答案。请从中选择一个最佳答案，并在答题卡上将相应题号的相应字母所属的方框涂黑。

1. 中医外科成为独立专科的年代是
   A. 商代
   B. 周代
   C. 秦代
   D. 汉代
   E. 明代

2. 黄水疮命名的依据是
   A. 部位
   B. 症状
   C. 形态
   D. 疾病特征
   E. 范围大小

3. 外科辨肿，"肿而皮肉重垂胀急，深则按之如烂棉不起，浅则光亮如水疱，破流黄水"，其成因属
   A. 风
   B. 虚
   C. 火
   D. 湿
   E. 痰

4. 下列切开法的注意事项中，错误的是
   A. 在关节部位，宜谨慎开刀，切口应越过关节
   B. 血瘤、岩肿不宜切开
   C. 患者体弱应先内服调补药，然后开刀
   D. 面部疔疮，尤其是口鼻部位，忌早期开刀
   E. 进刀时，刀头要求向上挑取，不宜向下割划

5. 患者，男，23 岁。右前臂内侧有红丝一

条，向上走窜，停于肘部，用砭镰疗法的操作要点错误是
   A. 沿红线两头，针刺出血
   B. 梅花针沿红线打刺，微微出血
   C. 用三棱针沿红线寸寸挑断，并微微出血
   D. 用三棱针点刺出血
   E. 梅花针沿红线打刺，微微出血，并加神灯照法

6. 患者，女，28 岁。右口角疔疮 2 天，根深坚硬，形如钉状，焮热红肿，疼痛，张口不便。伴恶寒发热，舌苔腻，脉滑数。治疗应首选
   A. 五味消毒饮
   B. 清暑汤
   C. 防风通圣散
   D. 普济消毒饮
   E. 银翘散

7. 患者，男，40 岁。有消渴病史，项后发际处多个红色结块，灼热疼痛，溃脓后愈合，但不久又发，经年难愈。其诊断是
   A. 痈
   B. 疔疮
   C. 暑疖
   D. 疖病
   E. 有头疽

8. 疮口呈空腔或伴瘘管，脓水稀薄，夹有败絮样物，见于
   A. 瘰疬溃疡
   B. 岩性溃疡
   C. 附骨疽溃疡

D. 压疮溃疡

E. 梅毒溃疡

9. 乳癖的特点是

A. 乳块肿痛，皮色微红，按后痛甚

B. 乳块皮肉相连，溃破脓稀薄如痰

C. 乳块呈卵圆形，表面光滑，推之活动

D. 乳块质地较软，月经后缩小

E. 肿块高低不平，质硬，推之不动

10. 乳岩的特点是

A. 乳块肿痛，皮色微红，按后痛甚

B. 乳块皮肉相连，溃破脓稀薄

C. 乳块呈卵圆形，表面光滑，推之活动

D. 乳块质地较软，月经后缩小

E. 肿块高低不平，质硬，推之不动

11. 患者，女，20岁。结喉两侧弥漫性肿大，边界不清一，皮色如常，无疼痛，诊为气瘿。治疗应首选

A. 海藻玉壶汤

B. 四海舒郁丸

C. 柴胡清肝汤

D. 逍遥散

E. 十全流气饮

12. 患者，女，52岁。颈前结喉右侧肿物3cm×3cm×2cm，质地较硬，表面不光，不能随吞咽而上下移动，同时伴有局部疼痛，音哑，临床考虑为石瘿。行同位素扫描，其结果多是

A. 温结节

B. 热结节

C. 冷结节

D. 无改变

E. 中性结节

13. 患者，男，36岁。背部左侧肿物约3年，大小约3cm×3cm×3cm。经常出现

红、肿、热、痛等症状。检查后确诊为脂瘤，其简便有效的治疗方法是

A. 中药外敷

B. 中药内服

C. 神灯照法

D. 针刺治疗

E. 手术摘除

14. 患者，女，21岁。手背部有5~6枚表面光滑的扁平丘疹，如针头到米粒大，呈淡褐色，偶有瘙痒感。其诊断是

A. 传染性软疣

B. 寻常疣

C. 掌跖疣

D. 丝状疣

E. 扁平疣

15. 患者，女，18岁。两小腿皮肤炎症在急性阶段，大量渗液且红肿。外治剂宜用

A. 洗剂

D. 粉剂

C. 溶液湿敷

D. 油剂

E. 软膏

16. 患者，女，46岁。半年来头皮、四肢出现皮损，色鲜红，瘙痒，鳞屑增多，有筛状出血点，喜凉怕热，便干尿黄。舌红苔黄，脉滑数。其证候是

A. 血虚肝旺

B. 火毒炽盛

C. 湿热蕴积

D. 血热

E. 风热

17. 患者，男，25岁。患梅毒疳疮。外治应选用

A. 青黛散

B. 青吹口散

C. 鹅黄散

D. 生肌散

E. 桃花散

18. 患者，男，28 岁。肛门部剧痛 2 天。肛缘可扪及肿物，表面色紫，触痛明显。应首先考虑的是

A. 肛裂

B. 肛旁皮下脓肿

C. 血栓性外痔

D. 肛管癌

E. 内痔嵌顿

19. 患者，男，30 岁。肛门部有物反复脱出近 10 年。检查：脱出物呈圆锥状，长约 7cm，上可见沟纹。其诊断是

A. 混合痔

B. 内痔三期

C. 一度直肠脱垂

D. 二度直肠脱垂

E. 三度直肠脱垂

20. 患者，男，46 岁。稍劳后尿道即有白浊溢出，伴头晕，精神不振，腰膝酸软，阳痿，早泄，舌淡胖苔白，脉沉细。实验室检查：前列腺液卵磷脂小体明显减少。其治法是

A. 活血散瘀

B. 补肾滋阴

C. 温肾固精

D. 温补脾肾

E. 补中益气

21. 患者，女，28 岁。产后 1 周突然出现左小腿肿胀，疼痛，皮温增高，浅静脉怒张，足背弯曲时腓肠肌疼痛明显，舌暗淡苔黄腻，脉弦滑。其治法除活血化瘀外。还应

A. 温阳通脉

B. 清利湿热

C. 温阳利水

D. 通络止痛

E. 消肿止痛

22. 某男半小时前被热气灼伤两前臂，现局部疼痛剧烈，有散在水疱，个别破溃，基底部呈均匀红色、潮湿。其诊断是

A. 面积约为 6% 的浅 Ⅱ 度烧伤

B. 面积约为 4.5% 的浅 Ⅱ 度烧伤

C. 面积约为 9% 的 Ⅲ 度烧伤

D. 面积约为 9% 的深 Ⅱ 度烧伤

E. 面积约为 6% 的深 Ⅱ 度烧伤

23. 最早设妇科专篇的医著是

A. 《黄帝内经》

B. 《金匮要略》

C. 《脉经》

D. 《千金要方》

E. 《景岳全书》

24. 中医学女性生殖轴的概念是

A. 脑—肾—天癸—胞宫

B. 天癸—冲任—气血—胞宫

C. 肾—天癸—气血—胞宫

D. 肾—天癸—冲任—胞宫

E. 天癸—肾—冲任—胞宫

25. 下列哪项不是直接导致冲任损伤的因素

A. 邪毒感染

B. 郁怒悲伤

C. 房劳多产

D. 跌仆闪挫

E. 寒湿之邪

26. 治疗月经先期阳盛血热证，应首选

A. 清经散

B. 逍遥散

C. 当归芍药散

D. 导赤散

E. 柴胡疏肝散

D. 少腹逐瘀汤

E. 膈下逐瘀汤

27. 与月经后期和月经过少的发病均有关
    的是
    A. 血热
    B. 血虚
    C. 血瘀
    D. 血寒
    E. 湿热

28. 下列各项，不属月经先后不定期肾虚证
    主要症状的是
    A. 经行或先或后
    B. 月经量少色淡暗
    C. 小腹冷痛拒按
    D. 头晕耳鸣腰痛
    E. 舌淡苔白，脉细弱

29. 经期延长阴虚血热证的发病机制是
    A. 阴虚失守，冲任不固
    B. 肝郁气滞，疏泄失常
    C. 肾阴不足，封藏失职
    D. 阴虚内热，热扰冲任
    E. 湿热下注，血热妄行

30. 治疗崩漏实热证。应首选
    A. 保阴煎
    B. 固本止崩汤
    C. 清热固经汤
    D. 清热调血汤
    E. 左归丸

31. 患者，女，33 岁，已婚。经血非时而
    下，淋漓不净，色紫暗、有块，小腹胀
    痛，舌紫苔薄白。脉涩。治疗应首选
    A. 圣愈汤
    B. 四物汤合失笑散
    C. 血府逐瘀汤

32. 下列哪项不属于闭经的病机
    A. 气滞血瘀
    B. 痰湿阻滞
    C. 阴虚血燥
    D. 气血虚弱
    E. 湿毒壅盛

33. 治疗痛经湿热下注证，应首选
    A. 清热调血汤
    B. 龙胆泻肝汤
    C. 知柏地黄汤
    D. 血府逐瘀汤
    E. 加味逍遥散

34. 患者，女，18 岁，未婚，每于经行小腹
    绵绵作痛，经净渐除，经量少、质稀，腰
    酸腿软，舌苔薄白，脉细弱。其治法是
    A. 益气止痛
    B. 补血止痛
    C. 滋阴止痛
    D. 益肾养肝止痛
    E. 燥湿止痛

35. 患者，女，20 岁，未婚。每于经期鼻
    衄，量多、色深红，心烦易怒，口苦咽
    干，尿黄便结。近 3 个月来，月经提前
    7 天，量少、色红，舌红苔黄，脉弦数。
    其诊断是
    A. 逆经肺肾阴虚证
    B. 月经先期血热证
    C. 逆经肝经郁火证
    D. 月经先期肝郁化热证
    E. 月经过少血虚证

36. 完带汤适用于带下病的哪种证候
    A. 脾虚

B. 肾阴虚

C. 肾阳虚

D. 湿热

E. 热毒

37. 患者，女，46 岁，已婚。近 2 周带下量多，色赤白相兼，质稠，有气味，阴部瘙痒，腰膝酸软，头晕耳鸣，舌红，苔黄腻，脉细数。其治法是
   A. 清热疏肝，利湿止带
   B. 滋肾养阴，清热利湿
   C. 清热解毒止带
   D. 健脾祛湿止带
   E. 补肾健脾止带

38. 患者，女，32 岁，已婚。妊娠 2 个月，近日因恶阻而恶心呕吐，呕吐酸苦水，不能进食，胸满胁痛，舌红苔黄，脉弦滑。其证候是
   A. 肝胃不和
   B. 胃虚
   C. 胃热
   D. 痰滞
   E. 以上均非

39. 患者，女，32 岁，已婚。现停经 45 天，尿妊娠试验阳性。2 小时前因与爱人吵架出现左下腹撕裂样剧痛，伴肛门坠胀，面色苍白。查体：血压 80/50mmHg（10.7/6.7kPa），左下腹压痛、反跳痛明显，有移动性浊音，阴道有少量出血。应首先考虑的是
   A. 小产
   B. 堕胎
   C. 胎动不安
   D. 异位妊娠
   E. 妊娠腹痛

40. 患者，女，24 岁，已婚。停经 49 天时诊

为早孕，近 3 天少量阴道流血，尿妊娠试验（＋），既往曾 2 次流产。其诊断是
   A. 妊娠腹痛
   B. 胎动不安
   C. 胎漏
   D. 堕胎
   E. 滑胎

41. 患者，女，29 岁，已婚。妊娠 8 个半月，头晕胀痛，面目肢体肿胀，但皮色不变，压痕不明显，舌苔薄腻，脉弦滑。治疗应首选
   A. 镇肝熄风汤
   B. 杞菊地黄丸
   C. 天仙藤散
   D. 羚角钩藤汤
   E. 半夏白术天麻汤

42. 患者，女，30 岁，已婚。怀孕 3 个月，近 3 天尿频、尿急、尿道灼热刺痛，两颧潮红，五心烦热，舌红苔薄黄。脉细滑数，治疗应首选
   A. 五皮饮
   B. 加味五淋散
   C. 知柏地黄汤
   D. 六味地黄汤
   E. 导赤散

43. 患者，女，24 岁，已婚。产后 10 天，高热 3 天，下腹疼痛拒按，恶露量少、色紫暗，有臭味，烦热渴饮，尿黄便结，舌红苔黄厚，脉滑数。其证候是
   A. 外感风热
   B. 阴虚内热
   C. 血热
   D. 血瘀
   E. 感染邪毒

44. 患者，女，25 岁，已婚。产后恶露量

少，少腹阵痛拒按，气粗喘促，不省人
事，两手握拳，牙关紧闭，唇舌色紫，
脉涩。其证候是
A. 气滞血瘀
B. 肝郁气闭
C. 血热瘀闭
D. 血瘀气闭
E. 肝风内动

45. 桂枝茯苓丸的组成是
A. 桂枝、茯苓、牡丹皮、芍药、红花
B. 桂枝、茯苓、牡丹皮、芍药、桃仁
C. 桂枝、茯苓、牡丹皮、芍药、牛膝
D. 桂枝、茯苓、牡丹皮、芍药、丹参
E. 桂枝、茯苓、牡丹皮、芍药、莪术

46. 患者，女，32 岁，已婚。婚后 4 年未
孕，月经 3 ~ 5 月一行，经量甚少，形体
肥胖，头晕心悸，带下量多、质稠，面
色㿠白，舌苔白腻，脉滑。治疗应首选
A. 温胆汤
B. 二陈汤
C. 温胞饮
D. 调经助孕丸
E. 启宫丸

47. 下列各项，不属人工流产并发症的是
A. 人流综合征
B. 子宫穿孔
C. 人流后宫缩不良
D. 人流不全
E. 人流术后感染

48. 小儿营养不良是指体重低于正常均值的
A. 66%
B. 70%
C. 85%
D. 95%
E. 90%

49. 小儿"稚阴稚阳"学说。是指其生理状
态为
A. 阳常有余，阴常不足
B. 脏腑娇嫩，形气未充
C. 生机蓬勃，发育迅速
D. 脏气清灵，易趋康复
E. 脾常不足，肝常有余

50. 婴儿（<1 岁）服用的中药煎出量是
A. 10 ~ 20mL
B. 21 ~ 30mL
C. 31 ~ 40mL
D. 41 ~ 50mL
E. 60 ~ 100mL

51. 患儿，7 岁。发热 1 天，恶寒，无汗，
头痛，鼻塞流清涕，喷嚏咳嗽，口不
渴，咽不红，舌苔薄白，脉浮紧。其证
候是
A. 风寒感冒
B. 风热感冒
C. 暑邪感冒
D. 感冒夹滞
E. 感冒夹痰

52. 患儿，10 个月。高热烦躁，气急鼻扇，
张口抬肩，喉中痰鸣，声如拽锯，口唇
紫绀。其治法是
A. 清热宣肺，涤痰定喘
B. 清热解毒，止咳化痰
C. 辛凉开肺，清热化痰
D. 清热活血，泻肺化痰
E. 泻肺镇咳，清热化痰

53. 患儿，1 岁。昨起舌上溃破，色红疼痛，
进食哭闹，心烦不安，口干欲饮，小便
短赤。治疗应首选
A. 凉膈散
B. 泻心导赤汤

C. 清胃散

D. 泻心汤

E. 六味地黄丸

54. 小儿厌食脾失健运证的治法是

 A. 调和脾胃，运脾开胃

 B. 健脾益气，佐以温中

 C. 滋脾养胃，佐以助运

 D. 运脾化湿，消积开胃

 E. 补脾开胃，消食助运

55. 患儿，2岁。形体极度消瘦，面呈老人貌，皮包骨头，腹凹如舟，精神萎靡，大便溏薄，舌淡苔薄腻，其证候是

 A. 疳肿胀

 B. 疳气

 C. 疳积

 D. 干疳

 E. 心疳

56. 患儿，男，6岁。皱眉眨眼，摇头耸肩，嘴角抽动，时伴异常发声，病情时轻时重，抽动能受意志遏制，可暂时不发作，查脑电图未见异常。其诊断是

 A. 习惯性抽搐

 B. 多发性抽搐症

 C. 癫痫

 D. 注意力缺陷多动症

 E. 风湿性舞蹈病

57. 患儿，3岁。发育迟缓，坐、立、行走、牙齿的发育都迟于同龄小儿，颈项痿软，天柱骨倒，不能行走，舌淡苔薄。其证候是

 A. 脾肾气虚

 B. 气血虚弱

 C. 肝肾不足

 D. 心血不足

 E. 肾阳亏虚

58. 患儿，4岁。晨起喷嚏，流涕，继而发热，体温38.1℃，精神倦怠，晚间头面、躯干见稀疏细小皮疹，疹色淡红。治疗应首选

 A. 银翘散

 B. 葱豉汤

 C. 桑菊饮

 D. 杏苏散

 E. 清营汤

59. 患儿，7岁。突然胃脘部绞痛，弯腰曲背，肢冷汗出。呕吐蛔虫1条。治疗应首选

 A. 使君子散

 B. 加味温胆汤

 C. 丁萸理中汤

 D. 乌梅丸

 E. 定吐丸

60. 小儿疾病谱中最为多见的是

 A. 肺肾系病证

 B. 心肺系病证

 C. 肺脾系病证

 D. 心肝系病证

 E. 肝肾系病证

61. 下列哪项属于非感染性发热的疾病

 A. 肺结核

 B. 肺炎

 C. 急性肾盂肾炎

 D. 伤寒

 E. 血清病

62. 下列除哪项外，均属急腹症

 A. 消化性溃疡病

 B. 急性胰腺炎伴黄疸

 C. 胃肠穿孔

 D. 肠梗阻

 E. 实质脏器破裂

63. 患者，男，26岁。淋雨后寒战，发热，咳嗽，咳铁锈色痰，胸痛。查体：口唇周围有单纯疱疹。叩诊右下肺轻度浊音，听诊呼吸音减低。应首先考虑的是
    A. 急性支气管炎
    B. 肺结核
    C. 急性肺脓肿
    D. 肺炎球菌肺炎
    E. 病毒性肺炎

64. 呕吐与头部位置改变有密切关系的疾病是
    A. 脑炎
    B. 耳源性眩晕
    C. 妊娠反应
    D. 尿毒症
    E. 糖尿病酮症酸中毒

65. 下列关于溶血性黄疸的叙述，正确的是
    A. 直接迅速反应阳性
    B. 尿中结合胆红素阴性
    C. 血中非结合胆红素不增加
    D. 尿胆原阴性
    E. 大便呈灰白色

66. 下列除哪项外，均符合问诊的要求
    A. 态度和蔼，言语亲切
    B. 要将患者陈述的内容去粗取精，去伪存真
    C. 交谈时避免使用特定意义的医学术语
    D. 医生要多提出诱导性的问题
    E. 对危重患者只扼要询问，待病情缓和后再补充

67. 患者，男，28岁。高血压病史半年，近日头痛加重，恶心，呕吐，心悸，气短。检查：血压190/135mmHg。眼底视网膜出血，心电图示左心室肥厚、心肌劳损。其诊断是

A. 高血压脑病
B. 缓进型高血压病
C. 脑血管痉挛
D. 急进型高血压病
E. 急性心力衰竭

68. 下列各项，可出现双侧瞳孔散大的是
    A 阿托品影响
    B. 氯丙嗪影响
    C. 有机磷农药中毒
    D. 毒蕈中毒
    E. 毛果芸香碱中毒

69. 胸腔大量积气患者触觉语颤表现的是
    A. 增强
    B. 减弱或消失
    C. 稍增强
    D. 正常
    E. 无变化

70. 患者，男，60岁。反复咳嗽、咳痰10年。近3年每当秋冬发病，天气变暖后逐渐减轻。检查：两肺闻及散在干啰音。X线显示肺纹理增多。其诊断是
    A. 肺结核
    B. 肺癌
    C. 支气管扩张
    D. 支气管哮喘
    E. 慢性支气管炎

71. 容易闻及二尖瓣杂音的体位是
    A. 坐位
    B. 立位
    C. 平卧位
    D. 右侧卧位
    E. 左侧卧位

72. 患者多食，大便日2～3次。查体：血压140/60mmHg（18.62/7.98kPa）。双眼

突出，心律不齐，脉搏短绌。应首先考虑的是

A. 糖尿病合并缺血性心脏病

B. 风心病伴心房纤颤

C. 高血压性心脏病伴心房纤颤

D. 肺心病伴心房纤颤

E. 甲状腺功能亢进症伴心房纤颤

73. 腹部叩诊出现移动性浊音。应首先考虑的是

A. 尿潴留

B. 幽门梗阻

C. 右心功能不全

D. 巨大卵巢囊肿

E. 急性胃炎

74. 患者，男，24 岁。近 3 年来反复餐后 3 ~4 小时上腹痛，持续至下次进餐后才缓解。应首先考虑的是

A. 消化性溃疡

B. 胃癌

C. 慢性胃炎

D. 胃肠神经症

E. 胆囊炎

75. 下列不属锥体束病变时的病理反射的是

A. 巴宾斯基征

B. 查多克征

C. 戈登征

D. 拉塞格征

E. 奥本海姆征

76. 血清总胆红素、结合胆红素、非结合胆红素均中度增加。可见于

A. 蚕豆病

B. 胆石症

C. 珠蛋白生成障碍性贫血

D. 急性黄疸性肝炎

E. 胰头癌

77. 引起病理性血糖升高的原因不包括下列哪种疾病

A. 甲状腺功能亢进症

B. 嗜铬细胞瘤

C. 糖尿病

D. 肾上腺皮质功能亢进症

E. 胰岛细胞瘤

78. 下列情况，不出现尿酮体阳性的是

A. 饥饿状态

B. 暴饮暴食

C. 妊娠剧烈呕吐

D. 糖尿病酮症酸中毒

E. 厌食症

79. 甲类传染病是指

A. SARS、狂犬病

B. 黑热病、炭疽

C. 高致病性禽流感、天花

D. 鼠疫、霍乱

E. 伤寒、流行性出血热

80. 患者，男，20 岁。近 2 周自觉乏力，食欲不振，厌油，腹胀。检查：巩膜无黄染，肝肋缘下 2cm，有压痛，丙氨酸转氨酶升高。应首先考虑的是

A. 急性肝炎

B. 慢性肝炎

C. 重型肝炎

D. 淤阻型肝炎

E. 肝炎肝硬化

81. 下列有关流行性出血热的描述，正确的是

A. 发病以青少年为主

B. 一般不经呼吸道传播

C. 无明显季节性

D. 所有患者均有五期经过

E. 可有母婴传播

82. 下列各项，不支持流行性脑脊髓膜炎诊断的脑脊液检查是
　　A. 外观混浊呈脓性
　　B. 蛋白质含量高
　　C. 细胞数 $<0.5 \times 10^6$/L，以单核细胞为主
　　D. 糖含量明显减少
　　E. 氯化物含量减少

83. 伤寒患者出现玫瑰疹多见于
　　A. 潜伏期
　　B. 发热初期
　　C. 极期
　　D. 缓解期
　　E. 恢复期

84. 腹痛，腹泻，黏液脓血便，伴发热恶寒，最可能的诊断是
　　A. 细菌性痢疾
　　B. 阿米巴痢疾
　　C. 急性胃肠炎
　　D. 流行性脑脊髓膜炎
　　E. 霍乱

85. 伤寒菌血液培养，阳性率最高的时间是
　　A. 第1周
　　B. 第2周
　　C. 第3周
　　D. 第4周
　　E. 第5周

86. 根据美国哈佛医学院提出的"脑死亡"概念，不能确诊"脑死亡"的条件是
　　A. 自主运动和自主呼吸消失
　　B. 对外部刺激和内部需求毫无知觉和反应
　　C. 体温低于 32.2℃ 或服用中枢抑制药物者
　　D. 脑电波平直或等电位
　　E. 诱导反射消失

87. 尊重患者知情同意权。其正确的做法是
　　A. 婴幼患儿可以由监护人决定其诊疗方案
　　B. 家属无承诺，即使患者本人知情同意也不得给予手术
　　C. 对特殊急诊患者的抢救都同样对待
　　D. 无须做到患者完全知情
　　E. 只经患者同意即可手术

88. 卫生法的立法宗旨和最终目的是
　　A. 预防为主
　　B. 中西医并重
　　C. 保护公民健康
　　D. 动员全社会参与
　　E. 卫生工作法制化

89. 我国卫生法律是由哪一级机构制定和颁布的
　　A. 卫生和计划生育委员会
　　B. 国务院
　　C. 最高人民法院
　　D. 全国人大及其常委会
　　E. 地方人民政府

90. 根据《中华人民共和国执业医师法》的规定，全国医师资格考试办法的制定部门是
　　A. 国务院
　　B. 国务院劳动部门
　　C. 国务院人事部门
　　D. 国务院卫生行政部门
　　E. 国务院教育行政部门

91. 受理申请医师注册的卫生行政部门除执业医师法第15条规定的情形外。应当自收到申请之日起多少日内准予注册，并发给由国务院卫生行政部门统一印制的医师执业证书
　　A. 15 日

B. 20 日

C. 30 日

D. 40 日

E. 45 日

92. 《药品管理法》规定对四类药品实行特殊管理。下列药品中，不属于法定特殊管理药品的是
   A. 生化药品
   B. 麻醉药品
   C. 精神药品
   D. 放射性药品
   E. 医疗用毒性药品

93. 传染性非典型肺炎防治工作应坚持的原则是
   A. 预防为主、防治结合、分级负责、依靠科学、依法管理
   B. 预防为主、及时隔离、依靠科学、防治结合、加强监督
   C. 有效预防、宣传教育、加强监测、防治结合、科学管理
   D. 预防控制、分级负责、依靠科学、防治结合、及时隔离
   E. 预防为主、及时控制、科学治疗、统一监测、防治结合

94. 疫情责任报告人发现乙类传染病患者、病源携带者或疑似传染病患者时，向发病地卫生防疫机构报告传染病。报告的时限为
   A. 城镇于 3 小时内，农村于 6 小时内
   B. 城镇于 6 小时内，农村于 10 小时内
   C. 城镇于 6 小时内，农村于 12 小时内
   D. 城镇于 6 小时内，农村于 24 小时内
   E. 城镇于 12 小时内，农村于 24 小时内

95. 医疗机构发生重大医疗事故，主管部门接到报告后应依据《医疗事故处理条

例》。立即
   A. 逐级报告
   B. 组织人员对事故进行调查处理
   C. 责令当事人书面检查
   D. 赔偿损失
   E. 提起诉讼

96. 《医疗废物管理条例》中所称医疗废物，是指医疗卫生机构在医疗、预防、保健及其他相关活动中产生的
   A. 麻醉、精神性药品的废弃物
   B. 放射性、医疗用毒性药品的废弃物
   C. 具有直接或间接感染性、毒性以及其他危害性的废物
   D. 医院制剂配制中产生的中药材废渣
   E. 普通医疗生活用品废弃物

97. 肺心病肺动脉高压形成的主要原因是
   A. 肺细小动脉痉挛
   B. 肺血管玻璃样改变
   C. 血容量增加
   D. 右心室肥大
   E. 左心衰竭

98. 外源性哮喘的临床表现是
   A. 多见于青壮年
   B. 常于冬季或气候骤变时发病
   C. 前驱症状后发病急，缓解快
   D. 有呼吸道感染症状
   E. 起病慢，症状缓解后哮鸣音可持续多时

99. 患者，男，60 岁。脑出血后长期卧床，2 天前出现发热、咳嗽、呼吸困难等症状，胸透见两肺下叶有多数散在边缘不清小灶阴影。应首先考虑的是
   A. 大叶性肺炎
   B. 干酪样肺炎
   C. 间质性肺炎

D. 转移性肿瘤

E. 小叶性肺炎

D. 11 ~ 20 分钟

E. 21 ~ 30 分钟

100. 患者，男，50 岁。慢性支气管炎病史 5 年。近 2 ~ 3 个月咳嗽加重，痰中持续带血，伴胸闷，气急，胸痛。X 线检查见肺门阴影增大。应首先考虑的是

A. 慢性支气管炎

B. 原发性支气管肺癌

C. 肺炎

D. 肺结核

E. 肺脓肿

101. 患者，女，30 岁。心悸气促 2 个月，咳粉红色泡沫痰。查体：面颊暗红，口唇紫绀，双肺底闻及湿啰音，尖区可闻及舒张期隆隆样杂音，下肢水肿。其诊断是

A. 肺源性心脏病

B. 冠心病

C. 二尖瓣狭窄，心功能不全

D. 高血压心脏病

E. 心包积液

102. 患者。女，30 岁。患风湿热 10 年，诊断为风心病 5 年。检查：心尖部可闻及舒张期隆隆样杂音。X 线显示左心房增大。应首先考虑的是

A. 二尖瓣关闭不全

B. 二尖瓣狭窄

C. 主动脉瓣关闭不全

D. 主动脉瓣狭窄

E. 肺动脉瓣狭窄

103. 典型心绞痛患者，含服硝酸甘油片后，缓解的时间一般是

A. 1 分钟之内

B. 1 ~ 3 分钟

C. 5 ~ 10 分钟

104. 患者，女，30 岁。反复上腹痛 6 年，饥饿时加重，进食后减轻。近 1 周来进食后上腹部胀痛加重，但大量呕吐后减轻。查体：轻度脱水。上腹部膨隆有振水音。应首先考虑的是

A. 多发性溃疡病

B. 复合性溃疡病

C. 胃溃疡恶变

D. 十二指肠溃疡伴幽门梗阻

E. 胃窦部溃疡伴急性穿孔

105. 患者，男，50 岁。有长期肝病史，近年来乏力，腹胀明显，反复齿龈出血，近 1 个月下肢水肿。今呕血后神志不清。应首先考虑的是

A. 脑血栓形成

B. 糖尿病高渗昏迷

C. 内囊出血

D. 尿毒症昏迷

E. 肝性昏迷

106. 患者，男，40 岁。乙肝病史 10 年，近 2 个月右上腹胀痛加重。检查：面部有蜘蛛痣，右上腹压痛，肝肋缘下 3cm，质硬。ALT 40U、HBsAg（＋）、AFP 500pg/L。应首先考虑的是

A. 慢性乙肝活动期

B. 乙肝合并肝硬化

C. 乙肝合并胆囊炎

D. 原发性肝癌

E. 继发性肝癌

107. 急性链球菌感染后肾小球肾炎时，与肾小球滤过率降低无关的是

A. 内皮细胞增生肿胀

B. 肾小球毛细血管腔狭窄

C. 肾小球系膜细胞增生

D. 毛细血管壁基底膜明显增厚

E. 肾小球缺血

108. 治疗慢性再生障碍性贫血，应首选

    A. 叶酸

    B. 维生素 B_{12}

    C. 硫酸亚铁

    D. 雄性激素

    E. 马利兰

109. 粒细胞缺乏症可出现的临床表现是

    A. 进行性贫血

    B. 皮肤、鼻腔等处发生坏死性溃疡

    C. 皮肤、黏膜出血

    D. 频繁性呕吐

    E. 胸骨压痛

110. 糖尿病最常见最严重的急性并发症是

    A. 心血管病变

    B. 非特异性感染

    C. 肺结核

    D. 酮症酸中毒

    E. 低血糖昏迷

111. 患者头痛剧烈，伴有喷射性呕吐，无恶心。呕吐后不感觉轻松。应首先考虑的是

    A. 急性胃炎

    B. 胆囊炎

    C. 脑膜炎

    D. 急性肾炎

    E. 甲状腺危象

112. 内源性哮喘的临床表现是

    A. 多见于儿童与青少年

    B. 常于春、秋季发病

    C. 可有前驱症状

    D. 起病慢，较多见哮喘持续状态

E. 发病急，症状缓解快

113. 患者，男，30 岁。高热、寒战 3 天，胸痛，伴咳嗽，痰中带血。听诊：右肺中部可闻及湿啰音。应首先考虑的是

    A. 急性支气管炎

    B. 支气管扩张

    C. 胸膜炎

    D. 肺炎

    E. 肺癌

114. 患者，男，50 岁。咳嗽 2 个月，痰中带血，不发热，抗感染治疗效果不明显，3 次 X 线检查均显示右肺中叶炎症。为确诊，下列哪项检查最重要

    A. 血常规

    B. 血培养

    C. 结核菌素试验

    D. 痰结核菌检查

    E. 纤维支气管镜检查

115. 患者，男，60 岁。有慢性支气管炎及肺心病病史。近 1 周感冒后出现咳嗽，吐黄痰，心悸气短加重，神志清，血气分析在正常范围。下列哪项治疗是错误的

    A. 抗感染

    B. 止咳

    C. 祛痰

    D. 呼吸兴奋剂

    E. 氨茶碱

116. 患者，男，25 岁，发热，咳嗽 3 天。检查：气管位置居中，右胸呼吸动度减弱，右中肺语颤增强，叩诊呈浊音，听诊可闻及湿啰音及支气管肺泡呼吸音。应首先考虑的是

    A. 胸膜炎

    B. 肺炎

C. 气胸

D. 肺不张

E. 肺结核

117. 嘶哑样咳嗽。可见于

    A. 急性喉炎

    B. 声带疾患

    C. 百日咳

    D. 胸膜炎

    E. 支气管扩张

118. 我国最常见的咯血原因是

    A. 支气管扩张

    B. 肺结核

    C. 二尖瓣狭窄

    D. 肺脓肿

    E. 支气管肺癌

119. 流行性出血热患者全身各组织器官都可有充血、出血、变性、坏死，表现最为明显的器官是

    A. 心

    B. 肺

    C. 肾

    D. 脑垂体

    E. 胃肠

120. 下列不支持艾滋病诊断的是

    A. 咽念珠菌感染

    B. 持续发热

    C. 头痛，进行性痴呆

    D. 皮肤黏膜出血

    E. 慢性腹泻

B 型题

答题说明

    以下提供若干组考题，每组考题共用在考题前列出的 A、B、C、D、E 五个备选答案。请从中选择一个与问题关系最密切的答案，并在答题卡上将相应题号的相应字母所属方框涂黑。每个备选答案可能被选择一次、多次或不被选择。

（121～122 题共用备选答案）

    A. 济生肾气丸

    B. 大分清饮

    C. 加味五苓散

    D. 宝鉴当归四逆汤

    E. 活血散瘀汤加味

121. 治疗先天性水疝，应首选

122. 治疗外伤引起的水疝，应首选

（123～124 题共用备选答案）

    A. 气血充足

    B. 气火有余

    C. 气血虚弱

    D. 蓄毒日久损伤筋骨

    E. 血络受损

123. 脓色绿黑稀薄者。其病机为

124. 脓液黄浊质稠，色泽不净者，其病机为

（125～126 题共用备选答案）

    A. 桂枝汤

    B. 桑菊饮

    C. 银翘散

    D. 茵陈蒿汤合消风散

    E. 普济消毒饮

125. 多形性红斑风寒证，内治应首选

126. 多形性红斑风湿热证，内治应首选

（127～128 题共用备选答案）

    A. 知柏地黄丸

    B. 济生肾气丸

C. 真武汤

D. 附桂八味丸

E. 调元肾气丸

127. 治疗前列腺炎阴虚火旺证，应首选

128. 治疗前列腺增生，肾阳不足，气化无权证。应首选

　　A. 白芍、生地黄、当归、麦冬、沙参、枸杞子

　　B. 白芍、当归、牡丹皮、川芎、牛膝、莪术

　　C. 白芍、熟地黄、牡丹皮、黄柏、青蒿、茯苓

　　D. 白芍、生地黄、地骨皮、麦冬、玄参、阿胶

　　E. 白芍、生地黄、当归、牡丹皮、沙参、茯苓

129. 两地汤的组成药物有

130. 温经汤（《妇人大全良方》）的组成药物有

（131～132 题共用备选答案）

　　A. 气血虚弱

　　B. 肾虚肝郁

　　C. 脾肾亏损

　　D. 肝郁血热

　　E. 肝郁脾虚

131. 育龄期崩漏，多属

132. 围绝经期崩漏，多属

（133～134 题共用备选答案）

　　A. 山药、熟地黄、茯苓、黄柏、知母、牡丹皮

　　B. 白芍、熟地黄、茯苓、黄柏、地骨皮、牡丹皮

　　C. 白芍、当归、川芎、莪术、牛膝、牡丹皮

　　D. 赤芍、猪苓、茯苓、车前子、牛膝、牡丹皮

　　E. 白芍、白术、苍术、车前子、柴胡、陈皮

133. 完带汤的组成成分有

134. 止带方的组成成分有

（135～136 题共用备选答案）

　　A. 冲任虚衰，胞脉失于濡养，不荣则痛

　　B. 冲任阻滞，胞脉失畅，不通则痛

　　C. 肝血不足，冲任失荣

　　D. 肾阳虚衰，胞脉失于温煦

　　E. 气血亏虚，冲任失养

135. 实性妇人腹痛与痛经的共同病机是

136. 虚性妇人腹痛与痛经的共同病机是

（137～138 题共用备选答案）

　　A. 《颅囟经》

　　B. 《幼科发挥》

　　C. 《幼幼集成》

　　D. 《小儿药证直诀》

　　E. 《温病条辨》

137. "纯阳学说" 首见于

138. "稚阴稚阳学说" 首见于

（139～140 题共用备选答案）

　　A. 脾病及心

　　B. 脾病及肺

　　C. 脾病及肝

　　D. 阳虚水泛

　　E. 脾病及肾

139. 舌疳的病机是

140. 疳肿胀的病机是

（141～142 题共用备选答案）

　　A. 宣毒发表汤

　　B. 清解透表汤

　　C. 透疹凉解汤

　　D. 解肌透痧汤

E. 凉营清气汤

141. 治疗麻疹初热期，应首选

142. 治疗丹痧毒在气营证，应首选

D. 浮髌现象

E. 肢端肥大

145. 支气管扩张，常表现为

146. 类风湿关节炎，常表现为

（143～144 题共用备选答案）

A. 医学关系中的主体在道义上应享有的权利和利益

B. 医学关系中的主体在道义上应履行的职责和使命

C. 医学关系的主体对应尽义务的自我认识和自我评价的能力

D. 医学关系中的主体因履行道德职责受到褒奖而产生的自我赞赏

E. 医学关系中的主体在医疗活动中对自己和他人关系的内心体验和感受

143. 作为医学伦理学基本范畴的良心是指

144. 作为医学伦理学基本范畴的情感是指

（147～148 题共用备选答案）

A. 呼吸道感染

B. 心力衰竭

C. 心律不齐

D. 亚急性感染性心内膜炎

E. 栓塞

147. 风心病最常见的并发症是

148. 风心病二尖瓣狭窄伴房颤最易出现

（149～150 题共用备选答案）

A. 全血细胞减少

B. 嗜碱粒细胞增多

C. 骨髓中原始细胞明显增多

D. 酸化溶血试验阳性

E. 网织红细胞增多

149. 慢性粒细胞白血病的特点是

150. 急性白血病的特点是

（145～146 题共用备选答案）

A. 指关节梭状畸形

B. 杵状指

C. 匙状甲

中医执业助理医师资格考试
最后成功四套胜卷(二)

（医学综合笔试部分）

第一单元

A1 型题

1. 中医学的基本特点是
   A. 阴阳五行与藏象经络
   B. 整体观念与辨证论治
   C. 以五脏为主的整体观
   D. 望闻问切与辨证论治
   E. 辨证求因与审因论治

2. 感冒的治疗，可分别采用辛温解表或辛凉解表，此属于
   A. 辨病论治
   B. 因人制宜
   C. 同病异治
   D. 异病同治
   E. 对症论治

3. 以昼夜分阴阳。后半夜为
   A. 阴中之阳
   B. 阳中之阴
   C. 阳中之阳
   D. 阴中之阴
   E. 阴中之至阴

4. "阴阳离决，精气乃绝"所反映的阴阳关系是
   A. 对立制约
   B. 互根互用
   C. 相互交感
   D. 消长平衡
   E. 相互转化

5. "壮水之主，以制阳光"的治法。最适于治疗的是
   A. 阴盛则寒之证
   B. 阴虚则热之证
   C. 阴盛伤阳之证
   D. 阴损及阳之证
   E. 阳损及阴之证

6. 下列不按五行相生顺序排列的是
   A. 呼、笑、歌、哭、呻
   B. 筋、脉、肉、皮毛、骨
   C. 青、赤、黄、白、黑
   D. 角、徵、商、宫、羽
   E. 酸、苦、甘、辛、咸

7. 下列关于五行生克规律的表述。正确的是
   A. 木为土之所胜
   B. 木为水之子
   C. 火为土之子
   D. 水为火之所胜
   E. 金为木之所胜

8. 见肝之病，知肝传脾的病机传变是
   A. 木克土
   B. 木乘土
   C. 土侮木
   D. 母病及子
   E. 子病犯母

9. 心主神志最主要的物质基础是
   A. 津液
   B. 精液
   C. 血液
   D. 宗气
   E. 营气

10. 肺主气的功能取决于
    A. 司呼吸

B. 宗气的生成

C. 全身气机的调节

D. 朝百脉

E. 主治节

11. 下列哪项不是脾的生理功能

A. 水谷的受纳和腐熟

B. 水谷精微的转输

C. 水液的吸收和转输

D. 脏器位置的维系

E. 血液的统摄

12. 具有"喜燥恶湿"特性的脏腑是

A. 肝

B. 脾

C. 胃

D. 肾

E. 肺

13. 目的视觉功能主要取决于

A. 肾中精气的充盈

B. 肝血的充足

C. 脾气的健运

D. 肾阳的蒸化

E. 肾阴的滋养

14. 肾中精气的主要生理功能是

A. 促进机体的生长发育

B. 促进生殖功能的成熟

C. 主生长发育和生殖

D. 化生血液的物质基础

E. 人体生命活动的根本

15. 下列各项，与肾中精气生理功能关系不密切的是

A. 促进机体的生长发育

B. 促进水液代谢

C. 促进生殖机能的成熟

D. 主生长发育和生殖

E. 人体生命活动的根本

16. 下列各脏中，其生理特性以升为主的是

A. 肺与脾

B. 肺与肝

C. 肝与肾

D. 心与肾

E. 肝与脾

17. 与水液代谢关系最密切的脏腑是

A. 脾胃肝

B. 肝胆肾

C. 肝肺脾

D. 肺肾脾

E. 心肾肺

18. 具有喜润恶燥特性的脏腑是

A. 肝

B. 肺

C. 脾

D. 胃

E. 大肠

19. 自汗、盗汗并见，其病机是

A. 精血亏虚

B. 阴阳两虚

C. 阳气不足

D. 津液不足

E. 以上均非

20. 下列各项，属痰湿内阻头晕临床表现的是

A. 头晕胀痛

B. 头晕昏沉

C. 头晕眼花

D. 头晕耳鸣

E. 头晕欲仆

21. 假神的病机是

A. 气血不足，精神亏损

B. 机体阴阳严重失调

C. 脏腑虚衰，功能低下

D. 精气衰竭，虚阳外越

E. 阴盛于内，格阳于外

C. 黄腻

D. 花剥

E. 白腻

22. 湿热熏蒸的面色是

A. 黄而鲜明

B. 黄如烟熏

C. 苍黄

D. 淡黄消瘦

E. 淡黄浮肿

27. 咳声如犬吠样，可见于

A. 百日咳

B. 白喉

C. 感冒

D. 肺痨

E. 肺痿

23. 疹的主要特点是

A. 色深红或青紫

B. 平铺于皮肤

C. 抚之碍手

D. 压之不褪色

E. 点大成片

28. 独语、错语的共同病因是

A. 风痰阻络

B. 热扰心神

C. 心气大伤

D. 心气不足

E. 痰火扰心

24. 舌红绛而光者，属

A. 阴虚

B. 气虚

C. 血虚

D. 气阴两虚

E. 水涸火炎

29. 下列哪项不属于听诊内容

A. 错语

B. 呃逆

C. 嗳气

D. 咳嗽

E. 耳鸣

25. 阳虚湿盛的舌象是

A. 舌红苔白滑

B. 舌淡嫩苔白滑

C. 舌边红苔黑润

D. 舌红瘦苔黑

E. 舌绛苔黏腻

30. 下列除哪项外，均有脉率快的特点

A. 数

B. 促

C. 滑

D. 疾

E. 动

26. 患儿，3 岁。形体消瘦，面色不华，山根青筋显露，容易感冒，腹泻，食欲不佳，舌淡红，其舌苔应见

A. 白厚

B. 薄白

31. 在脉象上濡脉与弱脉的主要区别是

A. 节律

B. 至数

C. 脉力

D. 脉位

E. 流利度

32. 下列各项，不属于弦脉所主的病证是
    A. 肝郁
    B. 胃热
    C. 诸痛
    D. 痰饮
    E. 疟疾

33. 下列哪项不属于八纲辨证的内容
    A. 病性寒热
    B. 病变吉凶
    C. 邪正盛衰
    D. 病变类别
    E. 病变部位

34. 下列除哪项外，均为里实热证的表现
    A. 身发高热
    B. 两颧潮红
    C. 口渴饮冷
    D. 热汗不止
    E. 脉象洪数

35. 患者，男，40岁。素有高血压病史，现
    眩晕耳鸣，面红头胀，腰膝酸软，失眠
    多梦，时有遗精或性欲亢进，舌红，脉
    沉弦细。其病机是
    A. 阴虚内热
    D. 阴损及阳
    C. 阴虚阳亢
    D. 阳损及阴
    E. 阴虚火旺

36. 患者面色苍白，时而泛红如妆，其证
    型是
    A. 实热内炽
    B. 阴虚火旺
    C. 肝胆湿热
    D. 真寒假热
    E. 真热假寒

37. 舌红绛而光者。属
    A. 阴虚
    B. 气虚
    C. 血虚
    D. 气阴两虚
    E. 水涸火炎

38. 情志郁结所致胸痛的表现是
    A. 胸背彻痛
    B. 胸痛咳嗽
    C. 憋闷疼痛
    D. 胀痛走窜
    E. 刺痛不移

39. 下列哪项不是阴水证的临床表现
    A. 水肿先从下肢肿起
    B. 下半身肿痛
    C. 腰酸肢冷
    D. 水肿皮薄光亮
    E. 起病缓，病程长

40. 能缓和拘急疼痛的药物大多具有的药
    味是
    A. 苦味
    B. 咸味
    C. 辛味
    D. 甘味
    E. 酸味

41. 干姜配伍附子，可降低附子的毒性，
    属于
    A. 相须
    B. 相使
    C. 相畏
    D. 相杀
    E. 相反

42. 下列各组药物中，属于配伍禁忌的是
    A. 巴豆与牵牛

B. 丁香与三棱

C. 牙硝与郁金

D. 官桂与五灵脂

E. 人参与石脂

43. 龟甲入汤剂应当

A. 包煎

B. 先煎

C. 后下

D. 另煎

E. 烊化

44. 下列药物入汤剂宜包煎的是

A. 茯苓

B. 滑石

C. 地肤子

D. 泽泻

E. 茵陈蒿

45. 具有散风寒，通鼻窍功效的药物是

A. 桂枝

B. 生姜

C. 防风

D. 辛夷

E. 紫苏

46. 功能祛风散寒止痛，善治巅顶头痛的药物是

A. 白芷

B. 藁本

C. 细辛

D. 吴茱萸

E. 苍耳子

47. 下列药物中，长于清利头目的是

A. 葛根

B. 柴胡

C. 升麻

D. 蔓荆子

E. 淡豆豉

48. 薄荷、牛蒡子除均可疏散风热外，还具有的功效是

A. 利咽透疹

B. 宣肺祛痰

C. 明目退翳

D. 息风止痉

E. 疏肝理气

49. 石膏的性味是

A. 辛苦大寒

B. 辛咸大寒

C. 辛酸大寒

D. 辛甘大寒

E. 甘淡大寒

50. 肺热壅盛，喘促气急，治疗宜与平喘药配伍的是

A. 栀子

B. 芦根

C. 石膏

D. 夏枯草

E. 淡竹叶

51. 胃火炽盛，消谷善饥，烦渴多饮者，治疗宜选用

A. 黄柏

B. 栀子

C. 黄连

D. 黄芩

E. 苦参

52. 贯众具有的功效是

A. 止血

B. 止泻

C. 止呕

D. 止咳

E. 止痒

53. 患者，女，30岁。产后5天，右侧乳房红肿胀痛，触摸到硬块，大便如常，小便色黄。治疗应首选
    A. 大青叶
    B. 蒲公英
    C. 淡竹叶
    D. 栀子
    E. 知母

54. 具有凉血解毒功效的药物是
    A. 大黄
    B. 芒硝
    C. 芦荟
    D. 火麻仁
    E. 桃仁

55. 具有消肿散结功效的药物是
    A. 芫花
    B. 巴豆
    C. 甘遂
    D. 牵牛子
    E. 芦荟

56. 五加皮具有的功效是
    A. 通便
    B. 利尿
    C. 凉血
    D. 安胎
    E. 和胃

57. 砂仁具有的功效是
    A. 温肝
    B. 暖肾
    C. 温肺
    D. 温中
    E. 回阳

58. 利水渗湿作用较强，治疗水湿停滞所致小便不利，水肿，泄泻，带下。宜首选
    A. 石韦
    B. 滑石
    C. 萆薢
    D. 木通
    E. 猪苓

59. 具有清热利湿功效的药物是
    A. 丹参
    B. 牛膝
    C. 苏木
    D. 姜黄
    E. 虎杖

60. 具有补火助阳功效的药物是
    A. 附子
    B. 干姜
    C. 细辛
    D. 花椒
    E. 高良姜

61. 小茴香善于治疗的是
    A. 亡阳厥逆
    B. 厥阴头痛
    C. 寒饮咳喘
    D. 虚阳上浮
    E. 寒疝腹痛

62. 下列剂型中没有固定剂型的是
    A. 酒剂
    B. 锭剂
    C. 茶剂
    D. 丹剂
    E. 散剂

63. 九味羌活汤的组成药物中含有
    A. 白芍药
    B. 山茱萸
    C. 生地黄
    D. 麦门冬

E. 枸杞子

64. 败毒散的组成药物中不包括
    A. 柴胡、前胡
    B. 羌活、独活
    C. 桔梗、枳壳
    D. 人参、甘草
    E. 当归、芍药

65. 舟车丸的功用是
    A. 化瘀行水
    B. 行气逐水
    C. 攻逐水饮
    D. 温阳化饮
    E. 健脾利水

66. 由逍遥散变化为黑逍遥散，属于
    A. 药味加减的变化
    B. 药量增减的变化
    C. 剂型更换的变化
    D. 药味加减和药量增减变化的联合运用
    E. 药量增减和剂型更换变化的联合运用

67. 下列具有疏风散邪，清热解毒功用的方
    剂是
    A. 黄连解毒汤
    B. 普济消毒饮
    C. 清瘟败毒饮
    D. 青蒿鳖甲汤
    E. 龙胆泻肝汤

68. 具有解毒消痈，化痰散结，活血祛瘀功
    用的方剂是
    A. 四妙勇安汤
    B. 犀黄丸
    C. 仙方活命饮
    D. 大黄牡丹汤
    E. 苇茎汤

69. 具有解表清里功用的方剂是
    A. 葛根黄芩黄连汤
    B. 麻黄杏仁甘草石膏汤
    C. 凉膈散
    D. 小柴胡汤
    E. 竹叶石膏汤

70. 理中丸除温中祛寒外，还具有的功用是
    A. 和中缓急
    B. 和胃止呕
    C. 降逆止痛
    D. 养血通脉
    E. 补气健脾

71. 下列各项，不属理中丸主治范围的是
    A. 阳虚失血证
    B. 脾胃虚寒之腹痛
    C. 中焦虚寒之小儿慢惊风
    D. 肝胃虚寒之胃脘痛
    E. 脾胃虚寒之胸痹

72. 下列方剂组成药物中，不含附子的是
    A. 实脾散
    B. 真武汤
    C. 乌梅丸
    D. 温脾汤
    E. 阳和汤

73. 参苓白术散中具有芳香醒脾之功的药
    物是
    A. 桔梗
    B. 砂仁
    C. 藿香
    D. 佩兰
    E. 厚朴

74. 归脾汤除益气补血外，还具有的功用是
    A. 健脾养心
    B. 补血调血

C. 敛阴止汗

D. 滋阴复脉

E. 益阴降火

75. 左归丸与一贯煎相同的功用是

A. 滋阴

B. 疏肝

C. 补脾

D. 降火

E. 益气

76. 肾气丸中配伍少量桂枝、附子的主要用意是

A. 温肾暖脾，以助阳气

B. 温肾助阳，散寒通脉

C. 温补肾阳，少火生气

D. 温补脾阳，化气行水

E. 补阳益精，温肾纳气

77. 主治久泻、久痢属寒热错杂、正气虚弱的方剂是

A. 乌梅丸

B. 四神丸

C. 枳实消痞丸

D. 真人养脏汤

E. 半夏泻心汤

78. 天王补心丹与朱砂安神丸组成中均含有的药物有

A. 酸枣仁

B. 炙甘草

C. 玄参

D. 黄柏

E. 生地黄

79. 治疗气虚感冒，应首选

A. 玉屏风散

B. 再造散

C. 参苏饮

D. 加减葳蕤汤

E. 杏苏散

80. 感冒属表寒里热者，其治法是

A. 清热生津，散寒解表

B. 解表清里，宣肺泄热

C. 辛温解表，宣肺泄热

D. 解表清里，宣肺止咳

E. 解表宣肺，泄热止咳

81. 患者项背强直，头痛，恶寒发热，肢体酸重，舌苔白腻，脉浮紧。其治法是

A. 疏散风寒，调和气血

B. 散寒祛风，解肌发汗

C. 祛风散寒，和营燥湿

D. 辛温解表，散寒止痛

E. 疏风散寒，化痰通络

82. 外感咳嗽的病位主要在

A. 脾

B. 心

C. 肺

D. 肾

E. 肝

83. 下列哪项不是外感咳嗽的主要特征

A. 起病较急

B. 病程较短

C. 实证多见

D. 常伴卫表证

E. 易反复发作

84. 患者干咳，连声作呛，咽喉干痛，唇鼻干燥，痰少而黏，口干，伴身热微寒，舌质红干而少津，苔薄黄，脉浮数。其证候是

A. 风热犯肺

B. 风燥伤肺

C. 痰热郁肺

D. 肝火犯肺

E. 肺阴亏耗

85. 治疗热哮发作期，应首选
    A. 桑白皮汤
    B. 麻杏石甘汤
    C. 苏子降气汤
    D. 定喘汤
    E. 泻白散

86. 患者，男，50岁。喉中痰鸣如吼，胸高胁胀，痰黄黏稠，咳吐不利，烦闷不安，面赤汗出，舌红苔黄，脉弦滑。治疗应首选
    A. 定喘汤
    B. 射干麻黄汤
    C. 三子养亲汤
    D. 苏子降气汤
    E. 葶苈大枣泻肺汤

87. 下列各项，除哪项外，均是虚喘的特有症状
    A. 呼吸浅短难续
    B. 呼出为快
    C. 气怯声低
    D. 深吸为快
    E. 遇劳加重

88. 患者，男，70岁。喘促气短，声低气怯，咳声低弱，咳痰稀白，自汗畏风，舌淡红苔薄白，脉弱无力。治疗应首选
    A. 三子养亲汤合二陈汤
    B. 生脉散合补肺汤
    C. 七味都气丸合生脉散
    D. 参蛤散合金匮肾气丸
    E. 苏子降气汤合二陈汤

89. 肺痈溃脓期的治法是
    A. 清肺化瘀消痈
    B. 养阴补肺消痈

C. 清肺解表
D. 排脓解毒
E. 清热解毒

90. 确立以滋阴降火为肺痨治疗大法的医家是
    A. 张仲景
    B. 华佗
    C. 孙思邈
    D. 朱丹溪
    E. 葛可久

91. 患者，女，32岁。咳嗽3个月，咳声无力，气短声低，痰中带血，血色淡红，潮热，热度不高，盗汗，面色白，舌质嫩红，边有齿痕，脉细弱。其诊断是
    A. 虚劳肺阴虚证
    B. 喘证肺阴虚证
    C. 喘证肾阴虚证
    D. 肺痨气阴耗伤证
    E. 咳嗽肺阴亏耗证

92. 患者，男，62岁。咳喘病史20年，近1月来咳逆喘促，时有神志恍惚，谵妄，躁烦不安，或有嗜睡，下肢水肿，舌淡胖，苔白腻，脉沉细。诊断为肺胀。其证候是
    A. 肺肾气虚
    B. 阳虚水泛
    C. 痰浊壅肺
    D. 痰热郁肺
    E. 痰蒙神窍

93. 治疗心悸心血不足证，应首选
    A. 天王补心丹
    B. 安神定志丸
    C. 桂枝甘草龙骨牡蛎汤
    D. 归脾汤
    E. 朱砂安神丸

94. 患者，男，45 岁。近 1 年来心悸头晕，倦怠无力，面色无华，舌淡红，脉象细弱。其治法是
    A. 镇惊定志，养心安神
    B. 补血养心，益气安神
    C. 滋阴降火，养心安神
    D. 温补心阳，安神定志
    E. 振奋心阳，化气行水

95. 手、足三阳经在头部的分布规律是
    A. 阳明在前，太阳在侧，少阳在后
    D. 太阳在前，少阳在侧，阳明在后
    C. 少阳在前，阳明在侧，太阳在后
    D. 阳明在前，少阳在侧，太阳在后
    E. 太阳在前，阳明在侧，少阳在后

96. 分布于胸腹第一侧线的经脉是
    A. 足太阴脾经
    B. 足少阴肾经
    C. 足少阳胆经
    D. 足阳明胃经
    E. 足厥阴肝经

97. 经络系统中，具有维持人体正常运动功能的是
    A. 十二经脉
    B. 十五络脉
    C. 十二经别
    D. 十二经筋
    E. 十二皮部

98. 按十二经脉气血流注次序，小肠经上接
    A. 胆经
    B. 心经
    C. 胃经
    D. 膀胱经
    E. 三焦经

99. "阴脉之海"是指

    A. 带脉
    B. 任脉
    C. 冲脉
    D. 阴跷脉
    E. 阴维脉

100. 脾之大络，名为
    A. 天池
    B. 俞府
    C. 鸠尾
    D. 大包
    E. 虚里

101. 公孙穴所通的奇经是
    A. 任脉
    B. 督脉
    C. 冲脉
    D. 阳维脉
    E. 阳跷脉

102. 髀枢至膝中的骨度分寸是
    A. 14 寸
    B. 15 寸
    C. 16 寸
    D. 18 寸
    E. 19 寸

103. 治疗滞产，应首选
    A. 合谷
    B. 太冲
    C. 足三里
    D. 血海
    E. 至阴

104. 循行于腹中线旁开 2 寸，胸中线旁开 4 寸的经脉是
    A. 手太阴肺经
    B. 足阳明胃经
    C. 足少阴肾经

D. 足太阴脾经

E. 足厥阴肝经

105. 患者牙痛剧烈，伴口臭，口渴，便秘，舌苔黄，脉洪。治疗应首选

　　A. 风池

　　B. 外关

　　C. 足三里

　　D. 风门

　　E. 内庭

106. 下列穴位归经，错误的是

　　A. 太白——肝经

　　B. 列缺——肺经

　　C. 合谷——大肠经

　　D. 阳陵泉——胆经

　　E. 阴陵泉——脾经

107. 心经的原穴是

　　A. 神门

　　B. 间使

　　C. 大陵

　　D. 内关

　　E. 太渊

108. 治疗乳汁不足的腧穴是

　　A. 中冲

　　B. 隐白

　　C. 少泽

　　D. 少冲

　　E. 大敦

109. 下列腧穴在五行配属中，属金的是

　　A. 少府

　　D. 大陵

　　C. 阳溪

　　D. 后溪

　　E. 经渠

110. 在五输穴中，输穴主治

　　A. 身热

　　B. 心下满

　　C. 体重节痛

　　D. 喘咳寒热

　　E. 逆气而泄

111. 太阳经头痛一般表现在

　　A. 顶部

　　B. 颞部

　　C. 顶颞部

　　D. 前额部

　　E. 后枕部

112. 患者，男，48岁。头胀痛近2年，时作时止，伴目眩易怒，面赤口苦，舌红苔黄，脉弦数。治疗除取主穴外，还应选用

　　A. 头维、内庭、三阴交

　　B. 血海、风池、足三里

　　C. 风池、列缺、太阳

　　D. 太溪、侠溪、太冲

　　E. 丰隆、太阳、风门

113. 治疗中风闭证，除选太冲、劳宫外还应为

　　A. 水分

　　B. 水沟

　　C. 下关

　　D. 中冲

　　E. 丰隆

114. 患者，女，40岁。呕吐痰涎，伴头晕，胸痞，心悸，舌苔白，脉滑。治疗除取主穴外，还应加

　　A. 列缺、尺泽

　　B. 膻中、丰隆

　　C. 曲池、外关

　　D. 风池、尺泽

E. 列缺、合谷

D. 天枢、上巨虚、阴陵泉、水分

E. 内庭、上巨虚、神阙、中脘

115. 患者，女，43 岁。眩晕 2 个月，加重 1
周，昏眩欲仆，神疲乏力，面色㿠白，
时有心悸，夜寐欠安，舌淡，脉细。治
疗应首选

A. 风池、肝俞、肾俞、行间、侠溪

B. 丰隆、中脘、内关、解溪、头维

C. 百会、上星、风池、丰隆、合谷

D. 脾俞、足三里、气海、百会

E. 百会、太阳、印堂、合谷

118. 治疗遗尿伴夜梦多，除主穴外，应加

A. 肾俞、内关

B. 肾俞、肺俞

C. 肺俞、足三里

D. 百会、神门

E. 脾俞、内关

116. 患者，男，30 岁。口角歪向右侧，左
眼不能闭合 2 天，左侧额纹消失，治疗
应选取何经穴为主

A. 手、足少阳经

B. 手、足太阴经

C. 手、足太阳经

D. 手、足厥阴经

E. 手、足阳明经

119. 患者，女，22 岁。月经不调，常提前 7
天以上，甚至 10 余日一行。治疗应
首选

A. 足三里、脾俞、太冲

B. 命门、三阴交、足三里

C. 关元、三阴交、血海

D. 气海、三阴交、归来

E. 关元、三阴交、肝俞

117. 患者，男，20 岁。昨日起大便泄泻，
发病势急，一日 5 次，小便减少。治疗
应首选

A. 上巨虚、太溪、肾俞、命门

B. 足三里、公孙、脾俞、太白

C. 关元、天枢、足三里、冲阳

120. 患者，女，21 岁。食鱼虾后皮肤出现
片状风团，瘙痒异常。治疗取神阙穴，
所用的方法是

A. 针刺

B. 隔盐灸

C. 拔罐

D. 隔姜灸

E. 艾条灸

B 型题

答题说明

以下提供若干组考题，每组考题共用在考题前列出的 A、B、C、D、E 五个备选答案。
请从中选择一个与问题关系最密切的答案，并在答题卡上将相应题号的相应字母所属方框
涂黑。每个备选答案可能被选择一次、多次或不被选择。

（121～122 题共用备选答案）

A. 母病及子

B. 子病及母

C. 相乘传变

D. 相侮传变

E. 母子同病

121. 脾病及肾，体现的关系是.

122. 土壅木郁，体现的关系是

（123～124 题共用备选答案）

A. 泻南补北

B. 扶土抑木

C. 滋水涵木

D. 培土生金

E. 佐金平木

123. 心肾不交的治法是

124. 肝阳上亢的治法是

（125～126 题共用备选答案）

A. 夜间咳甚

B. 咳声不扬

C. 咳声低微

D. 咳声重浊

E. 天亮咳甚

125. 肾水亏之咳嗽，多表现为

126. 脾虚之咳嗽，多表现为

（127～128 题共用备选答案）

A. 刺痛拒按，固定不移，舌暗，脉涩

B. 气短疲乏，脘腹坠胀，舌淡，脉弱

C. 胸胁胀闷窜痛，时轻时重，脉弦

D. 面色淡白，口唇爪甲色淡，舌淡，脉细

E. 少气懒言，疲乏无力，自汗，舌淡，脉虚

127. 血瘀证可见的症状是

128. 气陷证可见的症状是

（129～130 题共用备选答案）

A. 泽泻

B. 滑石

C. 茵陈

D. 萆薢

E. 地肤子

129. 具有利湿祛浊，祛风除痹功效的药物是

130. 具有利湿退黄，解毒疗疮功效的药物是

（131～132 题共用备选答案）

A. 寒湿痹痛

B. 胸痹心痛

C. 热毒血痢

D. 寒饮咳喘

E. 寒疝腹痛

131. 吴茱萸的主治病证是

132. 薤白的主治病证是

（133～134 题共用备选答案）

A. 表虚自汗证

B. 气阴两虚证

C. 心脾两虚证

D. 脾虚气陷证

E. 脾虚挟湿证

133. 补中益气汤的主治证是

134. 玉屏风散的主治证是

（135～136 题共用备选答案）

A. 疏散肺经风热

B. 透达肝经郁热

C. 辛凉散邪利咽

D. 清利头目利咽

E. 辛凉解表疏肝

135. 薄荷在逍遥散中的作用是

136. 薄荷在养阴清肺汤中的作用是

（137～138 题共用备选答案）

A. 柴胡、黄芩、川芎

B. 杜仲、桑寄生、续断

C. 羌活、蔓荆子、川芎

D. 葛根、白芷、知母

E. 吴茱萸、藁本

137. 治疗太阳经头痛的引经药是

138. 治疗阳明经头痛的引经药是

（139～140 题共用备选答案）

A. 二阴煎

B. 滋水清肝饮

C. 天王补心丹

D. 左归丸

E. 黄连阿胶汤

139. 治疗阴虚火旺之郁证，应首选

140. 治疗阴虚火旺之不寐，应首选

（141～142 题共用备选答案）

A. 0.5 寸

B. 1.5 寸

C. 2 寸

D. 4 寸

E. 6 寸

141. 足太阴脾经在胸部的循行为旁开前正中线

142. 足少阴肾经在胸部的循行为旁开前正中线

（143～144 题共用备选答案）

A. 大杼

B. 绝骨

C. 太渊

D. 膈俞

E. 膻中

143. 骨会是

144. 脉会是

（145～146 题共用备选答案）

A. 痰中带血、质浊、有腥臭味

B. 痰多、色黄、质稠

C. 痰白、质稀

D. 脓血相兼浊痰、有腥臭味

E. 痰少、质黏、夹有血丝

145. 咳嗽肺阴亏耗证，其痰的特点是

146. 咳嗽痰热郁肺证，其痰的特点是

（147～148 题共用备选答案）

A. 桑白皮汤

B. 麻杏石甘汤

C. 苏子降气汤

D. 定喘汤

E. 泻白散

147. 治疗热哮发作期，应首选

148. 治疗喘证痰热郁肺证，应首选

（149～150 题共用备选答案）

A. 不换金正气散

B. 芍药汤

C. 驻车丸

D. 桃花汤

E. 连理汤

149. 治疗痢疾之休息痢，应首选

150. 治疗痢疾之湿热痢，应首选

中医执业助理医师资格考试
最后成功四套胜卷(二)

（医 学 综 合 笔 试 部 分）

第二单元

考生姓名：＿＿＿＿＿＿＿＿＿

准考证号：＿＿＿＿＿＿＿＿＿

考　　点：＿＿＿＿＿＿＿＿＿

考 场 号：＿＿＿＿＿＿＿＿＿

A1 型题

1. 吴师机《理瀹骈文》的主要内容是
   A. 创立了以阴阳为主的辨证论治法则
   B. 立论以鉴别诊断为主
   C. 专述药膏的外治法
   D. 以温病学说进行辨证治疗
   E. 提出了"治外必本诸内"的思想

2. 冻疮的命名方法是
   A. 以病因命名
   B. 以部位命名
   C. 以疾病特征命名
   D. 以形态命名
   E. 以范围大小命名

3. 肿势或软如绵，或硬如馒，形态各异，不红不热。其肿的性质是
   A. 热肿
   B. 寒肿
   C. 风肿
   D. 痰肿
   E. 湿肿

4. 下列关于刀晕的处理，错误的是
   A. 刀晕轻症，只要扶持患者安静平卧，室温保暖即可
   B. 头位稍低，安静卧床
   C. 给饮开水或糖水
   D. 灸百会、人中或刺合谷、少商等穴救治
   E. 应迅速做完手术，进行急救

5. 下列哪项不是疖病的临床特点
   A. 好发于项后发际部、臀部
   B. 好发于冬、春季节

C. 好发于消渴患者
D. 可发生于身体各处
E. 此愈彼起，日久不愈，反复发作

6. 不属于痈的疾病是
   A. 颈痈
   B. 脐痈
   C. 腋痈
   D. 锁喉痈
   E. 委中毒

7. 患者，男，48 岁。背部生疮，初起肿块上有一粟粒样脓头，抓破后局部肿痛加剧，色红灼热，脓头相继增多，溃后如蜂窝状，伴有寒热头痛，纳呆，便秘，溲赤，舌质红，苔黄，脉弦数。其诊断是
   A. 疔
   B. 疖
   C. 有头疽
   D. 发
   E. 痈

8. 下列各项，与瘰疬的病因病机无关的是
   A. 心阳不足
   B. 肝气郁结
   C. 脾失健运
   D. 肺阴不足
   E. 肾阴亏虚

9. 乳疬相当于西医学的病名是
   A. 乳腺囊肿
   B. 乳腺增生病
   C. 乳腺纤维腺瘤
   D. 乳房异常发育症

E. 导管内乳头状瘤

10. 乳岩的致病因素属
    A. 外感六淫邪毒
    B. 外来伤害
    C. 情志内伤
    D. 饮食不节
    E. 感受特殊之毒

11. 患者，女，28 岁，已婚。颈前肿物 10 余年，渐渐增大，边缘不清，皮色如常，无疼痛，可触及肿物表面结节，随吞咽上下移动。其诊断是
    A. 肉瘿
    B. 石瘿
    C. 瘿痈
    D. 气瘿
    E. 血瘿

12. 患者，女，48 岁。颈前肿物，生长迅速，质地较硬，轻度疼痛，表面不平，推之不动，声音嘶哑，随吞咽活动减弱，同位素 I 扫描显示为冷结节。应首选的治疗措施是
    A. 中药外敷
    B. 中药内服
    C. 中药内服、外敷
    D. 内服、外敷、熏洗
    E. 手术治疗

13. 患者，男，45 岁。左上臂内侧有一肿块，呈半球形，暗红色，质地柔软，状如海绵，压之可缩小。应首先考虑的是
    A. 气瘤
    B. 筋瘤
    C. 脂瘤
    D. 血瘤
    E. 肉瘤

14. 患者，男，38 岁。两手出现皮下小水疱，疱壁破裂，叠起白皮，中心已愈，四周续起疱疹。诊断为鹅掌风。外治应首选
    A. 雄黄膏
    B. 皮脂膏
    C. 疯油膏
    D. 青黛膏
    E. 复方土槿皮酊

15. 患者，女，21 岁。两小腿皮炎，在亚急性阶段，渗液与糜烂很少，红肿减轻，有鳞屑和结痂。外治剂宜选用
    A. 洗剂
    B. 粉剂
    C. 溶液湿敷
    D. 软膏
    E. 油剂

16. 患者，男，33 岁。患白疕，发病较久，皮疹多呈斑片状，颜色淡红，鳞屑减少，干燥皲裂，自觉瘙痒，伴口干，舌质淡红，苔少，脉沉细。其治法是
    A. 清热泻火，凉血解毒
    B. 清利湿热，解毒通络
    C. 活血化瘀，解毒通络
    D. 养血滋阴，润肤息风
    E. 清热凉血，解毒消斑

17. 患者，男，27 岁。患梅毒疳疮，色呈紫红，四周坚硬突起，伴腹股沟横痃，质坚韧及肝脾大，舌淡紫苔腻，脉滑。其证候是
    A. 肝经湿热
    B. 痰瘀互结
    C. 脾虚湿蕴
    D. 气血两虚
    E. 气阴两虚

18. 患者，女，42岁。肛门部肿物，异物感明显，时肿痛。经查可见截石位3、7、11点为静脉曲张性外痔。应首选的治疗措施是
    A. 注射法
    B. 枯痔法
    C. 结扎
    D. 切除法
    E. 外剥内扎法

19. 肛管直肠癌的后期症状除便血外。还可见
    A. 大便变形
    B. 腹胀肠鸣
    C. 脱出不纳
    D. 排便习惯改变
    E. 肛门潮湿

20. 患者，男，43岁。尿道中有白色分泌物滴出3年，劳累后更为明显，伴腰膝酸冷，放射至会阴部，形寒肢冷，精神不振，头晕。治疗应首选
    A. 龙胆泻肝丸
    B. 知柏地黄丸
    C. 左归丸
    D. 济生肾气丸
    E. 独活寄生汤

21. 患者，男，73岁。左下肢内臁疮，面积5cm×5cm，现疮面仍有少许腐肉。外治应首选
    A. 红油膏、九一丹
    B. 白玉膏、生肌散
    C. 金黄膏、九一丹
    D. 金黄膏掺桃花散
    E. 青黛膏、九一丹

22. 患儿，男，12岁。因烧伤面积较大，症见壮热烦渴，躁动不安，口干唇焦，呼吸气粗，鼻翼扇动，大便秘结，小便短赤，舌红苔黄糙，脉弦数。其证候是
    A. 火热伤津
    B. 阴伤阳脱
    C. 火毒内陷
    D. 气血两虚
    E. 脾胃虚弱

23. 下列除哪项外，均是玉门的别称
    A. 胞门
    B. 阴门
    C. 产门
    D. 子门
    E. 龙门

24. 下列关于生理性带下的描述，错误的是
    A. 色白或无色透明
    B. 质地黏稠
    C. 其量适中
    D. 无特殊气味
    E. 从阴道内排出的一种阴液

25. 属心而络于胞中的经脉是
    A. 冲脉
    B. 胞脉
    C. 任脉
    D. 督脉
    E. 带脉

26. 患者，女，45岁，已婚。月经提前，量多、色淡、质稀，纳少便溏，气短懒言，舌淡苔白，脉缓弱。其治法是
    A. 健脾和胃
    B. 补气摄血调经
    C. 养血调经
    D. 益气活血
    E. 补血止血

27. 患者，女，28岁，已婚。月经50天一

行，量少、色淡、质稀，小腹隐痛，喜
热喜按，腰酸无力，大便溏薄，小便清
长，舌淡苔白，脉沉细而迟。治疗应
首选
A. 温经汤（《金匮要略》）
B. 艾附暖宫丸
C. 温胞饮
D. 大补元煎
E. 人参养荣汤

28. 患者，女，34 岁，已婚。经行先后不
定，经量多、色红、质稠，少腹胀痛，
乳房胀痛，舌暗红苔薄黄，脉弦。治疗
应首选
A. 逍遥散
B. 小柴胡汤
C. 加味逍遥散
D. 血府逐瘀汤
E. 当归芍药散

29. 下列除哪项外，均是经期延长血瘀证的
主症
A. 经行 8～10 天始净
B. 月经量少、色暗、有块
C. 小腹疼痛拒按
D. 腰酸腿软
E. 舌紫暗，脉弦涩

30. 崩漏的治疗原则是
A. 塞流与澄源结合
B. 澄源与复旧结合
C. 复旧与塞流结合
D. 固本与澄源结合
E. 急则治标，缓则治本

31. 患者，女，45 岁。月经不规律 8 个月，
现阴道出血 40 天，量时多时少，近 3 天
量极多、色淡、质稀，伴气短神疲，面
浮肢肿，舌淡苔薄白，脉缓弱。治疗应

首选
A. 举元煎
B. 补中益气汤
C. 固本止崩汤
D. 清热固经汤
E. 保阴煎

32. 患者，女，24 岁，已婚。闭经 7 个月，
形体肥胖，胸胁满闷，呕恶痰多，面浮
足肿，舌淡苔白腻，脉沉滑。其证候是
A. 肝肾不足
B. 气血虚弱
C. 痰湿阻滞
D. 肝血不足
E. 肺肾阴虚

33. 治疗痛经气滞血瘀证。应首选
A. 血府逐瘀汤
B. 膈下逐瘀汤
C. 少腹逐瘀汤
D. 身痛逐瘀汤
E. 通窍活血汤

34. 患者，女，28 岁，已婚。经前小腹疼痛
拒按，有灼热感，平素少腹时隐痛，经
来时疼痛加剧，低热，经色暗红，质黏，
带下黄稠，溲黄，舌红苔黄腻，脉弦数。
其治法是
A. 理气活血，化瘀止痛
B. 清热除湿，化瘀止痛
C. 益气补血，化瘀止痛
D. 养血柔肝，理气止痛
E. 调和营卫，化瘀止痛

35. 患者，女，36 岁，已婚。近 3 个月来，
月经提前 6～7 天。量少、色红，每于经
期鼻衄，血量少、色红，潮热咳嗽，两
颧潮红，咽干，口渴，舌红苔花剥，脉
细数，应引血下行，其治法是

A. 滋阴清热

B. 清热凉血

C. 疏肝清热

D. 滋肾平肝

E. 滋肾润肺

36. 带下病的主要发病机制是

A. 外感湿邪，损及任、带，约固无力

B. 肾气不足，封藏失职，阴液滑脱而下

C. 湿邪影响任、带，任脉不固，带脉失约

D. 脾虚生湿，流注下焦，伤及任、带

E. 肝经湿热，流注下焦，伤及任、带

37. 患者，女，50岁，已婚。近3天带下量多，色黄，质稀，有味，妇科检查：带下多，黄绿色，质稀，有泡沫。应首先考虑的是

A. 细菌性阴道病

B. 滴虫性阴道炎

C. 念珠菌阴道炎

D. 老年性阴道炎

E. 非淋菌性阴道炎

38. 患者，女，27岁，已婚。停经46天，妊娠试验阳性，恶心呕吐，食入即吐，神疲思睡，舌淡苔白，脉滑缓。诊为妊娠恶阻，其证候是

A. 脾虚痰滞

B. 脾胃虚弱

C. 气阴两虚

D. 肝胃不和

E. 以上均非

39. 患者，女，24岁，已婚。停经38天，突然下腹部疼痛剧烈，呈持续性，伴头晕乏力，甚则晕厥，尿妊娠试验（＋）。应首选的检查方法是

A. 腹腔穿刺

B. 诊断性刮宫

C. 后穹隆穿刺

D. 二合诊检查

E. 腹腔镜检查

40. 患者，女，27岁，已婚。妊娠70天，阴道下血，色鲜红，腰腹坠胀作痛，手足心热，口干心烦，小便黄，大便秘结，舌红苔黄，脉滑数。治疗应首选

A. 清经散

B. 两地汤

C. 寿胎丸

D. 保阴煎

E. 胎元饮

41. 患者，女，24岁，已婚。妊娠6个半月，面目四肢浮肿，皮薄光亮，按之没指，纳呆便溏，舌胖嫩苔薄腻，脉滑缓无力。治疗应首选

A. 茯苓导水汤

B. 真武汤

C. 天仙藤散

D. 猪苓汤

E. 全生白术散

42. 患者，女，29岁，已婚。妊娠3个月，小便频数而急，尿黄赤，艰涩不利。形体消瘦，手足心热，舌红苔薄黄，脉细滑数。治疗应首选

A. 知柏地黄汤

B. 加味五淋散

C. 五苓散

D. 子淋汤

E. 导赤散

43. 患者，女，27岁，已婚。产后5日，高热寒战，小腹疼痛拒按，恶露量多，色如败酱，有臭气，纳呆，便秘。应首先考虑的是

A. 产后伤食

B. 产后腹痛

C. 产后发热

D. 疟疾

E. 肠痈

44. 患者，女，26岁，已婚。产后月余，遍身关节疼痛，四肢酸楚麻木，头晕心悸，舌淡红苔白，脉细无力。其证候是

A. 肝阴虚

B. 气虚

C. 肾虚

D. 风寒

E. 血虚

45. 患者，女，30岁。发现下腹包块1个月余，小腹胀痛，痛无定处，舌苔薄润，脉沉弦。其证候是

A. 血瘀

B. 寒凝

C. 气滞

D. 痰湿

E. 湿郁

46. 患者，女，30岁。已婚3年不孕。月经2~3个月一行，头晕耳鸣，腰酸腿软，畏寒肢冷，性欲淡漠，舌淡苔白，脉沉细而迟。治疗应首选

A. 大补元煎

B. 固阴煎

C. 补肾固冲丸

D. 毓麟珠

E. 温胞饮

47. 下列各项，不属雌激素作用的是

A. 促进卵泡发育

B. 使阴道上皮细胞脱落加快

C. 促使乳腺管增生

D. 促进第二性征发育

E. 促进骨中钙的沉积

48. 小儿营养不良是指体重低于正常均值的

A. 66%

B. 70%

C. 85%

D. 95%

E. 90%

49. 小儿"稚阴稚阳"学说，是指其生理状态为

A. 阳常有余，阴常不足

B. 脏腑娇嫩，形气未充

C. 生机蓬勃，发育迅速

D. 脏气清灵，易趋健康

E. 脾常不足，肝常有余

50. 婴儿（<1岁）服用的中药煎出量是

A. 10~20mL

B. 21~30mL

C. 31~40mL

D. 41~50mL

E. 60~100mL

51. 患儿，7岁。发热1天，恶寒，无汗，头痛，鼻塞流清涕，喷嚏咳嗽，口不渴，咽不红，舌苔薄白，脉浮紧。其证候是

A. 风寒感冒

B. 风热感冒

C. 暑邪感冒

D. 感冒夹滞

E. 感冒夹痰

52. 患儿，10个月。高热烦躁，气急鼻扇，张口抬肩，喉中痰鸣，声如拽锯，口唇紫绀。其治法是

A. 清热宣肺，涤痰定喘

B. 清热解毒，止咳化痰

C. 辛凉开肺，清热化痰

D. 清热活血，泻肺化痰

E. 泻肺镇咳，清热化痰

53. 患儿，1岁。昨起舌上溃破，色红疼痛，进食哭闹，心烦不安，口干欲饮，小便短赤。治疗应首选

　　A. 凉膈散

　　B. 泻心导赤汤

　　C. 清胃散

　　D. 泻心汤

　　E. 六味地黄丸

54. 小儿厌食脾失健运证的治法是

　　A. 调和脾胃，运脾开胃

　　B. 健脾益气，佐以温中

　　C. 滋脾养胃，佐以助运

　　D. 运脾化湿，消积开胃

　　E. 补脾开胃，消食助运

55. 患儿，2岁。形体极度消瘦，面呈老人貌，皮包骨头，腹凹如舟，精神萎靡，大便溏薄，舌淡苔薄腻，其证候是

　　A. 疳肿胀

　　B. 疳气

　　C. 疳积

　　D. 干疳

　　E. 心疳

56. 患儿，男，6岁。皱眉眨眼，摇头耸肩，嘴角抽动，时伴异常发声，病情时轻时重，抽动能受意志遏制，可暂时不发作。查脑电图未见异常。其诊断是

　　A. 习惯性抽搐

　　B. 多发性抽搐症

　　C. 癫痫

　　D. 注意力缺陷多动症

　　E. 风湿性舞蹈病

57. 患儿，3岁。发育迟缓，坐、立、行走、牙齿的发育都迟于同龄小儿，颈项萎软，天柱骨倒，不能行走，舌淡苔薄。其证候是

　　A. 脾肾气虚

　　B. 气血虚弱

　　C. 肝肾不足

　　D. 心血不足

　　E. 肾阳亏虚

58. 患儿，4岁。晨起喷嚏，流涕，继而发热，体温38.1℃，精神倦怠，晚间头面、躯干见稀疏细小皮疹，疹色淡红。治疗应首选

　　A. 银翘散

　　B. 葱豉汤

　　C. 桑菊饮

　　D. 杏苏散

　　E. 清营汤

59. 患儿，7岁。突然胃脘部绞痛，弯腰曲背，肢冷汗出，呕吐蛔虫1条。治疗应首选

　　A. 使君子散

　　B. 加味温胆汤

　　C. 丁萸理中汤

　　D. 乌梅丸

　　E. 定吐丸

60. 小儿正常舌象是

　　A. 淡白

　　B. 绛红

　　C. 紫暗

　　D. 暗红

　　E. 淡红

61. 长期使用解热药或激素类药后，常出现的热型是

　　A. 消耗热

B. 不规则热

C. 回归热

D. 稽留热

E. 弛张热

62. 嘶哑样咳嗽，可见于

    A. 急性喉炎

    B. 声带疾患

    C. 百日咳

    D. 胸膜炎

    E. 支气管扩张

63. 我国最常见的咯血原因是

    A. 支气管扩张

    B. 肺结核

    C. 二尖瓣狭窄

    D. 肺脓肿

    E. 支气管肺癌

64. 下列除哪项外，均可出现周围性呕吐

    A. 洋地黄中毒

    B. 急性胃炎

    C. 胃穿孔

    D. 胆囊炎

    E. 咽部受激惹

65. 下列除哪项外，均可引起阻塞性黄疸

    A. 疟疾

    B. 胆管癌

    C. 肝癌

    D. 胆道蛔虫症

    E. 胆总管结石

66. 下列除哪项外，均可为正常的叩诊音

    A. 震水音

    B. 清音

    C. 鼓音

    D. 浊音

    E. 实音

67. 患者，男，50 岁。高血压病史 15 年，未坚持服药。2 小时前因情绪激动突然意识不清，双侧瞳孔不等大。应首先考虑的是

    A. 酒精中毒

    B. 药物中毒

    C. 高血压性脑出血

    D. 脑血栓

    E. 心功能不全

68. 流行性腮腺炎可出现腮腺管开口处黏膜红肿。其部位在

    A. 上颌第 2 臼齿相对应的颊黏膜上

    B. 下颌第 2 臼齿相对应的颊黏膜上

    C. 舌下

    D. 上颌第 1 臼齿相对应的颊黏膜上

    E. 下颌第 1 臼齿相对应的颊黏膜上

69. 肺部叩诊出现实音应考虑的疾病是

    A. 肺炎

    B. 胸膜炎

    C. 肺空洞

    D. 肺气肿

    E. 大量胸腔积液

70. 患者呼吸急促。查体：气管向左偏移，右侧胸廓饱满，叩诊出现实音。应首先考虑的是

    A. 右侧胸腔积液

    B. 右侧气胸

    C. 肺气肿

    D. 右侧大叶性肺炎

    E. 右侧肺不张

71. 肺气肿时，心脏浊音界的改变多为

    A. 心浊音界向左扩大

    B. 心浊音界缩小

    C. 心浊音界向右扩大

    D. 心浊音界向两侧扩大

E. 以上均非

72. 患者，男，65 岁。突感上腹部剧烈疼痛，取硝酸甘油片含服，未能缓解。查体：脸色青白。血压 80/60mmHg（10.67/7.98kPa），除心率 140 次/分外，心肺听诊无异常，腹平软，无压痛、反跳痛，肠鸣音存在。应首先考虑的是
A. 胃痉挛
B. 胃穿孔
C. 急性胰腺炎
D. 心绞痛
E. 心肌梗死

73. 下列各项，可出现金属样肠蠕动音的是
A. 麻痹性肠梗阻
B. 机械性肠梗阻
C. 低血钾
D. 急性肠炎
E. 败血症

74. 下列脊椎病变，除哪项外，脊椎叩痛常为阳性
A. 脊椎结核
B. 棘间韧带损伤
C. 骨折
D. 骨质增生
E. 椎间盘脱出

75. 血白细胞总数增多，可见于
A. 伤寒杆菌感染
B. 再生障碍性贫血
C. 急性失血
D. 使用氯霉素的影响
E. 脾功能亢进

76. 患者，男，50 岁。乙肝病史 6 年，呕血 1 天。检查：腹壁静脉曲张，肝肋未触及，脾肋下 3cm，腹水征（＋）、HBsAg（＋），白蛋白降低，A/G ＜1，丙氨酸转氨酶升高。其诊断为
A. 慢性肝炎
B. 肝硬化合并上消化道出血
C. 消化性溃疡合并上消化道出血
D. 白血病
E. 原发性肝癌

77. 患者，男，55 岁。劳累及情绪激动后，多次出现短时间胸骨后疼痛，下列哪项血清检查对明确诊断最有参考意义
A. 钾
B. 钠
C. 氯化物
D. 钙
E. 胆固醇及甘油三酯

78. 粪便中查到巨噬细胞，多见于
A. 阿米巴痢疾
B. 细菌性痢疾
C. 急性胃肠炎
D. 血吸虫病
E. 霍乱

79. 诊断肺心病的主要依据是
A. 长期肺结核病
B. 长期慢性支气管炎
C. 肺动脉高压及右心室肥大
D. 肺动脉狭窄
E. 肺气肿

80. 内源性哮喘的临床表现是
A. 多见于儿童与青少年
B. 常于春、秋季发病
C. 可有前驱症状
D. 起病慢，较多见哮喘持续状态
E. 发病急，症状缓解快

81. 患者，男，30 岁。高热、寒战 3 天，胸痛，伴咳嗽，痰中带血。听诊：右肺中部可闻及湿啰音，应首先考虑的是
    A. 急性支气管炎
    B. 支气管扩张
    C. 胸膜炎
    D. 肺炎
    E. 肺癌

82. 患者，男，50 岁。咳嗽 2 个月，痰中带血，不发热。抗感染治疗效果不明显。3 次 X 线检查均显示右肺中叶炎症。为确诊，下列哪项检查最重要
    A. 血常规
    B. 血培养
    C. 结核菌素试验
    D. 痰结核菌检查
    E. 纤维支气管镜检查

83. 患者，女，40 岁。风心病 5 年，近半个月来胃纳差，恶心，呕吐，肝区疼痛，尿少。查体：颈静脉怒张。心尖区可闻及舒张期杂音，三尖瓣区可闻及收缩期杂音，肝肋下 2cm。应首先考虑的是
    A. 肝炎
    B. 右心衰竭
    C. 左心衰竭
    D. 肝硬化
    E. 全心衰竭

84. 患者，女。25 岁。四肢大关节游走性疼痛 3 年。近半年心慌气短，双下肢水肿。检查：颈静脉怒张，双下肢凹陷性水肿，肝肋缘下 3.5cm，心尖部可闻及舒张期杂音。其诊断是
    A. 风湿性主动脉瓣关闭不全
    B. 风湿性左房室瓣关闭不全
    C. 左房室瓣狭窄及关闭不全
    D. 心力衰竭

E. 风湿性左房室瓣狭窄合并右心衰竭

85. 典型心绞痛胸部疼痛的部位是
    A. 心尖部
    B. 左肩背部
    C. 胸部左侧
    D. 胸骨体上段或中段的后方
    E. 胸部右侧

86. 患者，男，28 岁。上腹部灼痛 1 年，饥饿时加重，进食后可缓解，伴泛酸。查体：上腹部稍偏右有压痛。应首先考虑的是
    A. 慢性胃炎
    B. 慢性胆囊炎
    C. 十二指肠溃疡
    D. 胰腺炎
    E. 胃癌

87. 下列各项中，属乙类传染病的是
    A. 霍乱
    B. 鼠疫
    C. 传染性非典型肺炎
    D. 风疹
    E. 流行性感冒

88. 患者，男，40 岁。乙肝病史 6 年。近半个月肝区持续性疼痛，胃纳差，黄疸，消瘦。查体：肝肋下 4cm，质硬，表面不平，压痛。应首先考虑的是
    A. 慢性肝炎
    B. 肝脓肿
    C. 肝硬化
    D. 继发性肝癌
    E. 原发性肝癌

89. 成年男性，全身高度水肿半年余，检查：血压正常。腹部移动性浊音（＋），尿蛋白（＋＋＋），尿中红细胞 1～8 个/高倍

视野，血清白蛋白/球蛋白比例2.1/2.0，
酚红排泄率45%。应首先考虑的是

A. 门脉性肝硬化

B. 急性肾小球肾炎

C. 慢性肾炎肾病型

D. 慢性肾炎普通型

E. 慢性肾盂肾炎

90. 雄激素最适合治疗

A. 缺铁性贫血

B. 海洋性贫血

C. 慢性感染性贫血

D. 铁粒幼红细胞贫血

E. 再生障碍性贫血

91. 患者，女，34岁。皮肤反复出血半年。
检查：血红蛋白90g/L，血白细胞5.0
$\times 10^9$/L，血小板46$\times 10^9$/L，骨髓增生
活跃，颗粒型巨核细胞增多。应首先考
虑的是

A. 再生障碍性贫血

B. 急性白血病

C. 特发性血小板减少性紫癜

D. 脾功能亢进

E. 过敏性紫癜

92. 患儿，男，12岁。2年前诊断为1型糖
尿病。今日在家中用胰岛素治疗后，突
然发生昏迷。应首选的抢救措施是

A. 小剂量胰岛素静滴

B. 静脉补充氯化钾

C. 快速补充生理盐水

D. 静脉补充高渗葡萄糖

E. 静脉补充碳酸氢钠

93. 患者，男，26岁。近年来有多次强直，
阵挛，昏睡发作，一般数分钟内意识恢
复，发作前胸腹有气上冲感。属于癫痫
的哪种发作类型

A. 大发作

B. 失神小发作

C. 精神运动性发作

D. 局限性发作

E. 癫痫持续状态

94. 甲类传染病是指

A. SARS、狂犬病

B. 黑热病、炭疽

C. 高致病性禽流感、天花

D. 鼠疫、霍乱

E. 伤寒、流行性出血热

95. 患者，男，20岁。近2周自觉乏力，食
欲不振，厌油，腹胀。检查：巩膜无黄
染。肝肋缘下2cm，有压痛。丙氨酸转
氨酶升高。应首先考虑的是

A. 急性肝炎

B. 慢性肝炎

C. 重型肝炎

D. 淤阻型肝炎

E. 肝炎肝硬化

96. 下列有关流行性出血热的描述，正确
的是

A. 发病以青少年为主

B. 一般不经呼吸道传播

C. 无明显季节性

D. 所有患者均有五期经过

E. 可有母婴传播

97. 下列各项，不支持流行性脑脊髓膜炎诊
断的脑脊液检查是

A. 外观混浊呈脓性

B. 蛋白质含量高

C. 细胞数 $< 0.5 \times 10^6$/L，以单核细胞
为主

D. 糖含量明显减少

E. 氯化物含量减少

98. 伤寒患者出现玫瑰疹，多见于
 A. 潜伏期
 B. 发热初期
 C. 极期
 D. 缓解期
 E. 恢复期

99. 腹痛、腹泻、黏液脓血便，伴发热恶寒，最可能的诊断是
 A. 细菌性痢疾
 B. 阿米巴痢疾
 C. 急性胃肠炎
 D. 流行性脑脊髓膜炎
 E. 霍乱

100. 伤寒菌血液培养，阳性率最高的时间是
 A. 第1周
 B. 第2周
 C. 第3周
 D. 第4周
 E. 第5周

101. 下列各项，不符合道德要求的是
 A. 尽量为患者选择安全有效的药物
 B. 要严格遵守各种抗生素的用药规则，尽可能开患者要求的好药、贵重药物
 C. 在医疗过程中要为患者保守秘密
 D. 对婴幼患儿、老年患者的用药应该谨慎，防止肾功能损害
 E. 钻研药理知识，防止粗疏和盲目用药

102. 下列人体实验类型中，不需要付出道德代价的是
 A. 自体实验
 B. 自愿实验
 C. 欺骗实验
 D. 强迫实验

 E. 天然实验

103. 《医疗机构管理条例》《医疗机构管理条例实施细则》《麻醉药品管理法》、《医疗事故处理条例》等规范性文件，在我国卫生法律体系中属于
 A. 卫生行政法规
 B. 卫生专门法律
 C. 卫生法律
 D. 基本法律
 E. 卫生技术法规

104. 下列各项，属于行政处罚的是
 A. 罚款
 B. 降级
 C. 赔偿损失
 D. 撤职
 E. 赔礼道歉

105. 医师甲经执业医师注册，在某医疗机构执业。1年后，该医师受聘到另一医疗机构执业。其改变执业地点的行为
 A. 医疗机构允许即可
 B. 应到准予注册的卫生行政部门办理变更注册手续
 C. 无须经过准予注册的卫生行政部门办理变更注册手续
 D. 任何组织和个人无权干涉
 E. 只要其医术高明，就不受限制

106. 直接作用于中枢神经系统，使之兴奋或抑制，连续使用能产生依赖性的药品是
 A. 毒性药品
 B. 放射性药品
 C. 解毒药品
 D. 精神药品
 E. 麻醉药品

107. 某药店经营者为贪图利益而违法销售超

过有效期的药品。依据《中华人民共和国药品管理法》第 75 条的规定，其所在地的药品监督管理行政执法机构应给予的处罚是，没收违法销售药品和违法所得。并

A. 处以非法所得一倍以上三倍以下的罚款

B. 处以非法所得二倍以上五倍以下罚款

C. 处以二千元以上五千元以下的罚款

D. 处以违法销售药品货值金额两倍以上五倍以下的罚款

E. 处以违法销售药品货值金额一倍以上三倍以下的罚款

108. 城镇中发现甲类传染病和乙类传染病中的艾滋病、肺炭疽病的患者、病原携带者和疑似患者时，国家规定的报告时间是

A. 6 小时以内

B. 7 小时

C. 10 小时

D. 12 小时

E. 24 小时

109. 依据 2002 年 9 月 1 日实施的《医疗事故处理条例》不属于医疗事故的是

A. 医疗机构违反规章造成患者重度残疾

B. 在医疗活动中，由于患者病情异常而发生医疗意外

C. 医务人员违反诊疗常规，造成患者一般功能性障碍

D. 医务人员违反护理常规，造成患者轻度残疾

E. 药房等非临床科室因过失导致患者人身损害

110. 医德规范是指导医务人员进行医疗活动的

A. 思想准则

B. 行为准则

C. 技术规程

D. 技术标准

E. 思想和行为准则

111. 下列除哪项外，均属急腹症

A. 消化性溃疡

B. 急性胰腺炎伴黄疸

C. 胃肠穿孔

D. 肠梗阻

E. 实质脏器破裂

112. 患者，男，26 岁。淋雨后寒战，发热，咳嗽，咳铁锈色痰，胸痛。查体：口唇周围有单纯疱疹，叩诊右下肺轻度浊音，听诊呼吸音减低。应首先考虑的是

A. 急性支气管炎

B. 肺结核

C. 急性肺脓肿

D. 肺炎球菌肺炎

E. 病毒性肺炎

113. 下列关于溶血性黄疸的叙述，正确的是

A. 直接迅速反应阳性

B. 尿中结合胆红素阴性

C. 血中非结合胆红素不增加

D. 尿胆原阴性

E. 大便呈灰白色

114. 患者，男，25 岁。发热，咳嗽 3 天。检查：气管位置居中，右胸呼吸动度减弱，右中肺语颤增强，叩诊呈浊音，听诊可闻及湿啰音及支气管肺泡呼吸音。应首先考虑的是

A. 胸膜炎

B. 肺炎

C. 气胸

D. 肺不张

E. 肺结核

115. 患者，男，30 岁。高热寒战 2 天，胸痛，伴咳嗽，痰中带血。听诊：右肺中部可闻及湿啰音。应首先考虑的是

　　A. 急性支气管炎

　　B. 肺炎

　　C. 肺结核

　　D. 肺癌

　　E. 支气管哮喘

116. 肺癌由原发癌肿引起的症状是

　　A. 咳嗽，咯血，胸闷，气急

　　B. 胸痛

　　C. 吞咽困难

　　D. 头痛，呕吐，共济失调

　　E. 厌食，肝区疼痛，黄疸

117. 萎缩性胃炎，胃黏膜的病理改变是

　　A. 充血，水肿

　　B. 糜烂，出血

　　C. 肥厚，粗糙

　　D. 灰暗，变薄

　　E. 渗出

118. 下列各项，不符合淤胆型肝炎临床表现的是

　　A. 黄疸深

　　B. 自觉症状重

　　C. 皮肤瘙痒

　　D. 大便颜色变浅

　　E. 血清胆固醇升高

119. H1V 造成机体免疫功能损害主要侵犯的细胞是

　　A. CD4$^+$T 淋巴细胞

　　B. CD8 T 淋巴细胞

　　C. B 淋巴细胞

　　D. NK 细胞

　　E. 浆细胞

120. 依照《麻醉药品管理办法》的规定：麻醉药品的处方剂量，每张处方注射剂不得超过多少日的常用量

　　A. 2 日

　　B. 3 日

　　C. 5 日

　　D. 7 日

　　E. 14 日

B 型题

答题说明

　　以下提供若干组考题，每组考题共用在考题前列出的 A、B、C、D、E 五个备选答案。请从中选择一个与问题关系最密切的答案，并在答题卡上将相应题号的相应字母所属方框涂黑。每个备选答案可能被选择一次、多次或不被选择。

（121～122 题共用备选答案）

　　A. 汪机

　　B. 高锦庭

　　C. 陈实功

　　D. 王洪绪

　　E. 吴师机

121. 首先将温病学说引进外科领域的是

122. 创立了以阴阳为主的辨证论治法则的是

（123～124 题共用备选答案）

　　A. 心善

　　B. 肝善

C. 脾善

D. 肺善

E. 肾善

123. 重证见声音响亮，不喘不咳，呼吸均匀，皮肤润泽，其辨证为

124. 重证见口和齿润，小便清长，夜卧安静，并无潮热，其辨证为

（125～126 题共用备选答案）

A. 龙胆泻肝汤

B. 知柏地黄丸

C. 草薢渗湿汤

D. 草薢化毒汤

E. 清营汤

125. 治疗淋病湿热毒蕴证的主方是

126. 治疗淋病正虚毒恋证的主方是

（127～128 题共用备选答案）

A. 阳和汤

B. 桃红四物汤

C. 顾步汤

D. 人参养荣汤

E. 附桂八味丸

127. 治疗脱疽寒湿证，应首选

128. 治疗脱疽热毒证，应首选

（129～130 题共用备选答案）

A. 两地汤

B. 逐瘀止血汤

C. 清肝止淋汤

D. 清热固经汤

E. 燥湿化痰汤

129. 治疗经间期出血肾阴虚证，应首选

130. 治疗经间期出血湿热证，应首选

（131～132 题共用备选答案）

A. 脾胃虚弱

B. 脾虚痰湿

C. 肝胃不和

D. 肝经湿热

E. 肝郁脾虚

131. 恶阻，口淡，呕吐清涎者，多为

132. 恶阻，口苦，呕吐酸水或苦水者，多为

（133～134 题共用备选答案）

A. 破瘀散结

B. 理气行滞

C. 先攻后补

D. 攻补兼施

E. 先补后攻

133. 体质较强的癥瘕患者，其治法是

134. 久病体弱的癥瘕患者，其治法是

（135～136 题共用备选答案）

A. 《颅囟经》

B. 《幼科发挥》

C. 《幼幼集成》

D. 《小儿药证直诀》

E. 《温病条辨》

135. "纯阳学说" 首见于

136. "稚阴稚阳学说" 首见于

（137～138 题共用备选答案）

A. 脾病及心

B. 脾病及肺

C. 脾病及肝

D. 阳虚水泛

E. 脾病及肾

137. 舌疳的病机是

138. 疳肿胀的病机是

（139～140 题共用备选答案）

A. 慢性规律性的上腹痛

B. 无规律性的上腹痛

C. 右上腹绞痛

D. 左上腹剧痛

E. 全腹剧痛

139. 胆道结石，常表现

140. 消化性溃疡，常表现

（141～142 题共用备选答案）

A. Murphy（墨菲征）阳性

B. 麦氏点压痛

C. Courvoisier（库瓦济埃征）阳性

D. Courvoisier（库瓦济埃征）阴性

E. 板状腹

141. 胰头癌引起梗阻性黄疸，可见

142. 急性胆囊炎，可见

（143～144 题共用备选答案）

A. 长期、反复咳嗽、咳痰

B. 反复咳嗽、咳痰，喘息，并伴有哮鸣音

C. 咳嗽、咳痰，伴长期午后低热，消瘦，盗汗

D. 发作性带哮鸣音的呼气性呼吸困难

E. 夜间熟睡后突然憋醒，伴咳嗽、咳痰

143. 慢性支气管炎单纯型的临床表现是

144. 慢性支气管炎喘息型的临床表现是

（145～146 题共用备选答案）

A. 进行性贫血

B. 皮肤、鼻腔等处发生坏死性溃疡

C. 皮肤、黏膜出血

D. 频繁性呕吐

E. 胸骨压痛

145. 血小板减少可出现的临床表现是

146. 粒细胞缺乏症可出现的临床表现是

（147～148 题共用备选答案）

A. 医学关系中的主体在道义上应享有的权利和利益

B. 医学关系中的主体在道义上应履行的职责和使命

C. 医学关系的主体对应尽义务的自我认识和自我评价的能力

D. 医学关系中的主体因履行道德职责受到褒奖而产生的自我赞赏

E. 医学关系中的主体在医疗活动中对自己和他人关系的内心体验和感受

147. 作为医学伦理学基本范畴的良心是指

148. 作为医学伦理学基本范畴的情感是指

（149～150 题共用备选答案）

A. 医疗事故损害后果与患者原有疾病状况之间的关系

B. 患者的经济状况

C. 患者亲友在纠纷处理过程中的态度

D. 无过错输血感染造成的不良后果

E. 医患双方协商解决

149. 医疗事故赔偿确定具体赔偿数额，应当考虑的因素是

150. 对发生医疗事故的赔偿等民事责任争议问题处理时，可以考虑的方式是

中医执业助理医师资格考试
最后成功四套胜卷（三）

（医学综合笔试部分）

第一单元

考生姓名：＿＿＿＿＿＿＿＿

准考证号：＿＿＿＿＿＿＿＿

考　　点：＿＿＿＿＿＿＿＿

考　场　号：＿＿＿＿＿＿＿＿

A1 型题

答题说明

每一道考试题下面有 A、B、C、D、E 五个备选答案。请从中选择一个最佳答案，并在答题卡上将相应题号的相应字母所属的方框涂黑。

1. 证候不包括
   A. 四诊检查所得
   B. 内外致病因素
   C. 疾病的特征
   D. 疾病的性质
   E. 疾病的全过程

2. 阴阳的相互转化是
   A. 绝对的
   B. 有条件的
   C. 必然的
   D. 偶然的
   E. 量变

3. 下列各项，可用阴阳消长来解释的是
   A. 阳虚则寒
   B. 阳长阴消
   C. 寒者热之
   D. 阴损及阳
   E. 阴盛则阳病

4. 根据情志相胜法，可制约大怒的情志是
   A. 喜
   B. 思
   C. 悲
   D. 恐
   E. 惊

5. 五行调节事物整体动态平衡的机制是
   A. 生我
   B. 我生
   C. 克我
   D. 我克
   E. 制化

6. 心为"君主之官"的理论依据是
   A. 心总统意志
   B. 心主血脉
   C. 心主神志
   D. 心主情志
   E. 心总统魂魄

7. 下列各项，与肺主通调水道功能关系最密切的是
   A. 气机的调节
   B. 朝百脉
   C. 主宣发与肃降
   D. 司呼吸
   E. 宗气的生成

8. 下列各项，不属肝主疏泄功能的是
   A. 调畅气机
   B. 调畅情志
   C. 促进骨骼发育
   D. 促进脾胃的运化
   E. 促进血液运行

9. 五脏中，具有"刚脏"特性的是
   A. 心
   B. 肺
   C. 脾
   D. 肝
   E. 肾

10.《素问·六节藏象论》中，"封藏之本"所指的是
   A. 心
   B. 肺
   C. 脾

D. 肝

E. 肾

11. 肝藏血与脾统血的共同生理功能是

　　A. 贮藏血液

　　B. 调节血量

　　C. 统摄血液

　　D. 防止出血

　　E. 化生血液

12. 大肠的主要生理功能是

　　A. 受盛

　　B. 传化糟粕

　　C. 化物

　　D. 泌别清浊

　　E. 通行元气

13. "太仓"所指的是

　　A. 三焦

　　B. 胃

　　C. 小肠

　　D. 脾

　　E. 大肠

14. 推动人体生长发育及脏腑功能活动的气是

　　A. 元气

　　B. 宗气

　　C. 营气

　　D. 卫气

　　E. 中气

15. 治疗血行瘀滞，多配用补气、行气药，是由于

　　A. 气能生血

　　B. 气能行血

　　C. 气能摄血

　　D. 血能生气

　　E. 血能载气

16. 绕阴器的经脉是

　　A. 足厥阴经

　　B. 手厥阴经

　　C. 足少阴经

　　D. 手太阴经

　　E. 足太阴经

17. 外感病汗出热退身凉者，表示

　　A. 表邪入里

　　B. 阳气衰少

　　C. 汗出亡阳

　　D. 真热假寒

　　E. 邪去正安

18. 下列除哪项外，均提示病情严重，预后不良

　　A. 目暗睛迷

　　B. 舌苔骤剥

　　C. 脉微欲绝

　　D. 抽搐吐沫

　　E. 昏迷烦躁

19. 下列各项，不属面色青主病的是

　　A. 寒证

　　B. 惊风

　　C. 湿证

　　D. 气滞

　　E. 血瘀

20. 气血两虚证的舌象是

　　A. 舌体淡瘦

　　B. 舌淡齿痕

　　C. 舌尖芒刺

　　D. 舌暗瘀点

　　E. 舌红裂纹

21. 舌淡白胖嫩，苔白滑者，常提示的是

　　A. 阴虚夹湿

　　B. 脾胃湿热

C. 气分有湿

D. 阳虚水停

E. 瘀血内阻

22. 唐代以前所称的哕，是指

    A. 呃逆

    B. 嗳气

    C. 恶心

    D. 干呕

    E. 噫气

23. 顿咳常见于

    A. 青年

    B. 老年

    C. 小儿

    D. 女性

    E. 男性

24. 下列除哪项外，指下均有脉气紧张之感觉

    A. 弦

    B. 紧

    C. 长

    D. 革

    E. 牢

25. 下列哪种脉象主虚证

    A. 滑

    B. 结

    C. 促

    D. 动

    E. 疾

26. 辨别寒热真假时要注意，真象常出现于

    A. 面色

    B. 体表

    C. 四肢

    D. 舌、脉

    E. 以上均非

27. 下列各项，属实证的是

    A. 头颅过大

    B. 头颅过小

    C. 囟填

    D. 囟陷

    E. 解颅

28. 下列哪项不是火淫的临床表现

    A. 壮热口渴

    B. 面红目赤

    C. 烦躁不宁

    D. 舌质红绛

    E. 脉象濡数

29. 下列各项，不属亡阳证表现的是

    A. 脉微欲绝

    B. 唇舌淡白

    C. 气息微弱

    D. 汗出稀冷

    E. 四肢温和

30. 大肠液亏证的主症是

    A. 口干咽燥

    B. 口臭头晕

    C. 便干难以排出

    D. 舌红苔白干

    E. 脉象细涩

31. 患者神疲乏力，少气懒言，常自汗出，头晕目眩，舌淡苔白，脉虚无力。其证候是

    A. 气虚

    B. 气陷

    C. 气逆

    D. 气微

    E. 气滞

32. 下列哪项是燥邪犯肺证与肺阴虚证的鉴别要点

A. 有无发热恶寒

B. 有无胸痛咯血

C. 有无口干咽燥

D. 痰量的多少

E. 咳痰的难易

33. 呕吐吞酸，胸胁胀满，嗳气频作，脘闷食少。其证候是

A. 食滞胃脘

B. 胃阴虚

C. 肝脾不调

D. 肝胃不和

E. 胃阳虚

34. 少阴经头痛的特征是

A. 前额连眉棱骨痛

B. 两侧太阳穴处痛

C. 后头部连项痛

D. 头痛连齿

E. 头痛晕沉

35. 使用化痰药治疗癫痫惊厥者，最常配伍的是

A. 清热、消食药

B. 平肝息风、安神药

C. 安神、理气药

D. 安神、泻下药

E. 补虚、消食药

36. 钩藤入汤剂宜

A. 先煎

B. 后下

C. 包煎

D. 另煎

E. 烊化

37. 细辛具有的功效是

A. 回阳救逆

B. 温肝暖肾

C. 温中降逆

D. 宣通鼻窍

E. 理气和胃

38. 蜜炙桑叶多用于

A. 清肺热

B. 疏风热

C. 清肝热

D. 清血热

E. 润肺燥

39. 芦根、淡竹叶的共同功效，除清热除烦外，还有

A. 利尿

B. 止呕

C. 生津

D. 排脓

E. 凉血

40. 黄芩具有而黄柏不具有的功效是

A. 燥湿

B. 泻火

C. 解毒

D. 清肺热

E. 退虚热

41. 生地黄、玄参的共同功效，除清热凉血外，还有

A. 止血

B. 解毒

C. 养阴

D. 利尿

E. 化瘀

42. 既能泻下逐水，又能去积杀虫的药物是

A. 槟榔

B. 甘遂

C. 使君子

D. 牵牛子

E. 京大戟

43. 肉豆蔻与白豆蔻均具有的功效是
　　A. 涩肠止泻，下气平喘
　　B. 温中散寒，行气消胀
　　C. 温中行气，燥湿止带
　　D. 收敛固涩，制酸止痛
　　E. 涩肠止泻，敛肺止咳

44. 具有利尿通淋功效的药物是
　　A. 川芎
　　B. 丹参
　　C. 郁金
　　D. 桃仁
　　E. 牛膝

45. 治疗气血虚寒，痈肿脓成不溃，或溃后久不收口，肾阳不足，畏寒肢冷，阳痿，尿频，应首选
　　A. 吴茱萸
　　B. 小茴香
　　C. 干姜
　　D. 肉桂
　　E. 丁香

46. 具有行气止痛、温肾纳气功效的药物是
　　A. 香附
　　B. 青皮
　　C. 沉香
　　D. 木香
　　E. 佛手

47. 具有消食和中、健脾开胃功效的药物是
　　A. 莱菔子
　　B. 谷芽
　　C. 白术
　　D. 苍术
　　E. 木瓜

48. 具有散瘀消痈功效的药物是
　　A. 大蓟
　　B. 地榆
　　C. 槐花
　　D. 白茅根
　　E. 侧柏叶

49. 治疗血瘀气滞，经行腹痛，兼风湿肩臂疼痛者。应选用
　　A. 桃仁
　　B. 丹参
　　C. 红花
　　D. 姜黄
　　E. 益母草

50. 具有降逆止呕功效的药物是
　　A. 白前
　　B. 旋覆花
　　C. 桔梗
　　D. 前胡
　　E. 白芥子

51. 既能润肺止咳，又能润肠通便的药物是
　　A. 郁李仁
　　B. 薏苡仁
　　C. 杏仁
　　D. 火麻仁
　　E. 酸枣仁

52. 白僵蚕具有的功效是
　　A. 收敛生肌
　　B. 明目去翳
　　C. 解毒散结
　　D. 燥湿化痰
　　E. 消痰行水

53. 甘草具有的功效是
　　A. 补气燥湿
　　B. 益气养阴

C. 生津养血

D. 托毒生肌

E. 润肺止咳

54. 杜仲与续断均具有的功效是

A. 行血脉

B. 止呕吐

C. 逐寒湿

D. 补肝肾

E. 定喘咳

55. 患者腰膝酸软乏力，失眠多梦，心悸健忘。治疗宜选用

A. 麦冬

B. 百合

C. 龟甲

D. 续断

E. 巴戟天

56. 散剂的特点中不包括的是

A. 节省药材

B. 吸收缓慢

C. 不易变质

D. 制作简便

E. 便于携带

57. 再造散的组成药物中含有

A. 川芎

B. 当归

C. 丹参

D. 桃仁

E. 红花

58. 逍遥散与一贯煎相同的功用是

A. 和营

B. 益气

C. 滋阴

D. 疏肝

E. 补脾

59. 清热解毒与疏散风热并用，寓"火郁发之"之义的方剂是

A. 黄连解毒汤

B. 普济消毒饮

C. 清瘟败毒饮

D. 青蒿鳖甲汤

E. 龙胆泻肝汤

60. 小建中汤中配伍芍药的意义是

A. 益阴养血，柔肝缓急

B. 养阴复脉，柔肝缓急

C. 益气养阴，缓急止痛

D. 益气养血，复脉定悸

E. 养阴补血，活血通脉

61. 黄芪桂枝五物汤与当归四逆汤组成中均含有的药物是

A. 生姜、芍药、桂枝

B. 大枣、桂枝、生姜

C. 黄芪、桂枝、芍药

D. 芍药、生姜、大枣

E. 桂枝、芍药、大枣

62. 炙甘草汤中配伍桂枝、生姜的主要用意是

A. 温阳化气

B. 温经散寒

C. 温经通脉

D. 通阳复脉

E. 通阳化气

63. 下列各项，属天王补心丹组成药物的是

A. 西洋参

B. 丹参

C. 沙参

D. 党参

E. 苦参

64. 定喘汤的组成药物中含有

A. 半夏、当归

B. 麻黄、杏仁

C. 桑白皮、地骨皮

D. 黄芩、陈皮

E. 苏子、橘红

65. 咳血方与小蓟饮子中均含有的药物是

A. 山栀子

B. 青黛

C. 炙甘草

D. 生地黄

E. 滑石

66. 下列各项，除哪项外，均是内伤咳嗽的
常见病因

A. 情志刺激

B. 饮食不节

C. 过劳努伤

D. 肺脏虚弱

E. 久病伤阴

67. 患者，男，54岁。咳嗽气粗，痰多痰
黄，面赤身热，口干欲饮，舌红苔黄腻，
脉滑数。其证候是

A. 痰热郁肺

B. 肺阴亏耗

C. 风燥伤肺

D. 风热犯肺

E. 风寒袭肺

68. 患者呼吸急促，喉中哮鸣有声，胸膈满
闷，咳嗽痰少，形寒畏冷，舌苔白滑，
脉弦紧。其治法是

A. 温肺化痰，纳气平喘

B. 温肺散寒，化痰平喘

C. 温肺散寒，止咳化痰

D. 温肺化痰，散寒解表

E. 散寒温脾，化痰平喘

69. 患者喘促日久，动则喘甚，呼多吸少，

气不得续，汗出肢冷，跗肿，面青唇紫，
舌淡苔白，脉沉弱。其治疗应首选

A. 平喘固本汤合补肺汤

B. 金匮肾气丸合参蛤散

C. 参附汤合黑锡丹

D. 生脉散合补肺汤

E. 生脉地黄汤合金水六君煎

70. 患者，女，67岁。平素体弱消瘦，近日
外感，出现身热，微恶风，少汗，头晕，
心烦，口干咽痛，舌红少苔，脉细数。
其证候是

A. 风寒感冒

B. 风热感冒

C. 阴虚感冒

D. 暑湿感冒

E. 气虚感冒

71. 治疗咳嗽，应以治肺为主，还应注意治

A. 肝、脾、肾

B. 心、肝、肾

C. 心、脾、肾

D. 心、肝、脾

E. 肝、胃、肾

72. 患者，女，20岁。每遇生气后即咳逆阵
作，口苦咽干，胸胁胀痛，咳时面赤，
舌红苔薄黄，脉弦数。其证候是

A. 痰热郁肺

B. 肝肺气逆

C. 肝火犯肺

D. 阴虚火旺

E. 肺热津伤

73. 患者，男，42岁。呼吸气促，喉中哮鸣
有声，胸闷如窒，口不渴，形寒怕冷，
面色晦暗，舌苔白滑，脉弦紧。治疗应
首选

A. 二陈汤

B. 麻黄汤

C. 定喘汤

D. 射干麻黄汤

E. 平喘固本汤

74. 患者，男，56 岁。喘咳气急，胸部胀闷，不得卧，痰稀白量多，恶寒发热，无汗，舌苔薄白，脉浮紧。治疗应首选

A. 麻黄汤

B. 木防己汤

C. 苓桂术甘汤

D. 越婢加半夏汤

E. 葶苈大枣泻肺汤

75. 肺痨的外在致病因素是

A. 燥邪

B. 痨虫

E. 痰浊

D. 瘀血

E. 水饮

76. 患者，女，70 岁。久患肺病，反复发作，本次旧疾又发，呼吸浅短难续，咳声低怯，胸满短气，张口抬肩，倚息不能平卧，咳嗽，痰自如沫，咳吐不利，舌淡暗，脉沉细无力。诊断为肺胀。其证候是

A. 痰瘀阻肺

B. 肺肾气虚

C. 外寒内饮

D. 脾肾阳衰

E. 心肾阳衰

77. 患者心悸，气短，劳则尤甚，神疲体倦，自汗。治疗应首选

A. 补肺汤

B. 七福饮

C. 加味四君子汤

D. 大补元煎

E. 金匮肾气丸

78. 患者，男，50 岁。胸痛剧烈，痛无休止，伴身寒肢冷，气短喘促，脉沉微。治疗应选用的方剂是

A. 乌头赤石脂丸

B. 四逆加人参汤

C. 瓜蒌桂枝汤

D. 当归四逆汤

E. 参附汤

79. 治疗狂证火盛伤阴者，应首选

A. 二至丸

B. 六磨汤

C. 温胆汤

D. 二阴煎

E. 养心汤

80. 患者突然跌倒，神志不清，口吐涎沫，两目上视，四肢抽搐，口中如作猪羊叫声，移时苏醒，舌苔白腻，脉弦滑。治疗应首选

A. 定痫丸

B. 导痰汤

C. 二阴煎

D. 涤痰汤

E. 控涎丹

81. 治疗胃痛饮食停滞证，应首选

A. 良附丸

B. 理中汤

C. 保和丸

D. 小建中汤

E. 大建中汤

82. 患者，男，40 岁。胃脘灼热疼痛，痛势急迫，烦躁易怒，口苦，泛吐酸水，舌红苔薄黄。脉弦数。治疗应首选

A. 化肝煎

B. 黛蛤散

C. 小柴胡汤

D. 柴胡疏肝散

E. 龙胆泻肝汤

83. 患者呕吐多为清水痰涎，脘闷不食，头晕心悸，舌苔白腻，脉滑。其证候为

A. 饮食积滞

B. 痰饮内阻

C. 脾胃虚弱

D. 脾阳虚衰

E. 气滞痰阻

84. 患者胸膈疼痛，食不得下而复吐，甚至水饮难下，大便坚如羊屎，面色晦滞，形体消瘦，舌红少津，脉细涩。其治法是

A. 滋阴养血，破结行瘀

B. 益气养阴，行气化痰

C. 养阴润燥，降气消导

D. 润燥行瘀，开郁化痰

E. 滋阴养血，散结化痰

85. 腹痛的基本病机是

A. 肝脾不和，胃气郁滞

B. 肝气郁结，胃失和降

C. 肝脾湿热，络脉不和

D. 脏腑失和，气血不畅

E. 脾胃失和，瘀血阻滞

86. 患者大便时溏时泻，水谷不化，稍进油腻之物，则大便次数增多，食少，脘腹胀闷，面黄，肢倦乏力，舌淡苔白，脉细弱，其治法是

A. 健脾益气

B. 益胃升阳

C. 健脾益胃

D. 健脾温中

E. 温补脾胃

87. 治疗痢疾表邪未解而里热已盛者，应首选

A. 藿香正气散

B. 人参败毒散

C. 葛根芩连汤

D. 芍药汤

E. 白头翁汤

88. 血虚便秘证，阴血已复，便仍干燥，治疗应首选

A. 黄芪汤

B. 增液汤

C. 润肠丸

D. 五仁丸

E. 青麟丸

89. 患者胸胁胀痛，走窜不定，情绪不佳则加重，胸闷气短，嗳气频作，舌苔薄，脉弦。其证候是

A. 肝胃不和

B. 肝络瘀阻

C. 肝气郁结

D. 肝郁化热

E. 肝脾不调

90. 患者黄疸日久，黄色晦暗如烟熏，纳少脘闷，大便溏，神疲畏寒，口淡不渴，舌淡苔腻，脉沉迟。治疗应首选

A. 茵陈蒿汤

B. 茵陈五苓散

C. 甘露消毒丹

D. 黄连温胆汤

E. 茵陈术附汤

91. 治疗鼓胀水湿困脾证。应首选

A. 柴胡疏肝散合胃苓汤

B. 实脾饮

C. 中满分消丸

D. 调营饮

E. 附子理苓汤

92. 患者头痛而晕，心悸不宁，神疲乏力，面色无华，舌淡苔薄白，脉细弱。治疗应首选
    A. 半夏白术天麻汤
    B. 加味四物汤
    C. 大定风珠
    D. 大补元煎
    E. 六君子汤

93. 患者，女，42 岁。眩晕昏蒙，头重如裹，胸闷恶心，纳呆多寐，舌苔白腻，脉濡滑。其病机是
    A. 风湿
    B. 气虚
    C. 血虚
    D. 痰浊
    E. 肾虚

94. 患者突然昏仆，不省人事，肢体软瘫，目合口张，鼻鼾息微，手撒肢冷，汗多，二便自遗，舌痿，脉微欲绝。其中风属
    A. 中经络
    B. 阳闭证
    C. 阴闭证
    D. 脱证
    E. 后遗症

95. 水肿发病涉及的脏腑是
    A. 心、肝、脾
    B. 肝、脾、肾
    C. 肺、脾、肾
    D. 脾、肾、心
    E. 肾、心、肺

96. 以小腹胀满疼痛，小便涩滞，淋沥不尽为特征的病证是
    A. 热淋
    B. 血淋
    C. 石淋
    D. 气淋
    E. 劳淋

97. 患者，女，30 岁。小便灼热刺痛，尿色如洗肉水色，少腹拘急满痛，舌红苔黄，脉滑数。治疗应首选
    A. 程氏萆薢分清饮
    B. 知柏地黄丸
    C. 小蓟饮子
    D. 八正散
    E. 沉香散

98. 患者小便点滴不通，烦渴欲饮，咽干，呼吸短促，咳嗽，舌苔薄黄，脉数。其治法是
    A. 行瘀散结，通利水道
    B. 疏调气机，通利小便
    C. 清泄肺热，通利水道
    D. 清热利湿，通利小便
    E. 升清降浊，化气利水

99. 郁证患者，咽中不适，如有物梗阻，咳之不出，咽之不下，胸中窒闷，舌苔白腻，脉弦滑。其证候是
    A. 气滞痰郁
    B. 肝气郁结
    C. 气郁化火
    D. 痰浊上扰
    E. 忧郁伤神

100. 患者小便短赤灼热，尿血鲜红，心烦口渴，舌红，脉数。其证候是
    A. 肾气不固
    B. 下焦热盛
    C. 脾不统血
    D. 肾虚火旺
    E. 以上均非

101. 患者胸胁支满，心下痞闷，胃中有振水音，食后胃胀明显，经常呕吐清水痰涎，心悸头晕，形体逐渐消瘦，舌苔白滑，脉弦细而滑。其诊断是
    A. 痰饮，脾阳虚弱
    B. 悬饮，络气不和
    C. 溢饮，寒饮内伏
    D. 支饮，寒饮伏肺
    E. 悬饮，饮停胸胁

102. 患者夜寐盗汗，五心烦热，两颧色红口渴，舌红少苔，脉细数。治疗应首选
    A. 黄连阿胶汤
    B. 黄连温胆汤
    C. 当归六黄汤
    D. 养阴清肺汤
    E. 甘麦大枣汤

103. 治疗虚劳应以补益下列哪项为主
    A. 心、肾
    B. 心、肺
    C. 肺、肾
    D. 脾、肾
    E. 肝、肾

104. 行痹患者，关节疼痛，以肩、肘等上肢关节为甚。治疗应加用
    A. 杜仲、桑寄生、巴戟天
    B. 独活、牛膝、防己、萆薢
    C. 羌活、白芷、威灵仙、姜黄
    D. 川乌、草乌
    E. 白花蛇、乌梢蛇

105. 腰痛发病的关键是
    A. 寒湿
    B. 湿热
    C. 肾虚
    D. 气滞
    E. 血瘀

106. 手太阴肺经在上肢的分布是
    A. 内侧前廉
    B. 外侧前廉
    C. 内侧中行
    D. 外侧后廉
    E. 内侧后廉

107. 十二经脉中，相表里的阴经与阳经的交接部位在
    A. 四肢部
    B. 胸部
    C. 腹部
    D. 头部
    E. 面部

108. 起于足跟内侧的经脉是
    A. 阳跷脉
    B. 阴跷脉
    C. 阴维脉
    D. 阳维脉
    E. 冲脉

109. 循行于上肢内侧中线的经脉是
    A. 手太阳经
    B. 手少阳经
    C. 手厥阴经
    D. 手少阴经
    E. 手太阴经

110. 手三阳经的走向为
    A. 从头走足
    B. 从足走腹
    C. 从胸走手
    D. 从手走头
    E. 从手走足

111. 外邪由皮毛传入脏腑的途径，依次是
    A. 络脉→孙脉→经脉
    B. 孙脉→经脉→络脉

C. 经脉→孙脉→络脉

D. 络脉→经脉→孙脉

E. 孙脉→络脉→经脉

112. 心经的郄穴是

    A. 少府

    B. 神门

    C. 阴郄

    D. 灵道

    E. 通里

113. 下列经脉循行除哪项外，都经过心

    A. 手厥阴经

    B. 手少阳经

    C. 手太阳经

    D. 手阳明经

    E. 足少阴经

114. 耻骨联合上缘至股骨内上髁上缘的骨度分寸是

    A. 18 寸

    B. 19 寸

    C. 20 寸

    D. 21 寸

    E. 22 寸

115. 下列各穴中，常用于保健并具有强壮作用的穴位是

    A. 百会

    B. 肾俞

    C. 脾俞

    D. 足三里

    E. 气海俞

116. 治疗痛经，在下列穴位中应首选

    A. 漏谷

    B. 阳陵泉

    C. 冲门

    D. 地机

    E. 公孙

117. 治疗胎位不正最常用的腧穴是

    A. 合谷

    B. 至阴

    C. 三阴交

    D. 太冲

    E. 足三里

118. "循喉咙之后，上入颃颡"的经脉是

    A. 足厥阴肝经

    B. 足少阴肾经

    C. 足少阳胆经

    D. 足太阴脾经

    E. 足阳明胃经

119. 提插补泻法中，补法的操作手法是

    A. 轻插重提，幅度小，频率快

    B. 轻插重提，幅度小，频率慢

    C. 重插轻提，幅度大，频率快

    D. 重插轻提，幅度小，频率快

    E. 重插轻提，幅度小，频率慢

120. 耳穴"脾"位于

    A. 耳舟

    B. 耳轮

    C. 耳甲

    D. 耳垂

    E. 三角窝

B 型题

答题说明

以下提供若干组考题，每组考题共用在考题前列出的 A、B、C、D、E 五个备选答案。请从中选择一个与问题关系最密切的答案，并在答题卡上将相应题号的相应字母所属方框涂黑。每个备选答案可能被选择一次、多次或不被选择。

（121～122 题共用备选答案）
A. 下肢外侧后缘
B. 上肢内侧中线
C. 下肢外侧前缘
D. 上肢外侧中线
E. 上肢内侧后缘
121. 患者疼痛沿三焦经放散，其病变部位在
122. 患者病发心绞痛，沿手少阴经放散，其病变部位在

（123～124 题共用备选答案）
A. 太阳伤寒
B. 太阳中风
C. 卫分证
D. 气分证
E. 少阳证
123. 发热微恶寒，口干微渴，头痛，脉浮数是
124. 恶风发热，头痛，汗出，脉浮缓是

（125～126 题共用备选答案）
A. 威灵仙
B. 防己
C. 狗脊
D. 独活
E. 木瓜
125. 既能祛风湿，又能消骨鲠的药物是
126. 既能祛风湿，又能强腰膝的药物是

（127～128 题共用备选答案）
A. 白及
B. 仙鹤草
C. 棕榈炭

D. 血余炭
E. 炮姜
127. 具有止痢功效的药物是
128. 具有杀虫功效的药物是

（129～130 题共用备选答案）
A. 山茱萸
B. 五倍子
C. 莲子
D. 诃子
E. 金樱子
129. 具有补脾止泻、养心安神功效的药物是
130. 具有益肾固精、养心安神功效的药物是

（131～132 题共用备选答案）
A. 枳实导滞丸
B. 普济消毒饮
C. 龙胆泻肝汤
D. 芍药汤
E. 清营汤
131. 组成药物中不含黄连的方剂是
132. 组成药物中不含黄芩的方剂是

（133～134 题共用备选答案）
A. 茯苓
B. 附子
C. 白术
D. 甘草
E. 人参
133. 生脉散与四君子汤的组成中均含有药物是
134. 四逆散与四逆汤的组成中均含有药物是

（135～136 题共用备选答案）

A. 消风散

B. 二陈汤

C. 川芎茶调散

D. 天麻钩藤饮

E. 半夏白术天麻汤

135. 外感风邪头痛、头风，治宜选用

136. 风痰上扰头痛、眩晕，治宜选用

（137～138 题共用备选答案）

A. 肝

B. 心

C. 脾

D. 肺

E. 肾

137. 实喘病位主要在

138. 肺痈病位主要在

（139～140 题共用备选答案）

A. 枳实导滞丸

B. 保和丸

C. 越鞠丸合枳术丸

D. 二陈平胃散

E. 香砂六君子汤

139. 治疗痞满饮食内停证，应首选

140. 治疗痞满肝胃不和证，应首选

（141～142 题共用备选答案）

A. 藿香正气散

B. 不换金正气散

C. 葛根芩连汤

D. 白头翁汤

E. 芍药汤

141. 患者泄泻腹痛，泻下急迫，粪色黄褐，气味臭秽，肛门灼热，烦热口渴，舌质红，苔黄腻，脉滑数。治疗应首选

142. 患者腹痛拘急。痢下赤白黏冻，白多赤少，里急后重，脘腹胀满，舌苔白腻，

脉濡缓。治疗应首选

（143～144 题共用备选答案）

A. 柴胡截疟饮

B. 白虎加桂枝汤

C. 柴胡桂枝干姜汤

D. 加味不换金正气散

E. 何人饮

143. 治疗正疟，应首选

144. 治疗劳疟，应首选

（145～146 题共用备选答案）

A. 白昼时时汗出，动则益甚

B. 寐中汗出，醒来自止

C. 冷汗如珠，气息微弱

D. 咳而汗出，痰黄质稠

E. 汗出色黄，染衣着色

145. 自汗的特点是

146. 脱汗的特点是

（147～148 题共用备选答案）

A. 太渊

B. 合谷

C. 后溪

D. 内关

E. 阳池

147. 既是络穴，又是八脉交会穴的腧穴是

148. 既是原穴，又是八会穴的腧穴是

（149～150 题共用备选答案）

A. 大杼

B. 绝骨

C. 太渊

D. 膈俞

E. 膻中

149. 骨会是

150. 脉会是

中医执业助理医师资格考试
最后成功四套胜卷(三)

（医 学 综 合 笔 试 部 分）

第二单元

A1 型题

> **答题说明**
>
> 每一道考试题下面有 A、B、C、D、E 五个备选答案。请从中选择一个最佳答案，并在答题卡上将相应题号的相应字母所属的方框涂黑。

1. 世界上最早进行死骨剔出术和剖腹术的外科学家是
   - A. 扁鹊
   - B. 郑玄
   - C. 华佗
   - D. 医询
   - E. 张仲景

2. "七恶"中，症见"皮肤枯槁，痰多音暗，呼吸喘急，鼻翼扇动"者，称为
   - A. 心恶
   - B. 肝恶
   - C. 脾恶
   - D. 肺恶
   - E. 气血衰竭

3. 辨溃疡，疮面呈翻花或如岩穴属
   - A. 瘰疬溃疡
   - B. 麻风溃疡
   - C. 梅毒溃疡
   - D. 岩性溃疡
   - E. 流痰溃疡

4. 下列关于切开法切开方向的叙述，错误的是
   - A. 一般疮疡，宜循经直开，刀头向上
   - B. 乳部宜放射形切开
   - C. 面部脓肿沿皮肤纹理切开
   - D. 手指脓肿，最好从正面切开，免伤屈伸功能
   - E. 关节附近宜用横切口

5. 下列各项，不属疔疮走黄原因的是
   - A. 麻痘余毒未清
   - B. 误食辛热之品
   - C. 早期失治
   - D. 挤压碰撞
   - E. 过早切开

6. 患儿，男，5 岁。右颌下肿痛 3 天，灼热，皮色微红，伴恶寒发热，纳呆，舌红苔薄黄，脉滑数。其诊断是
   - A. 脊核
   - B. 颈痈
   - C. 烂疔
   - D. 流注
   - E. 红丝疔

7. 患者，男，78 岁。患背部有头疽月余，局部疮形平塌，根盘散漫，疮色紫滞，溃后脓水稀少，伴有唇燥口干，便艰溲短，舌质红，脉细数。内治应首选
   - A. 仙方活命饮
   - B. 竹叶黄芪汤
   - C. 托里消毒散
   - D. 知柏地黄汤
   - E. 清骨散

8. 患者，男，12 岁。患流痰 3 年，溃口位于左腰部，脓水稀薄，夹有败絮样物，伴有午后潮热，夜间盗汗，口燥咽干，咳嗽痰血，舌红少苔，脉细数。内治应首选
   - A. 阳和汤
   - B. 知柏地黄丸
   - C. 清骨散
   - D. 人参养荣汤
   - E. 六味地黄丸

9. 患者，女，40 岁。双乳肿胀疼痛，月经前加重，经后减轻，肿块大小不等，形态不一，伴乳头溢液，月经不调，腰酸乏力，舌淡苔白，脉弦细。其证候是
A. 肝郁痰凝
B. 肝气郁结
C. 冲任失调
D. 肝郁火旺
E. 肝郁脾虚

10. 患者，女，62 岁。已确诊为右乳岩，胸胁胀满，嗳气频频，纳呆懒言，口苦咽干，舌淡苔薄白，脉弦滑。其证候是
A. 肝肾不足
B. 脾胃不和
C. 情志郁结
D. 气血两亏
E. 冲任失调

11. 患者，女，38 岁。喉结右侧可及 3cm × 3cm × 3cm 肿物，表面光滑，质韧，无压痛。随吞咽上下移动。应首先考虑的是
A. 气瘿
B. 肉瘿
C. 血瘿
D. 石瘿
E. 瘿痈

12. 在肿块触诊中，不属癌性肿块特性的是
A. 高低不平
B. 坚硬如石
C. 推之不能移动
D. 表面与皮肤粘连
E. 表面光滑

13. 患者，女，58 岁。左侧腰周出现绿豆大水疱，簇集成群，累累如串珠，排列成带状，疼痛较重，舌苔薄黄，脉弦数。

其诊断是
A. 接触性皮炎
B. 药物性皮炎
C. 蛇串疮
D. 热疮
E. 湿疮

14. 患儿，男，9 岁。头皮部初起丘疹色红，灰白色鳞屑成斑，毛发干枯，容易折断，易于拔落而不疼痛，已有 1 年余，自觉瘙痒。其诊断是
A. 肥疮
B. 牛皮癣
C. 白秃疮
D. 白疕
E. 圆癣

15. 患者，男，27 岁。颈项部皮肤增厚，瘙痒反复发作 1 年余，局部皮肤成苔藓化。其诊断是
A. 风热疮
B. 风瘙痒
C. 牛皮癣
D. 白屑风
E. 慢性湿疮

16. 一期梅毒的主要症状，多于不洁性交后出现，其时间是
A. 1 周左右
B. 2 周左右
C. 3 周左右
D. 4 周左右
E. 5 周左右

17. 内痔的主要症状是
A. 便血，疼痛
B. 便血，有分泌物
C. 便血，痔核脱出
D. 便血，肛门痒

E. 便血，异物感

18. 患者，男，30岁。便干，便后出血并疼痛1周。检查：肛门外观可见截石位6点有一梭形裂口通向肛内，创面不深，边缘整齐。其分类应是
　　A. 内痔
　　B. 外痔
　　C. 肛窦炎
　　D. 早期肛裂
　　E. 陈旧性肛裂

19. 患者，男，40岁。小便频急，茎中热痛，刺痒不适，尿色黄浊，尿末或大便时有白浊滴出，会阴、腰骶、睾丸有明显的胀痛不适，舌红苔黄根腻，脉弦滑。诊为慢性前列腺炎，其证候是
　　A. 肾阳不足
　　B. 肝肾不足
　　C. 阴虚火动
　　D. 湿热壅阻
　　E. 气滞血瘀

20. 深静脉血栓形成的最大危险性是
　　A. 水肿
　　B. 肺栓塞
　　C. 下肢坏死
　　D. 患肢增粗
　　E. 浅静脉扩张

21. 小面积烧伤，初期可用
　　A. 清凉油
　　B. 红油膏
　　C. 金黄膏
　　D. 冲和膏
　　E. 黄连膏

22. 患者，女，43岁。入院时诊断为肠痈。现腹皮挛急，全腹压痛、反跳痛，腹胀，

恶心呕吐，大便不爽，次数增多，小便频数，时时汗出，皮肤甲错，二目下陷，口干而臭。舌红苔黄糙，脉细数。其证候是
　　A. 积热不散，热盛肉腐
　　B. 阳明腑实，热盛伤阴
　　C. 寒湿内蕴，瘀血凝滞
　　D. 湿热内蕴，气血瘀滞
　　E. 邪毒内蕴，瘀血凝滞

23. 下列哪项不是天癸臻熟的条件
　　A. 肾气充盛
　　B. 脾气健旺
　　C. 已18岁
　　D. 精气充实
　　E. 肾阴充盛

24. 哺乳期最佳断乳时间是
　　A. 6个月
　　B. 8个月
　　C. 9个月
　　D. 10个月
　　E. 12个月

25. 清经散的组成是
　　A. 牡丹皮、赤芍、地骨皮、黄芩、黄柏、茯苓、生地黄
　　B. 牡丹皮、地骨皮、青蒿、黄柏、茯苓、黄芩、麦冬
　　C. 牡丹皮、青蒿、黄芩、黄柏、茯苓、赤芍、地骨皮
　　D. 牡丹皮、地骨皮、白芍、熟地黄、青蒿、黄柏、茯苓
　　E. 牡丹皮、地榆、白芍、生地黄、黄柏、茯苓、青蒿

26. 大补元煎的组成是
　　A. 人参、熟地黄、山药、山萸肉、菟丝子、炙甘草、远志、五味子

B. 人参、熟地黄、山药、山萸肉、枸杞子、炙甘草、杜仲、当归

C. 人参、熟地黄、黄芪、白术、茯神、远志、酸枣仁、当归

D. 人参、熟地黄、黄芪、白术、茯苓、甘草、白芍、当归

E. 人参、熟地黄、黄芪、白术、陈皮、柴胡、升麻、当归

27. 患者，女，22岁，未婚。月经2~3月个一行，量少色淡，质清稀，时有小腹冷痛，喜热喜按，伴有面色少华，小便清长，便溏，腰酸乏力，四肢欠温，舌淡，苔薄白，脉沉迟无力。治疗应首选
A. 八珍益母丸
B. 十全大补丸
C. 艾附暖宫丸
D. 大补元煎
E. 肾气丸

28. 下列除哪项外，均属月经过少血虚证的临床表现
A. 月经量少，色淡无块
B. 胸闷泛恶，纳呆
C. 头晕眼花
D. 舌淡红
E. 脉细

29. 患者，女，36岁，已婚。两次月经中间，阴道少量出血，色鲜红，头晕腰酸，夜寐不宁，五心烦热，舌质红，苔薄，脉细数。其治法是
A. 益气补肾，固冲止血
B. 滋肾养阴，固冲止血
C. 养阴清热，固冲止血
D. 补肾养肝，固冲止血
E. 益气养阴，凉血清热

30. 患者，女，46岁，已婚。经来无期，现

已持续20天未止，开始量多，现淋漓不尽，色淡、质稀，腰酸腿软，溲频清冷，舌淡苔白，脉沉细。应予止血调经，其治法是
A. 温肾固冲
B. 滋水益阴
C. 补气养血
D. 健脾益气
E. 滋阴固肾

31. 下列除哪项外，均属于虚性闭经的病因病机
A. 肝肾不足
B. 痰湿阻滞
C. 气血虚弱
D. 阴虚血燥
E. 脾虚血少

32. 痛经之所以随月经周期而发作，与下列哪项有关
A. 寒凝胞中
B. 经期胞中血虚邪盛
C. 经期冲任气血变化急骤
D. 冲任血虚、胞宫失养
E. 湿热蕴结胞中

33. 肝火引起经行头痛的特点是
A. 头晕，头部绵绵作痛
B. 巅顶掣痛，头晕目眩
C. 头痛剧烈，痛如锥刺
D. 头部胀痛重着
E. 头痛如裹，头晕目眩

34. 患者，女，35岁。月经周期正常，惟月经量少、色红、质稠，经期鼻衄，量不多，色暗红，伴手足心热，潮热颧红，舌红少苔，脉细数。其证候是
A. 肝经郁火
B. 阴虚内热

C. 心肝火旺

D. 阴虚阳亢

E. 肺肾阴虚

35. 患者，女，40 岁。带下量多、色黄或白、质黏稠、有臭气，小腹作痛，或阴痒，便秘溺赤，舌红苔黄厚腻，脉滑数。治疗应首选

A. 五味消毒饮

B. 龙胆泻肝汤

C. 萆薢渗湿汤

D. 止带方

E. 易黄汤

36. 下列除哪项外，均为妊娠病的发病机制

A. 血聚养胎，阴血偏虚，阳气偏亢

B. 胎体渐大，气机升降失调

C. 寒湿停聚，冲任受阻

D. 肾气不足，无力系胞，胎元不固

E. 脾胃虚弱，化源不足，影响胎元

37. 患者，女，26 岁，已婚。停经 2 个月，尿妊娠试验阳性，恶心呕吐 10 天，加重 3 天，食入即吐，口淡无味，时时呕吐清涎，倦怠嗜卧，舌淡苔白润，脉缓滑无力。其证候是

A. 脾胃虚弱

B. 痰湿中阻

C. 肝胃不和

D. 肝脾不和

E. 气阴两伤

38. 下列哪项不是寿胎丸的组成药物

A. 菟丝子

B. 杜仲

C. 桑寄生

D. 川断

E. 阿胶

39. 患者，女，32 岁，已婚。曾孕 4 次均自然流产。平日头晕眼花，心悸气短，现又妊娠 32 天，面色苍白，舌淡苔白，脉细弱。治疗应首选

A. 补肾固冲丸

B. 补肾安胎饮

C. 泰山磐石散

D. 加味阿胶汤

E. 以上均非

40. 患者，女，23 岁，已婚。妊娠 7 个月，面浮肢肿，下肢尤甚，心悸气短，腰酸无力，舌淡苔薄润，脉沉细。其诊断是

A. 妊娠肿胀脾虚证

B. 妊娠肿胀肾虚证

C. 妊娠肿胀气滞证

D. 胎动不安肾虚证

E. 以上均非

41. 产后三急是指

A. 呕吐、泄泻、盗汗

B. 高热、昏迷、自汗

C. 心悸、气短、抽搐

D. 尿闭、便难、冷汗

E. 下血、腹痛、心悸

42. 下列哪项不是生化汤的组成药物

A. 当归

B. 川芎

C. 桃仁

D. 炮姜

E. 赤芍

43. 患者，女，35 岁，已婚。产后半个月余，全身关节疼痛，肢体酸楚麻木，头晕心悸，舌淡红，少苔，脉细无力。治疗应首选

A. 黄芪桂枝五物汤

B. 养荣壮肾汤

C. 独活寄生汤

D. 八珍汤

E. 黄芪汤

44. 患者，女，45 岁，已婚。下腹积块，固定不移，疼痛拒按，舌边瘀点，脉沉涩。治疗应首选

A. 桂枝茯苓丸

B. 逍遥散

C. 乌药汤

D. 香棱丸

E. 三棱煎

45. 患者，女，38 岁。结婚 3 年，夫妇同居未孕。月经先后不定期，经行乳房胀痛，善太息，舌淡红苔薄白，脉弦细。其证候是

A. 肝肾阴虚

B. 肝郁脾虚

C. 肝阳上亢

D. 肝气郁结

E. 气滞血瘀

46. 下列各项，不属宫颈锥形切除术适应证的是

A. 宫颈轻、中度不典型增生

B. 疑有宫颈管内癌变

C. 宫颈刮片多次异常而活检未发现病变

D. 宫颈重度糜烂

E. 宫颈息肉

47. 小儿出齐 20 颗乳牙的时间是

A. 8 ~ 10 个月

B. 11 ~ 12 个月

C. 13 ~ 15 个月

D. 16 ~ 19 个月

E. 20 ~ 30 个月

48. 小儿患病后易趋康复的主要原因是

A. 心常有余

B. 肝常有余

C. 稚阴稚阳

D. 脏腑已成

E. 脏气清灵

49. 小儿断奶时间宜在

A. 2 ~ 3 个月

B. 4 ~ 5 个月

C. 6 ~ 7 个月

D. 8 ~ 12 个月

E. 13 ~ 18 个月

50. 下列各项，可见咳嗽痰多，色黄稠黏，喉中痰鸣症状的是

A. 风寒咳嗽

B. 风热咳嗽

C. 痰热咳嗽

D. 痰湿咳嗽

E. 气虚咳嗽

51. 患儿，2 岁。高热、咳喘 9 天后，潮热盗汗，面色潮红，口唇樱赤，干咳无痰，质红而干，舌苔光剥。其治法是

A. 养阴清肺

B. 清肺止咳

C. 止咳化痰

D. 养阴益胃

E. 益气健脾

52. 《景岳全书·泄泻》云：泄泻之本，无不由于

A. 脾、胃

B. 肝、胆

C. 心、小肠

D. 肺、大肠

E. 肾、膀胱

53. 患儿，2 岁。纳差 2 个月，腹泻 1 周。

平素食欲不振，挑食偏食，近日大便日行 3 ~ 4 次，食后作泻，面色萎黄，舌淡苔白，指纹淡红。治疗应首选

A. 熏洗法

B. 擦拭法

C. 割治疗法

D. 推拿疗法

E. 拔罐疗法

54. 患儿，2 岁。面色苍白，唇淡甲白，发黄稀疏，神疲乏力，形体消瘦 3 个月，诊断为"营养性缺铁性贫血"。西药选用铁剂治疗后，正确的停药时间为：血红蛋白

A. 开始升高时

B. 达正常时

C. 达正常后 2 个月左右

D. 达正常后 4 个月左右

E. 达正常后 6 个月左右

55. 急性肾小球肾炎血清补体 C，一过性明显下降，恢复正常的时间是

A. 2 ~ 3 周

B. 4 ~ 5 周

C. 6 ~ 8 周

D. 9 ~ 11 周

E. 12 ~ 15 周

56. 麻疹的好发年龄是

A. 6 个月以内

B. 6 个月 ~ 5 岁

C. 6 ~ 7 岁

D. 8 ~ 9 岁

E. 10 ~ 12 岁

57. 患儿，5 岁。发热 2 天，咳嗽，鼻塞，流涕，皮肤出疹，见有丘疹、水疱，疱浆清亮，分布稀疏，以躯干为多，舌苔薄白，脉浮数。治疗应首选

A. 柴葛解肌汤

B. 透疹凉解汤

C. 清胃解毒汤

D. 银翘散

E. 桑菊饮

58. 患儿，2 岁。时值夏季，发热持续 1 个月余，朝盛暮衰，口渴多饮，尿多清长，无汗，面色苍白，下肢欠温，大便溏薄，舌淡苔薄。治疗应首选

A. 白虎汤

B. 新加香薷饮

C. 温下清上汤

D. 竹叶石膏汤

E. 王氏清暑益气汤

59. 下列除哪项外，均可使用培元补肾法

A. 解颅

B. 五迟

C. 五软

D. 哮喘

E. 肺炎喘嗽

60. 小儿指纹淡红，其证候是

A. 虚寒

B. 食积

C. 痰热

D. 虚热

E. 实热

61. 下列哪种病变引起的胸痛常沿一侧肋间神经分布

A. 胸肌劳损

B. 流行性胸痛

C. 颈椎病

D. 带状疱疹

E. 皮下蜂窝织炎

62. 患者，26 岁。近 1 个月来，以夜间咳嗽

为主，痰中带血丝，伴低热，盗汗。应
首先考虑的是

A. 肺结核

B. 支气管扩张

C. 肺癌

D. 风湿性心脏病（二尖瓣狭窄）

E. 急性肺水肿

63. 下列各项，可见间歇热的是

A. 急性肾盂肾炎

B. 肺炎

C. 风湿热

D. 渗出性胸膜炎

E. 霍奇金病

64. 犬吠样咳嗽，可见于

A. 急性喉炎

B. 急性支气管炎

C. 支气管哮喘

D. 肺结核

E. 肺癌

65. 患者，男，18岁。突然出现无痛性腹
泻，米泔水样便，量多，大便频繁，继
之出现喷射状呕吐，呕吐物为米泔水
样。查体：神志淡漠，声音嘶哑，眼窝
深凹，口唇干燥。应首先考虑的是

A. 霍乱

B. 急性细菌性痢疾

C. 急性胃肠炎

D. 伤寒

E. 副伤寒

66. 患者食欲减退，乏力。查体：全身及巩
膜黄染，胆囊明显肿大，无压痛。应首
先考虑的是

A. 胰腺癌

B. 胰腺炎

C. 胆道蛔虫症

D. 胆囊炎

E. 胆结石

67. 下列哪种疾病触诊语颤消失

A. 肺炎性浸润

B. 肺梗死

C. 肺结核空洞

D. 肺纤维化

E. 支气管阻塞

68. 蜘蛛痣罕见于下列哪个部位

A. 面颊部

B. 手背

C. 前胸

D. 上臂

E. 下肢

69. 下列不是生理性甲状腺肿大体征的是

A. 轻度肿大

B. 表面光滑

C. 无任何症状

D. 可闻及连续性血管杂音

E. 质地柔软

70. 肺气肿患者心浊音界改变的特点是

A. 向左下扩大

B. 向右扩大

C. 向左右两侧扩大

D. 缩小

E. 不变

71. 下列哪项提示左心功能不全

A. 脉搏强而大

B. 舒张早期奔马律

C. 奇脉

D. 脉搏过缓

E. 脉搏绝对不齐

72. 高血压性心脏病左心室增大，其心脏浊

音界呈

A. 靴形

B. 梨形

C. 烧瓶形

D. 普大型

E. 心腰部凸出

73. 患者心悸。查体：心律完全不规则，心率快慢不等，心音强弱绝对不一致，脉搏短绌。应首先考虑的是

A. 窦性心律不齐

B. 房性期前收缩

C. 心房纤颤

D. 房室交界性期前收缩

E. 室性期前收缩

74. 下列哪项不是腹水的表现

A. 蛙状腹

B. 移动性浊音

C. 波动感

D. 振水音

E. 直立时下腹饱满

75. 下列可引起姿势性脊柱侧凸的是

A. 佝偻病

B. 先天性斜颈

C. 胸膜肥厚

D. 一侧腰肌瘫痪

E. 儿童发育期坐或立姿势不良

76. 血小板减少，常见于

A. 脾切除术后

B. 急性胃出血后

C. 急性溶血后

D. 急性白血病

E. 以上均非

77. 下列检查结果中，最能反映慢性肾炎患者肾实质严重损害的是

A. 尿蛋白明显增多

B. 尿中白细胞明显增多

C. 尿中红细胞明显增多

D. 尿中出现管型

E. 尿比重固定于 1.010 左右

78. 对心肌缺血与心内膜下梗死的鉴别，最有意义的是

A. 淀粉酶

B. 血清转氨酶

C. 谷氨酰基转肽酶

D. 肌酸磷酸激酶

E. 血清碱性磷酸酶

79. 出现大便隐血试验阳性，其上消化道出血量至少达到的数量是

A. 5mL

B. 10mL

C. 20mL

D. 50mL

E. 60mL

80. 下列各项中属乙类传染病的是

A. 霍乱

B. 鼠疫

C. 传染性非典型肺炎

D. 风疹

E. 流行性感冒

81. 患儿近日常感无力，精神萎靡，食欲不佳，并诉右上腹隐痛。检查：面色黄，肝于肋缘下 3cm 可触及，有压痛。实验室检查：尿胆红素（＋），尿胆原（＋）。应首先考虑的是

A. 蚕豆病

B. 胃炎

C. 胆道蛔虫症

D. 急性病毒性肝炎

E. 胆结石

82. 下列药物，不能用于艾滋病治疗的是
   A. 齐多夫定
   B. 双脱氧胞苷
   C. 双脱氧肌苷
   D. 阿糖腺苷
   E. 拉米夫定

83. 普通型流脑临床特征性体征是皮肤
   A. 瘀点或瘀斑
   B. 水疱
   C. 黑痂
   D. 斑丘疹
   E. 脓肿

84. 下列中毒性细菌性痢疾的治疗措施，错误的是
   A. 抗菌治疗
   B. 扩充血容量
   C. 纠正代谢性酸中毒
   D. 血管活性药物的应用
   E. 纠正代谢性碱中毒

85. 流行性出血热患者全身各组织器官都可有充血、出血、变性、坏死，表现最为明显的器官是
   A. 心
   B. 肺
   C. 肾
   D. 脑垂体
   E. 胃肠

86. 尊重患者知情同意权。其正确的做法是
   A. 婴幼患儿可以由监护人决定其诊疗方案
   B. 家属无承诺，即使患者本人知情同意也不得给予手术
   C. 对特殊急诊患者的抢救都同样对待
   D. 无须做到患者完全知情
   E. 只经患者同意即可手术

87. 目前，我国卫生法规中所涉及的民事责任的主要承担方式是
   A. 恢复原状
   B. 赔偿损失
   C. 停止侵害
   D. 消除危险
   E. 支付违约金

88. 除特殊需要外，第一类精神药品的处方，每次不得超过多少日的常用量
   A. 1 日
   B. 3 日
   C. 5 日
   D. 7 日
   E. 14 日

89. 属于丙类传染病的病种是
   A. 艾滋病
   B. 肺结核
   C. 传染性非典型肺炎
   D. 人感染高致病性禽流感
   E. 流行性和地方性斑疹伤寒

90. 必须按照国务院卫生行政部门的有关规定，严格执行消毒隔离制度，防止发生院内感染和医源性感染的机构是
   A. 疾病控制中心
   B. 卫生监督所
   C. 预防保健机构
   D. 医疗保健机构
   E. 卫生行政管理机构

91. 患者，男，60 岁。有慢性支气管炎及肺心病病史。近 1 周感冒后出现咳嗽，吐黄痰，心悸气短加重，神志清，血气分析在正常范围。下列哪项治疗是错误的
   A. 抗感染
   B. 止咳
   C. 祛痰

D. 呼吸兴奋剂

E. 氨茶碱

92. 患者，男，20岁。持续低热、盗汗2个月，咳嗽，痰中带血。应首先考虑的是

　　A. 肺癌

　　B. 肺结核

　　C. 肺脓肿

　　D. 肺梗死

　　E. 支气管扩张

93. 可直接导致意识障碍的心律失常是

　　A. 室性期前收缩

　　B. 房性期前收缩

　　C. 心室颤动

　　D. 右束支阻滞

　　E. 窦性心动过速

94. 患者，男，65岁。慢性支气管炎及高血压病史10年，近半年活动后自觉气短。检查：血压160/95mmHg（21.3/12.6kPa），心脏听诊未闻及器质性杂音，两肺听诊无异常，心电图及X线显示左心室增大。应首先考虑的是

　　A. 冠心病

　　B. 高血压性心脏病

　　C. 风心病

　　D. 肺心病

　　E. 病毒性心肌炎

95. 患者，男，50岁。半年来经常突发胸骨后疼痛，有窒息感，持续1~5分钟，休息后迅速缓解。心电图示ST段下移及T波倒置。应首先考虑的是

　　A. 稳定型劳累性心绞痛

　　B. 初发劳累性心绞痛

　　C. 恶化型劳累性心绞痛

　　D. 自发性心绞痛

　　E. 急性心肌梗死

96. 胃癌血行转移，首先转移到

　　A. 肝脏

　　B. 肺脏

　　C. 骨骼

　　D. 脑部

　　E. 卵巢

97. 患者近来尿少，大便反复带有鲜血，查体：面部有蜘蛛痣，左肋缘下触及脾脏，腹部叩诊出现移动性浊音。应首先考虑的是

　　A. 肾病综合征

　　B. 右心功能不全

　　C. 肝硬化

　　D. 慢性肾功能不全

　　E. 乙型肝炎

98. 急性胰腺炎属于

　　A. 感染性疾病

　　B. 遗传性疾病

　　C. 自身消化性疾病

　　D. 免疫性疾病

　　E. 结缔组织疾病

99. 膀胱炎最易发生于

　　A. 女性婴幼儿

　　B. 50岁以上男性

　　C. 育龄妇女

　　D. 老年妇女

　　E. 青年男性

100. 原发性再障的病因是

　　A. 化学物质

　　B. 医用药物

　　C. 放射线

　　D. 病毒感染

　　E. 以上均非

101. 患者因腹胀，全身疼痛就诊。检查：脾

肋缘下 6cm. 血液白细胞计数 160 × 10^9/L。可见各阶段幼稚粒细胞少许。应首先考虑的是

A. 脾功能亢进

B. 门脉性肝硬化

C. 急性粒细胞白血病

D. 慢性粒细胞白血病

E. 急性淋巴细胞白血病

102. 患者，女，30岁。因进食海鲜后，四肢出现出血点，对称分布。检查：血象脆性嗜酸粒细胞偏高，骨髓象正常，毛细血管脆性试验阳性。应首先考虑的是

A. 过敏性紫癜

B. 败血症

C. 急性粒细胞白血病

D. 急性型原发性血小板减少性紫癜

E. 慢性型原发性血小板减少性紫癜

103. 甲亢患者，给予他巴唑 20mg，一日 3 次，在家中治疗，半个月后应到医院复查

A. 心率、心律

B. 心电图

C. 甲状腺大小

D. 白细胞计数

E. 突眼程度

104. 患者，男，45岁。肥胖体形，无症状，健康查体时发现尿糖阳性，空腹血糖稍高，葡萄糖耐量减低。其诊断是

A. 2 型糖尿病

B. 1 型糖尿病

C. 糖尿病酮症酸中毒

D. 肾炎

E. 肾病

105. 患者，男，40岁。近年来反复发作全身强直，阵挛，昏睡，本次发作强直，

阵挛持续时间达 90 分钟以上。应首先考虑的是

A. 癔病性发作

B. 癫痫合并低钙血症

C. 急性脑出血

D. 急性脑栓塞

E. 癫痫持续状态

106. 患者，男，60岁。慢性支气管炎病史 20 年。近半年活动后心悸，气短。查体：有肺气肿体征，两肺散在干、湿啰音。剑突下可见心尖搏动，肺动脉瓣区第二心音亢进。应首先考虑的是

A. 冠心病

B. 肺心病

C. 风心病

D. 高血压性心脏病

E. 心肌炎

107. 哮喘持续状态是指重度哮喘发作持续时间超过

A. 8 小时

B. 12 小时

C. 24 小时

D. 36 小时

E. 48 小时

108. 患者，男，20岁。突发胸闷，气急，咳嗽。听诊：两肺满布哮鸣音。应首先考虑的是

A. 急性支气管炎

B. 慢性支气管炎喘息型

C. 心源性哮喘

D. 支气管哮喘

E. 支气管肺癌

109. 患者，男，60岁。慢性支气管炎病史 20 年，肺心病病史 5 年。近 1 周感冒后咳嗽，吐黄痰，心悸气短加重。下列

哪项治疗原则是最重要的

A. 止咳

B. 祛痰

C. 抗感染

D. 强心

E. 利尿

110. 外源性哮喘的临床表现是

A. 多见于青壮年

B. 常于冬季或气候骤变时发病

C. 前驱症状后发病急，缓解快

D. 有呼吸道感染症状

E. 起病慢，症状缓解后哮鸣音可持续多时

111. 患者，男，20岁。反复咳嗽，咳痰量多已2年。今天突然咯鲜血300mL。无发热，不消瘦。听诊：右下肺闻及小水泡音。应首先考虑的是

A. 大叶性肺炎

B. 肺结核

C. 支气管扩张

D. 风湿性心脏病二尖瓣狭窄

E. 肺脓肿

112. 患者，男，60岁。咳嗽，吐痰，反复发作5年，近1周症状加重。检查：体温正常，两肺散在干、湿罗音。血白细胞 $11.0 \times 10^9/L$，中性粒细胞0.8。应首先考虑的是

A. 急性支气管炎

B. 慢性支气管炎急性发作

C. 肺结核

D. 支气管哮喘

E. 肺癌

113. 诊断肺心病的主要依据是

A. 长期肺结核病

B. 长期慢性支气管炎

C. 肺动脉高压及右心室肥大

D. 肺动脉狭窄

E. 两下肢水肿

114. 患者，65岁，查体：心尖搏动出现在剑突下，且深吸气时增强，肺动脉瓣第二心音增强。应首先考虑的是

A. 冠心病

B. 高血压性心脏病

C. 风心病

D. 肺心病

E. 心肌炎

115. 内源性哮喘的临床表现是

A. 多见于儿童与青少年

B. 常于春、秋季发病

C. 可有前驱症状

D. 起病慢，较多见哮喘持续状态

E. 发病急，症状缓解快

116. 下列哪项属于非感染性发热的疾病

A. 肺结核

B. 肺炎

C. 急性肾盂肾炎

D. 伤寒

E. 血清病

117. 体温在39℃以上，一日内波动范围超过2℃者。多见于

A. 风湿热

B. 伤寒

C. 疟疾

D. 大叶性肺炎

E. 中暑

118. 下列关于溶血性黄疸的叙述，正确的是

A. 直接迅速反应阳性

B. 尿中结合胆红素阴性

C. 血中非结合胆红素不增加

D. 尿胆原阴性

E. 大便呈灰白色

D. 急性病毒性肝炎

E. 遗传性球形红细胞增多症

119. 患儿，男，10 岁。皮肤黄染伴右上腹绞痛 2 天。实验室检查：尿胆红素（＋），尿胆原（－）。应首先考虑的是

A. 蚕豆病

B. 胃炎

C. 胆道蛔虫症

120. 嘶哑样咳嗽，可见于

A. 急性喉炎

B. 声带疾患

C. 百日咳

D. 胸膜炎

E. 支气管扩张

B 型题

> **答题说明**
>
> 以下提供若干组考题，每组考题共用在考题前列出的 A、B、C、D、E 五个备选答案。请从中选择一个与问题关系最密切的答案，并在答题卡上将相应题号的相应字母所属方框涂黑。每个备选答案可能被选择一次、多次或不被选择。

（121～122 题共用备选答案）

A. 发

B. 背疽

C. 痈

D. 烂疔

E. 蛇头疔

121. 以部位命名的是

122. 以疾病特性命名的是

（123～124 题共用备选答案）

A. 邪气偏盛

B. 阴阳失调

C. 阴毒结聚

D. 正气不足

E. 经络阻塞

123. 形成瘤的主要病机是

124. 形成岩的主要病机是

（125～126 题共用备选答案）

A. 透脓散

B. 瓜蒌牛蒡汤

C. 龙胆泻肝汤

D. 四妙汤加味

E. 托里消毒散

125. 治疗乳痈溃后热退身凉，肿痛渐消，应首选

126. 治疗乳痈成脓期，应首选

（127～128 题共用备选答案）

A. 寒湿阻络

B. 血脉瘀阻

C. 湿热毒盛

D. 热毒伤阴

E. 气阴两虚

127. 脱疽表现为患肢暗红、紫红或青紫，下垂更甚，肌肉萎缩，趺阳脉搏动消失，患肢持久性疼痛，夜间尤甚。其证候是

128. 脱疽表现为患肢暗红而肿，患肢如煮熟之红枣，渐变为紫黑色，呈浸淫蔓延，溃破腐烂，疼痛异常，彻夜不得安眠。其证候是

（129～130 题共用备选答案）

A. 知柏地黄汤

B. 清肝止淋汤

C. 血府逐瘀汤

D. 解毒活血汤

E. 逐瘀止血汤

129. 经间期出血量少，色紫黑，有小血块，少腹胀痛。治疗应首选

130. 经间期出血量少，色红质黏腻，胸闷烦躁。治疗应首选

（131～132 题共用备选答案）

A. 少腹逐瘀汤

B. 生化汤

C. 清热调血汤

D. 大黄牡丹皮汤

E. 大柴胡汤

131. 患者产后高热，小腹剧痛，恶露有臭气，大便秘结，治疗应首选

132. 患者产后寒热时作，恶露甚少，色紫暗，腹痛拒按，口干不欲饮。治疗应首选

（133～134 题共用备选答案）

A. 清宫术

B. 取适量内膜活检

C. 测基础体温

D. 经行 24～48 小时刮宫

E. 分段诊刮

133. 疑有宫颈管病变时，应采取的措施是

134. 疑有人流术后残留时，应采取的措施是

（135～136 题共用备选答案）

A. 白昼时时汗出，动则益甚

B. 寐中汗出，醒来自止

C. 冷汗如珠，气息微弱

D. 咳而汗出，痰黄质稠

E. 汗出色黄，染衣着色

135. 自汗的特点是

136. 脱汗的特点是

（137～138 题共用备选答案）

A. 银翘散

B. 清瘟败毒饮

C. 白虎汤

D. 新加香薷饮

E. 凉膈散

137. 治疗皮肤黏膜淋巴结综合征卫气同病，应首选

138. 治疗皮肤黏膜淋巴结综合征气营两燔，应首选

（139～140 题共用备选答案）

A. 呼吸道感染

B. 心力衰竭

C. 心律不齐

D. 亚急性感染性心内膜炎

E. 栓塞

139. 风心病最常见的并发症是

140. 风心病二尖瓣狭窄伴房颤最易出现

（141～142 题共用备选答案）

A. 劣药

B. 假药

C. 保健药品

D. 非处方用药

E. 特殊药品

141. 药品所含成分的名称与国家药品标准或者省、自治区、直辖市药品标准规定不符合的是

142. 药品成分的含量与国家药品标准或者省、自治区、直辖市药品标准规定不符合的是

（143～144 题共用备选答案）

A. 医患关系是一种民事法律关系

B. 医患关系是具有道德意义较强的社会关系

C. 医患关系是一种商家与消费者的关系

D. 医患关系是包括非技术性和技术性方面的关系

E. 医患关系是患者与治疗者在诊疗和
保健中所建立的联系

143. 反映医患关系本质的是

144. 概括医患关系内容的是

（145～146 题共用备选答案）

A. 轻度水肿

B. 大量蛋白尿

C. 中度以上高血压

D. 肾功能衰竭

E. 贫血

145. 慢性肾小球肾炎高血压型的主要特点是

146. 慢性肾小球肾炎肾病型的主要特点是

（147～148 题共用备选答案）

A. 瞳孔扩大

B. 瞳孔缩小

C. 瞳孔呈白色

D. 两瞳孔大小不等

E. 瞳孔形状不规则

147. 有机磷农药中毒的瞳孔变化是

148. 阿托品中毒的瞳孔变化是

（149～150 共用备选答案）

A. 高热

B. 抽搐

C. 三偏征

D. 脑膜刺激征明显

E. 脑脊液大多正常

149. 蛛网膜下腔出血的体征是

150. 内囊区出血的表现是

中医执业助理医师资格考试
最后成功四套胜卷(四)

（医 学 综 合 笔 试 部 分）

第一单元

考生姓名：_____

准考证号：_____

考　　点：_____

考 场 号：_____

A1 型题

答题说明

每一道考试题下面有 A、B、C、D、E 五个备选答案。请从中选择一个最佳答案，并在答题卡上将相应题号的相应字母所属的方框涂黑。

1. 因中气下陷所致的久痢、脱肛及子宫下垂，都可采用升提中气法治疗。此属于
   A. 因人制宜
   B. 同病异治
   C. 异病同治
   D. 审因论治
   E. 虚则补之

2. "重阴必阳，重阳必阴"说明了阴阳之间的哪种关系
   A. 相互交感
   B. 对立制约
   C. 互根互用
   D. 消长平衡
   E. 相互转化

3. 按五行属性分类，五化中属土者是
   A. 生
   B. 长
   C. 化
   D. 收
   E. 藏

4. 五行相乘，下列哪种说法是正确的
   A. 母气有余而乘其子
   B. 子气有余而乘其母
   C. 气有余而乘己所胜
   D. 气有余则乘己所不胜
   E. 气不及则己所胜侮而乘之

5. 心的主要生理功能是
   A. 主藏血
   B. 主神志
   C. 主运化

   D. 主统血
   E. 主疏泄

6. 与血液生成关系最密切的脏是
   A. 心
   B. 肺
   C. 脾
   D. 肝
   E. 肾

7. 下列关于五脏所藏的叙述，错误的是
   A. 心藏神
   B. 肝藏魂
   C. 肺藏魄
   D. 脾藏意
   E. 肾藏智

8. 有主水和纳气功能的脏是
   A. 肝
   B. 心
   C. 脾
   D. 肺
   E. 肾

9. 患者，女，25 岁。口舌生疮，心烦失眠，小便黄赤，尿道灼热涩痛，口渴，舌红无苔，脉数。其病位在
   A. 心、脾
   B. 心、胃
   C. 心、膀胱
   D. 心、小肠
   E. 心、肾

10. 下列哪项是胃的生理功能
　　A. 水谷精微的转输
　　B. 水谷的受纳和腐熟
　　C. 水液的吸收和转输
　　D. 脏器位置的维系
　　E. 血液的统摄

11. 具有推动呼吸和血行功能的气是
　　A. 心气
　　B. 肺气
　　C. 营气
　　D. 卫气
　　E. 宗气

12. 足厥阴肝经与足太阴脾经循行交叉，变换前中位置，是在
　　A. 外踝上 8 寸处
　　B. 内踝上 2 寸处
　　C. 内踝上 3 寸处
　　D. 内踝上 5 寸处
　　E. 内踝上 8 寸处

13. 最易导致病位游走不定的外邪是
　　A. 暑
　　B. 燥
　　C. 湿
　　D. 风
　　E. 寒

14. 下列哪项不会出现口渴多饮
　　A. 热盛伤津
　　B. 汗出过多
　　C. 剧烈呕吐
　　D. 泻下过度
　　E. 湿热内阻

15. 痰热内闭的目态是
　　A. 戴眼反折
　　B. 目睛微定

　　C. 昏睡露睛
　　D. 双睑下垂
　　E. 横目斜视

16. 下列除哪项外，均是舌颤动的病因
　　A. 气血两虚
　　B. 亡阳伤津
　　C. 热极生风
　　D. 酒毒所伤
　　E. 心脾有热

17. 语言謇涩，病因多属
　　A. 热扰心神
　　B. 痰火扰心
　　C. 风痰阻络
　　D. 心气不足
　　E. 心阴大伤

18. 咳声重浊者，多属
　　A. 风寒
　　B. 寒湿
　　C. 痰饮
　　D. 燥热
　　E. 肺热

19. 邪盛病进时，常见的脉象是
　　A. 实
　　B. 大
　　C. 紧
　　D. 滑
　　E. 长

20. 腹胀满，无压痛，叩之作空声，可见于
　　A. 水鼓
　　B. 气胀
　　C. 痰饮
　　D. 积聚
　　E. 内痈

21. 下列除哪项外，均是虚寒证的临床表现
    A. 畏寒喜暖
    B. 口淡不渴
    C. 脉沉而紧
    D. 小便清长
    E. 大便溏薄

22. 暑淫证候的表现是
    A. 头昏沉，嗜睡，胸脘痞闷
    B. 口渴饮水，口唇鼻咽干燥
    C. 发热恶热，汗出，气短神疲
    D. 突发皮肤瘙痒、丘疹
    E. 肠鸣腹泻，脘腹拘急冷痛

23. 下列各项，可见口干但欲漱水不欲咽症状的是
    A. 湿热
    B. 阴虚
    C. 痰饮
    D. 瘀血
    E. 温病营分证

24. 患者头晕目花，少气倦怠，腹部有坠胀感，脱肛，舌淡苔白，脉弱。其证候是
    A. 气滞
    B. 气虚
    C. 气陷
    D. 气结
    E. 气逆

25. 齿燥如枯骨者，属
    A. 热盛伤津
    B. 阳明热盛
    C. 肾阴枯涸
    D. 胃阴不足
    E. 肾气虚乏

26. 患者，男，70岁。神志痴呆。表情淡漠，举止失常，面色晦滞，胸闷泛恶，

舌苔白腻，脉滑。其病机是
    A. 痰迷心窍
    B. 痰火扰心
    C. 心血瘀阻
    D. 肾精亏虚
    E. 心脾两虚

27. 患者，男，45岁。平日急躁易怒，今日因事与人争吵时突感头晕，站立不住，面赤如醉，舌体颤动，脉弦。其证候是
    A. 肝火上炎
    B. 肝阳上亢
    C. 热极生风
    D. 肝阳化风
    E. 肝气郁结

28. 患儿，3岁。发育迟缓，坐、立、行走、牙齿的发育都迟于同龄小儿，颈项萎软，天柱骨倒，不能行走，舌淡苔薄。其证候是
    A. 脾肾气虚
    B. 气血虚弱
    C. 肝肾不足
    D. 心血不足
    E. 肾阳亏虚

29. 下列各组药物中，不属于配伍禁忌的是
    A. 川贝母与川乌
    B. 藜芦与赤芍
    C. 肉桂与赤石脂
    D. 水银与砒霜
    E. 硫黄与厚朴

30. 辛夷入汤剂宜
    A. 烊化
    B. 冲服
    C. 后下
    D. 包煎
    E. 先煎

31. 下列解表药中兼有化湿和中功效的是
    A. 紫苏
    B. 香薷
    C. 生姜
    D. 白芷
    E. 防风

32. 治疗外感发热，邪郁肌腠，项背强痛者，应首选
    A. 荆芥
    B. 白芷
    C. 薄荷
    D. 葛根
    E. 柴胡

33. 具有凉血功效的药物是
    A. 石膏
    B. 知母
    C. 芦根
    D. 天花粉
    E. 栀子

34. 下列清热解毒药中，兼有止血功效的是
    A. 穿心莲
    B. 秦皮
    C. 白鲜皮
    D. 熊胆
    E. 马齿苋

35. 具有养阴生津功效的药物是
    A. 生地黄
    B. 牡丹皮
    C. 赤芍
    D. 紫草
    E. 金银花

36. 独活具有的功效是
    A. 活血
    B. 行气

C. 化痰
D. 泻下
E. 解表

37. 患者，女，58 岁。因暑天乘凉饮冷，出现恶寒发热，头痛脘痞，恶心，呕吐频作，食少泄泻，舌苔腻脉濡，治疗应首选
    A. 黄连
    B. 藿香
    C. 生姜
    D. 竹茹
    E. 紫苏

38. 金钱草具有的功效是
    A. 清肺润燥
    B. 清肺化痰
    C. 泄热通便
    D. 解毒消肿
    E. 清热解暑

39. 患者呕吐吞酸，嗳气频繁，胸胁闷痛，脉弦。治疗应选用
    A. 干姜
    B. 高良姜
    C. 吴茱萸
    D. 丁香
    E. 小茴香

40. 患者胁肋胀痛，常因情志变动而痛有增减，胸闷不舒，嗳气吞酸，饮食减少，舌红苔薄黄，脉弦数。治疗应选用
    A. 川楝子
    B. 陈皮
    C. 木香
    D. 佛手
    E. 枳实

41. 具有行气消积功效的药物是
    A. 使君子

B. 苦楝皮

C. 槟榔

D. 贯众

E. 雷丸

42. 既能活血定痛，又能敛疮生肌的药物是

A. 三七

B. 茜草

C. 红花

D. 血竭

E. 桃仁

43. 桃仁与红花共同的功效是

A. 活血祛瘀

B. 化瘀止血

C. 利尿消肿

D. 润肠通便

E. 止咳平喘

44. 具有清热化痰功效的药物是

A. 海藻

B. 半夏

C. 天南星

D. 昆布

E. 瓜蒌

45. 既能息风止痉，又能祛风湿，止痹痛的药物是

A. 羚羊角

B. 石决明

C. 决明子

D. 天麻

E. 珍珠

46. 太阳病，发汗未愈，风寒入里化热，身热不解，汗出而喘，舌苔薄白，脉滑数者。治疗应选用

A. 泻白散

B. 葛根黄芩黄连汤

C. 麻黄杏仁甘草石膏汤

D. 桂枝加厚朴杏子汤

E. 小青龙加石膏汤

47. 不属于济川煎组成药物的是

A. 芍药

B. 牛膝

C. 泽泻

D. 升麻

E. 枳壳

48. 体现寒热并用、辛开苦降、消补兼施配伍特点的方剂是

A. 半夏泻心汤

B. 生姜泻心汤

C. 甘草泻心汤

D. 健脾丸

E. 枳实消痞丸

49. 下列方剂，组成药物中不含有栀子的是

A. 茵陈蒿汤

B. 八正散

C. 凉膈散

D. 龙胆泻肝汤

E. 仙方活命饮

50. 大建中汤的组成药物是

A. 生附子、干姜、肉桂、炙甘草

B. 蜀椒、人参、干姜、胶饴

C. 蜀椒、人参、干姜、炙甘草

D. 蜀椒、生附子、肉桂、胶饴

E. 干姜、人参、桂枝、胶饴

51. 胶艾汤主治证的病机是

A. 冲任虚损

B. 脾阳不足

C. 血热妄行

D. 肝火犯肺

E. 下焦瘀热

52. 下列各项，不属六味地黄丸主治证临床表现的是
    A. 腰膝酸软，盗汗遗精
    B. 耳鸣耳聋，头晕目眩
    C. 骨蒸潮热，手足心热
    D. 小便不利或反多
    E. 舌红少苔，脉沉细数

53. 四神丸的组成药物中含有
    A. 草豆蔻
    B. 白豆蔻
    C. 肉豆蔻
    D. 砂仁
    E. 厚朴

54. 甘麦大枣汤的主治病证是
    A. 肠风
    B. 瘰疬
    C. 脏毒
    D. 脏躁
    E. 梅核气

55. 苏子降气汤中配伍当归和肉桂的意义是
    A. 温肾纳气
    B. 养血补肝
    C. 温补下虚
    D. 祛痰止咳
    E. 温肾祛寒

56. 组成药物中含有炮姜、川芎的方剂是
    A. 生化汤
    B. 温经汤
    C. 血府逐瘀汤
    D. 通窍活血汤
    E. 身痛逐瘀汤

57. 大定风珠的组成药物中含有
    A. 柏子仁
    B. 桃仁

C. 郁李仁
D. 杏仁
E. 麻子仁

58. 百合固金汤的主治证候中常见
    A. 咳痰带血
    B. 干咳无痰
    C. 咳痰黄稠
    D. 咳痰不爽
    E. 咳喘

59. 白术与苍术并用的方剂是
    A. 健脾丸
    B. 完带汤
    C. 参苓白术散
    D. 藿香正气散
    E. 九味羌活汤

60. 健脾丸的组成药物中含有
    A. 薏苡仁
    B. 莱菔子
    C. 鸡内金
    D. 黄芪
    E. 黄连

61. 时行感冒与感冒风热证的区别点，关键在于
    A. 恶寒的轻与重
    B. 发热的轻与重
    C. 咽喉肿痛与否
    D. 有无流行性
    E. 脉数与否

62. 患者，男，23岁。恶寒，发热，鼻塞声重，流清涕，头痛，咳嗽，口不渴，舌苔薄白，脉浮紧。其治法是
    A. 清暑解表
    B. 益气解表
    C. 滋阴解表

D. 辛温解表

E. 辛凉解表

63. 患者，女，20 岁。每逢生气时即咳逆阵
作，口苦咽干，胸胁胀痛，咳时面赤舌
红苔薄黄，脉弦数。治疗应首选
A. 加减泻白散合黛蛤散
B. 龙胆泻肝汤合黛蛤散
C. 清金化痰汤合桔梗汤
D. 二陈汤合柴胡疏肝散
E. 桑白皮汤合柴胡疏肝散

64. 下列除哪项外，均为喘证的病因
A. 外邪侵袭
B. 饮食不当
C. 情志所伤
D. 痰热素盛
E. 劳欲久病

65. 患者喘促日久，动则喘甚，呼多吸少，
气不得续，汗出肢冷，跗肿，面青唇紫，
舌淡苔白，脉沉弱。其治疗应首选
A. 平喘固本汤合补肺汤
B. 金匮肾气丸合参蛤散
C. 参附汤合黑锡丹
D. 生脉散合补肺汤
E. 生脉地黄汤合金水六君煎

66. 患者干咳少痰，痰中带血，潮热盗汗，
胸闷隐痛，身体逐渐消瘦，口燥咽干，
舌红少苔，脉细数。其诊断是
A. 肺痨
B. 肺痿
C. 咯血
D. 虚劳
E. 肺胀

67. 患者，女，57 岁。有 15 年肺胀病史。1
周前，劳累后出现颜面浮肿，呼吸喘促

难续，心悸，胸脘痞闷，尿少，怕冷，
纳呆，舌苔白滑，脉沉细。治疗应首选
A. 济生肾气丸
B. 真武汤
C. 实脾饮
D. 参附汤
E. 金匮肾气丸

68. 胸痹的病机，总属
A. 气血失和
B. 寒热错杂
C. 气血两虚
D. 本虚标实
E. 上盛下虚

69. 患者，男，60 岁。胸闷疼痛，痰多气
短，肢体沉重，形体肥胖，倦怠乏力，
纳呆便溏，苔浊腻，脉滑。治疗应首选
A. 瓜蒌薤白半夏汤合涤痰汤
B. 枳实薤白桂枝汤
C. 血府逐瘀汤
D. 瓜蒌薤白白酒汤
E. 柴胡疏肝散

70. 狂证火盛伤阴证，其治法是
A. 活血化瘀，涤痰镇静
B. 安神定志，祛痰降火
C. 降火豁痰，安神宁心
D. 镇心涤痰，泻肝清火
E. 滋阴降火，安神定志

71. 患者，女，28 岁。平日情绪急躁，心烦
失眠，口苦而干，便秘，突发昏仆抽搐，
尖叫吐涎，牙关紧闭，舌红苔黄腻，脉
弦滑数。治疗应首选
A. 定痫丸
B. 六君子汤
C. 大补元煎
D. 甘麦大枣汤

E. 龙胆泻肝汤合涤痰汤

72. 胃痛的治疗，主要是
    A. 调肝理气止痛
    B. 调肝和胃止痛
    C. 理气和胃止痛
    D. 调理脾胃止痛
    E. 调肝理脾止痛

73. 患者以胃脘痞塞、满闷不舒为主，按之柔软，压之不痛，望无胀形，发病缓慢，时轻时重，反复发作，病程漫长。多因饮食、情志、起居、寒温等因素诱发。其诊断是
    A. 胃痛
    B. 鼓胀
    C. 痞满
    D. 胸痹
    E. 结胸

74. 患者，女，29 岁。外感后突发呕吐，恶寒头痛，胸脘满闷，舌苔白腻，脉濡缓。治疗应首选
    A. 左金丸
    B. 白虎汤
    C. 小柴胡汤
    D. 藿香正气散
    E. 龙胆泻肝汤

75. 呃逆病变的关键脏腑是
    A. 肝
    B. 脾
    C. 肺
    D. 胃
    E. 胆

76. 治疗腹痛饮食积滞重证，应首选
    A. 保和丸
    B. 越鞠丸

C. 枳实导滞丸
D. 枳术丸
E. 木香顺气丸

77. 患者腹痛肠鸣，泻下粪便臭如败卵，但泻而不爽，脘腹胀满，舌苔白厚而腐，脉滑。治疗应首选
    A. 保和丸
    B. 藿香正气散
    C. 葛根芩连汤
    D. 参苓白术汤
    E. 龙胆泻肝汤

78. 患者腹痛，里急后重，下痢赤白相杂，肛门灼热，小便短赤，舌苔微黄，脉滑数。其治法是
    A. 清热解毒，调气行血
    B. 清热化湿，理气止痛
    C. 清热凉血，和胃利湿
    D. 清肠和胃，利湿解毒
    E. 清胃利湿，和胃通降

79. 患者大便不干硬，虽有便意，临厕努挣无力，挣则汗出短气，便后疲乏，面色㿠白，舌淡嫩苔薄，脉虚。其治法是
    A. 补脾和胃
    B. 温阳通便
    C. 益气补肺
    D. 温中健脾
    E. 益气润肠

80. 最早指出黄疸有传染性的中医文献是
    A. 《黄帝内经》
    B. 《伤寒论》
    C. 《金匮要略》
    D. 《丹溪心法》
    E. 《沈氏尊生书》

81. 黄疸患者，身目俱黄，黄色鲜明，恶心

欲吐，发热恶寒，无汗身痛，小便短赤，舌苔薄黄腻，脉弦滑。治疗应首选
A. 大柴胡汤
B. 小柴胡汤
C. 麻黄连翘赤小豆汤
D. 茵陈蒿汤
E. 犀角散

82. 患者，男，60 岁。腹胀大如鼓，按之如囊裹水，有波动感。应首先考虑的是
A. 水饮
B. 痞满
C. 积聚
D. 水鼓
E. 内痈

83. 阳明头痛的"引经药"应首选
A. 葛根、白芷、知母
B. 羌活、川芎、蔓荆子
C. 柴胡、黄芩、川芎
D. 藁本、吴茱萸、钩藤
E. 细辛、白芷、羌活

84. 患者眩晕，精神萎靡，健忘多梦，腰膝酸软，四肢不温。形寒怯冷，舌质淡，脉沉细无力。治疗应首选
A. 左归丸
B. 右归丸
C. 大定风珠
D. 大补元煎
E. 附子理中丸

85. 疟疾患者，热多寒少，汗出不畅，头痛，骨节酸痛，口渴引饮，便秘，溲赤，舌红苔黄，脉弦数。其治法是
A. 和解表里，温阳达邪
B. 祛邪截疟，和解表里
C. 解毒除瘴，清热保津
D. 益气养血，扶正祛邪

E. 清热解表，和解祛邪

86. 患者，女，42 岁。全身水肿，下肢明显，按之没指，小便短少，身体困重，胸闷，纳呆，泛恶，舌苔白腻，脉沉缓。治疗应首选
A. 五皮饮合胃苓汤
B. 麻黄连翘赤小豆汤
C. 越婢加术汤
D. 实脾饮
E. 疏凿饮子

87. 患者小便短赤灼热，尿血鲜红，心烦口渴，舌红，脉数。其证候是
A. 肾气不固
B. 下焦热盛
C. 脾不统血
D. 肾虚火旺
E. 以上均非

88. 患者小便点滴不畅，烦渴欲饮，咽干咳嗽，舌苔薄黄，脉数。治疗应首选
A. 八正散
B. 导赤散
C. 沉香散
D. 代抵当丸
E. 清肺饮

89. 患者，男，45 岁。神思恍惚，梦魂颠倒，心悸易惊，善悲欲哭，肢体困乏，饮食减少，舌质淡，脉细无力。其治法是
A. 健脾养心，益气活血
B. 健脾养心，化痰解郁
C. 益气养血，化浊祛痰
D. 健脾养心，益气安神
E. 益气和胃，养心安神

90. 治疗吐血胃热壅盛证，应首选
A. 玉女煎

B. 龙胆泻肝汤

C. 加味清胃散合泻心汤

D. 地榆散合槐角丸

E. 泻心汤合十灰散

91. 患者2个月前患悬饮，经积极治疗，饮邪已退病情好转。现仍胸胁灼痛，呼吸不畅，闷咳，天阴时明显，舌暗苔薄，脉弦。治疗应首选

A. 柴胡疏肝散

B. 柴枳半夏汤

C. 小柴胡汤

D. 香附旋覆花汤

E. 瓜蒌薤白白酒汤

92. 患者，女，48岁。时常汗出，恶风，周身酸楚，时寒时热，舌苔薄白，脉缓。其治法是

A. 益气固表

B. 调和营卫

C. 滋阴降火

D. 清肝泄热

E. 益气化湿

93. 治疗虚劳心阳虚者，应首选

A. 桂枝甘草汤

B. 苓桂术甘汤

C. 拯阳理劳汤

D. 炙甘草汤

E. 人参养荣丸

94. 患者肢体关节疼痛较剧，痛有定处，得热痛减，遇寒痛增，疼痛局部皮色不红，触之不热，舌苔薄白，脉弦紧。治疗应首选

A. 独活寄生汤

B. 蠲痹汤

C. 薏苡仁汤

D. 乌头汤

E. 白虎加桂枝汤

95. 治疗湿热腰痛，应首选

A. 甘姜苓术汤

B. 四妙丸

C. 羌活胜湿汤

D. 薏苡仁汤

E. 乌头汤

96. 患者恶寒重，发热轻，无汗，头痛，肢体疼痛，鼻塞声重，时流清涕，喉痒，舌苔薄白而润，脉浮。其治法是

A. 散寒解肌

B. 辛温解表

C. 调和营卫

D. 散寒止痛

E. 发汗解肌

97. 咳嗽喉痒，痰中带血，口干鼻燥，或身热，舌红少津苔薄黄，脉数。治疗应首选

A. 桑杏汤

B. 杏苏散

C. 沙参麦冬汤

D. 麦门冬汤

E. 百合固金汤

98. 哮喘患者，气短息弱，自汗畏风，面色㿠白，咳嗽痰稀，舌淡苔白，脉弱。其诊断是

A. 哮证缓解期，肺虚

B. 哮证缓解期，脾虚

C. 哮证缓解期，肾虚

D. 虚喘，肺虚

E. 虚喘，肾虚

99. 喘证的病变部位在

A. 心、肺

B. 肺、肾

C. 心、肾

D. 脾、肾

E. 肺、脾

C. 3 寸

D. 2 寸

E. 1 寸

100. 足三阴经从起始部至内踝上 8 寸段的分布是

A. 厥阴在前，太阴在中，少阴在后

B. 厥阴在前，少阴在中，太阴在后

C. 少阴在前，太阴在中，厥阴在后

D. 太阴在前，厥阴在中，少阴在后

E. 太阴在前，少阴在中，厥阴在后

101. 手太阳小肠经与足太阳膀胱经的交接部位是

A. 目外眦

B. 目内眦

C. 目中

D. 鼻旁

E. 口角旁

102. 在经络系统中，具有离、入、出、合循行特点的是

A. 奇经八脉

B. 十二经别

C. 十二经筋

D. 十二皮部

E. 十五络脉

103. 膀胱经的下合穴是

A. 上巨虚

B. 下巨虚

C. 足三里

D. 委阳

E. 委中

104. 手三里位于阳溪穴与曲池穴连线上，曲池穴下

A. 5 寸

B. 4 寸

105. 公孙穴位于

A. 第一跖骨小头后缘，赤白肉际处

B. 第一跖骨小头前缘，赤白肉际处

C. 第一跖骨趾关节部，赤白肉际处石成金

D. 第一跖骨基底部前下缘，赤白肉际处

E. 第一跖骨基底部后下缘，赤白肉际处

106. 患者，男，45 岁。自觉心慌，时息时作，健忘失眠。治疗应首选

A. 三阴交

B. 神门

C. 足三里

D. 太溪

E. 合谷

107. 翳风穴位于

A. 胸锁乳突肌后缘，平下颌角处

B. 乳突前下方与下颌角之间的凹陷中

C. 乳突后下方凹陷中

D. 胸锁乳突肌与斜方肌上端之间的凹陷中

E. 后发际正中直上 0.5 寸，旁开 1.3 寸，当斜方肌外缘凹陷中

108. 治疗疳积，应首选

A. 印堂

B. 二白

C. 太阳

D. 四缝

E. 八风

109. 治疗丹毒首选的拔罐法是
   A. 留罐法
   B. 走罐法
   C. 留针拔罐法
   D. 刺血拔罐法
   E. 闪罐法

110. 与公孙穴相通的奇经是
   A. 冲脉
   B. 带脉
   C. 阴维脉
   D. 阴跷脉
   E. 任脉

111. 五输穴中所行为
   A. 井
   B. 荥
   C. 输
   D. 经
   E. 合

112. 患者，男，50 岁。腰部疼痛 10 年余，有劳伤史，久坐加重，痛处固定不移，治疗除取主穴外，还应选用的穴位是
   A. 膏肓
   B. 膈俞
   C. 志室
   D. 腰阳关
   E. 环跳

113. 患者，女，40 岁。呕吐清水，胃部不适，食久乃吐，喜热畏寒，身倦，便溏，小便可，舌苔白，脉迟。治疗除取主穴外，还应加
   A. 上脘、胃俞
   B. 肝俞、太冲
   C. 肾俞、太溪
   D. 胆俞、丘墟
   E. 次髎、血海

114. 患者，男，66 岁。小便滴沥不爽，排出无力，甚则点滴不通，精神疲惫，兼见面色白，腰膝酸软，畏寒乏力，舌质淡，脉沉细而弱。治疗除取主穴外，还应选用的是
   A. 太溪、复溜
   B. 曲骨、委阳
   C. 太冲、大敦
   D. 中极、膀胱俞
   E. 血海、三阴交

115. 患儿，男，3 岁。面色萎黄，形体消瘦，时有口干腹胀，不思饮食，烦躁啼哭，毛发稀疏，大便如米泔，舌苔黄腻，脉细。治疗应首选
   A. 下脘、足三里、四缝、商丘
   B. 上脘、三阴交、太冲、解溪
   C. 下脘、中脘、上脘、内庭
   D. 下脘、上脘、四缝、足三里
   E. 中脘、合谷、曲池、四缝

116. 治疗风火牙痛，除选取主穴外，应加用的腧穴是
   A. 太溪、行间
   B. 太溪、外关
   C. 太冲、曲池
   D. 太冲、阳溪
   E. 外关、风池

117. 患者，女，72 岁。1 小时前，突然昏仆，不省人事，半身不遂，目合口张，遗尿，汗出，四肢厥冷，脉细弱。治疗应首选
   A. 背俞穴，灸法
   B. 任脉经穴，灸法
   C. 督脉经穴，灸法
   D. 足阳明经穴，灸法
   E. 足厥阴经穴，毫针泻法

118. 手三阳经的走向为
　　A. 从头走足
　　B. 从足走腹
　　C. 从胸走手
　　D. 从手走头
　　E. 从手走足

119. 属足太阴脾经的腧穴是
　　A. 血海
　　B. 少海

　　C. 小海
　　D. 照海
　　E. 气海

120. 属足少阴肾经的腧穴是
　　A. 血海
　　B. 少海
　　C. 小海
　　D. 照海
　　E. 气海

B 型题

答题说明

　　以下提供若干组考题，每组考题共用在考题前列出的 A、B、C、D、E 五个备选答案。请从中选择一个与问题关系最密切的答案，并在答题卡上将相应题号的相应字母所属方框涂黑。每个备选答案可能被选择一次、多次或不被选择。

（121～122 题共用备选答案）
　　A. 结脉
　　B. 促脉
　　C. 代脉
　　D. 微脉
　　E. 弱脉
121. 脉来缓而时止，止无定数者，称为
122. 脉沉细而软者，称为

（123～124 题共用备选答案）
　　A. 尿频尿急，尿道灼痛，尿黄短少
　　B. 头痛目赤，急躁易怒，胁痛便秘
　　C. 腹部痞闷，纳呆便溏，面目发黄
　　D. 腹痛下痢，赤白黏冻，里急后重
　　E. 阴囊湿疹，瘙痒难忍，小便短赤
123. 肝胆湿热可见
124. 湿热蕴脾可见

（125～126 题共用备选答案）
　　A. 舌色淡红
　　B. 舌质淡白
　　C. 舌质绛红

　　D. 舌质紫暗
　　E. 舌起粗大红刺
125. 邪入营血证的舌象是
126. 气血瘀滞证的舌象答案

（127～128 题共用备选答案）
　　A. 化湿和胃
　　B. 凉血消肿
　　C. 活血止痛
　　D. 清热解毒
　　E. 清退虚热
127. 豨莶草具有的功效是
128. 络石藤具有的功效是

（129～130 题共用备选答案）
　　A. 活血行气，祛风止痛
　　B. 活血行气，清心凉血
　　C. 活血调经，除烦安神
　　D. 活血通经，清热解毒
　　E. 活血通经，祛瘀止痛
129. 郁金具有的功效是
130. 红花具有的功效是

（131～132 题共用备选答案）

A. 内泻热结

B. 活血祛瘀

C. 和解清热

D. 泻火除湿

E. 缓急止痛

131. 大柴胡汤中配伍大黄的主要意义是

132. 大柴胡汤中配伍芍药的主要意义是

（133～134 题共用备选答案）

A. 四物汤

B. 归脾汤

C. 当归补血汤

D. 四君子汤

E. 八珍汤

133. 患者妊娠 2 个月，食少便软，面色萎白语声低微，四肢乏力舌质淡，脉细缓。治疗应首选

134. 患者面色萎黄，头晕眼花，四肢倦怠，气短少言，心悸不安，食欲减退，舌淡苔白，脉细弱。治疗应首选

（135～136 题共用备选答案）

A. 舟车丸

B. 保和丸

C. 枳实消痞丸

D. 木香槟榔丸

E. 枳实导滞丸

135. 具有消导化积、清热祛湿功用的方剂是

136. 具有行气导滞、攻积泄热功用的方剂是

（137～138 题共用备选答案）

A. 七福饮

B. 还少丹

C. 转呆丹

D. 知柏地黄丸

E. 河车大造丸

137. 治疗痴呆髓海不足证，应首选

138. 治疗痴呆脾肾两虚证，应首选

（139～140 题共用备选答案）

A. 温药

B. 凉药

C. 血药

D. 气药

E. 寒药

139. 痢下赤多者，应重用

140. 痢下白多者，应重用

（141～142 题共用备选答案）

A. 气机阻滞，瘀血内结

B. 肝脾肾受损，气滞血结，水停腹中

C. 脾肺肾功能失调，水潴体内

D. 心肝脾功能失常，水结腹内

E. 肝脾肾受损，血郁脾内

141. 积聚的病机主要是

142. 鼓胀的病机主要是

（143～144 题共用备选答案）

A. 百合固金丸

B. 泻心汤

C. 泻白散

D. 知柏地黄丸

E. 龙胆泻肝汤

143. 治疗咳血肝火犯肺证，应首选

144. 治疗吐血胃热炽盛证，应首选

（145～146 题共用备选答案）

A. 井穴

B. 荥穴

C. 合穴

D. 经穴

E. 输穴

145. 曲池在五输穴中，属

146. 太溪在五输穴中，属

（147～148 题共用备选答案）

A. 慢性病证

B. 五脏病证

A1 型题

答题说明

每一道考试题下面有 A、B、C、D、E 五个备选答案。请从中选择一个最佳答案，并在答题卡上将相应题号的相应字母所属的方框涂黑。

---

1. 我国最早提出治疗脱疽用截趾手术法的专著是
   A. 《刘涓子鬼遗方》
   B. 《五十二病方》
   C. 《金创瘈疭方》
   D. 《山海经》
   E. 《黄帝内经》

2. 外科辨肿，肿势平坦，根盘散漫，其成因是
   A. 火
   B. 风
   C. 气
   D. 郁结
   E. 虚

3. 下列各项，不属确认成脓方法的是
   A. 按触法
   B. 推拿法
   C. 穿刺法
   D. 透光法
   E. 点压法

4. 下列各项中，需用砭镰法治疗的是
   A. 托盘疔
   B. 颜面部疔
   C. 红丝疔
   D. 蛇眼疔
   E. 蛀节疔

5. 下列疔疮，容易损筋伤骨的是
   A. 烂疔
   B. 红丝疔
   C. 颜面疔

D. 疫疔
E. 手足疗

6. 患者，女，24 岁。患腿痛 1 周，溃腐 3 天，脓腐稠厚且多，不易脱落。外用掺药应首选
   A. 青黛散
   B. 八二丹
   C. 红灵丹
   D. 八宝丹
   E. 三石散

7. 下列哪项不是丹毒的临床特点
   A. 病起缓慢，恶寒发热
   B. 局部皮肤焮热肿胀，迅速扩大
   C. 局部皮肤忽然变赤
   D. 好发于小腿部
   E. 容易复发

8. 患者，女，22 岁。半年来颈部右侧出现结块，逐步增大增多，不痛不热，皮色暗红，2～3 枚互相融合，1 周前一处穿溃，脓出清稀。其诊断是
   A. 颈痈
   B. 痰核
   C. 瘰疬
   D. 失荣
   E. 肉瘿

9. 患者，女，40 岁。双乳肿块界限不清，经前乳房胀痛，伴有月经不调，腰酸乏力，舌质淡红，苔白，脉细。治疗应首选
   A. 左归丸

B. 开郁散

C. 逍遥贝蒌散

D. 二仙汤合四物汤

E. 六味地黄汤

10. 张某，女，52 岁。左乳癌晚期，破溃外翻如菜花，疮口渗流血水，面色苍白，动则气短，身体瘦弱，不思饮食，舌淡红，脉沉细无力。其治法是

A. 疏肝解郁

B. 扶正解毒

C. 调理冲任

D. 化痰散结

E. 调补气血

11. 患者，男，40 岁。结喉两侧各有 1 个 3cm × 2cm × 1cm，表面光滑，质地韧，无压痛，随吞咽上下活动的肿物。为明确诊断，应首选的检查方法是

A. 胸颈部 X 线

B. 血常规

C. 血气分析

D. T_3、T_4

E. 同位素扫描

12. 患儿，女，6 岁。左侧颈旁肿痛结块 3 天，皮色未变，肿核形如鸽卵大，活动度不大。外治应首选

A. 冲和膏

B. 金黄膏

C. 青黛膏

D. 红油膏

E. 白玉膏

13. 失荣初期的治法是

A. 益气养荣，疏肝散结

B. 调补气血，化痰散结

C. 解郁化痰，活血散结

D. 益气养阴，疏肝解郁

E. 养血柔肝，化痰散结

14. 患者，女，36 岁。两大腿内侧患有钱币形红斑 2 枚，自觉瘙痒，边界清楚，中央有自愈趋向，多在夏季加重。其诊断是

A. 紫白癜风

B. 圆癣

C. 多形性红斑

D. 牛皮癣

E. 肥疮

15. 患者，女，21 岁。因喉炎而服用磺胺药物，继见皮肤红斑及血疱，口腔、阴部黏膜糜烂，伴有口干，便秘，溲赤，舌红苔薄，脉细数。诊断为固定性红斑型药疹。内治应首选

A. 消风散合黄连解毒汤

B. 萆薢渗湿汤合黄连解毒汤

C. 犀角地黄汤合黄连解毒汤

D. 清营汤

E. 普济消毒饮

16. 下列各项，不属系统性红斑狼疮临床表现的是

A. 80% 患者出现对称性皮损

B. 患部对日光不敏感，春夏减轻

C. 发生在指甲周围皮肤及甲下者，可有出血性紫红色斑片

D. 严重者，可有全身泛发性多形性红斑

E. 手部遇冷可出现雷诺现象

17. 张某，女，23 岁。患尖锐湿疣，外生殖器及肛门出现疣状赘生物、色灰，质柔软，表面秽浊潮湿，触之易出血，恶臭，小便色黄，不畅，舌苔黄腻，脉弦数。治拟利湿化浊，清热解毒。应首选

A. 黄连解毒汤

B. 萆薢化毒汤

C. 龙胆泻肝汤

D. 知柏地黄丸

E. 土茯苓合剂

18. 患者，男，30岁。便后肛门部疼痛、出血反复发作10年。检查：肛门外观截石位6点有结缔组织外痔，并有梭形裂口通向肛内，边缘不齐，创面较深。术中见肛管狭窄明显。应首选的治疗措施是

A. 注射疗法

B. 扩肛疗法

C. 切除疗法

D. 纵切横缝

E. 肛裂切开

19. 下列各项，不属于子痰溃后症状的是

A. 脓液清稀如痰涎

B. 脓液中夹有败絮状物

C. 疮口凹陷

D. 容易形成瘘管

E. 疮口容易愈合

20. 患者，男，76岁。小便失禁，精神倦怠，少气懒言，面色无华，舌淡苔薄白，脉弱无力。诊为前列腺增生症，其证候是

A. 肾阳不足，气化失权

B. 肺失治节，水道不利

C. 湿热下注，膀胱涩滞

D. 肾阴不足，水液不利

E. 中气下陷，膀胱失约

21. 下列哪项不是附骨疽的临床特点

A. 好发于儿童

B. 多发于脊柱骨

C. 局部胖肿，疼痛彻骨

D. 溃后脓水淋漓，不易收口

E. 可成窦道，损筋伤骨

22. 蛇咬伤后（神经毒）者，其治法是

A. 活血祛风

B. 清热解毒，凉血止血

C. 清利湿热，凉血息风

D. 凉血息风，豁痰开窍

E. 清热解毒，活血祛风，凉血止血

23. 主人体生殖的阴精是

A. 肾精

B. 天癸

C. 月水

D. 水谷之精

E. 五脏六腑之精

24. 下列各项。易导致妇产科疾病发生的是

A. 风、寒、湿

B. 风、湿、热

C. 寒、热、湿

D. 寒、暑、热

E. 寒、湿、燥

25. 下列哪项不是月经先期气虚证的临床特点

A. 月经量多

B. 月经色淡

C. 月经质稀

D. 舌淡，脉弱

E. 月经提前7天

26. 下列哪项不是月经后期虚寒证的主症

A. 经期延后，量少色淡、质清稀

B. 小腹空痛，心悸失眠

C. 腰酸无力

D. 小便清长，大便稀溏

E. 脉沉迟或细弱无力

27. 月经先后不定期的主要发病机制是

A. 肝郁气滞，疏泄失调

B. 肾气不足，封藏失职

C. 脾气虚弱，统摄无权

D. 湿热下注，任带不固

E. 气血失调，血海蓄溢失常

28. 患者，女，28 岁。近 2 个月经量渐减，点滴即止，胸闷呕恶，带下量多，形体肥胖，舌淡苔白腻，脉滑。其诊断是

　　A. 月经过少血瘀证

　　B. 带下病脾虚证

　　C. 月经过少痰湿证

　　D. 月经过少阴虚证

　　E. 月经过少血虚证

29. 下列哪项是固本止崩汤的组成药物

　　A. 人参、黄芪、白术、熟地黄、当归、干姜

　　B. 人参、黄芪、白术、熟地黄、当归、生姜

　　C. 人参、黄芪、白术、生地黄、当归、干姜

　　D. 人参、黄芪、白术、熟地黄、当归、黑姜

　　E. 人参、黄芪、白术、生地黄、当归、黑姜

30. 患者，女，35 岁，已婚。患崩漏 1 年余。经血非时而至，经量甚多、色淡、质稀，面色苍白，气短懒言，大便不成形，舌淡苔薄白，脉沉弱。其证候是

　　A. 肾阴虚

　　B. 肾阳虚

　　C. 脾虚

　　D. 血瘀

　　E. 以上均非

31. 闭经虚证的发病机制是

　　A. 多产房劳或久病伤肾

　　B. 血海空虚，无血可下

　　C. 脾胃虚弱，化源不足

D. 思虑过度，损伤心脾

E. 素体阴虚或久病伤血

32. 下列除哪项外，均为痛经气血虚弱证的主症

　　A. 腹痛出现在行经之后

　　B. 腹痛喜按

　　C. 月经量少、色淡、质稀

　　D. 神疲乏力，纳少便溏

　　E. 头晕眼花，腰痛如折

33. 患者，女，22 岁。月经初潮年龄 16 岁，痛经 6 年，每于第 1 天出现小腹冷痛，喜温喜按，经量少、色暗淡，腰腿酸软，小便清长，舌苔白润，脉沉迟。治疗应首选

　　A. 温经汤（《妇人大全良方》）

　　B. 圣愈汤

　　C. 调肝汤

　　D. 温经汤（《金匮要略》）

　　E. 金匮肾气丸

34. 顺经汤的组成是

　　A. 当归、生地黄、白芍、牡丹皮、栀子、茜草、白茅根

　　B. 人参、麦冬、山药、半夏、大枣、甘草、丹参

　　C. 栀子、赤茯苓、当归、黄芩、白芍、生地黄、泽泻

　　D. 当归、熟地黄、沙参、白芍、茯苓、黑荆芥、牡丹皮

　　E. 生地黄、当归、川芎、蒲黄、牛膝、白芍、甘草梢

35. 止带方适用于带下病的哪种证候

　　A. 肾阳虚

　　B. 肾阴虚

　　C. 脾虚

　　D. 湿热

E. 湿毒

36. 患者，女，40 岁，已婚。月经规律，平时带下量多，色黄，黏稠，无臭气，纳呆，大便黏腻不爽，舌苔黄腻，脉濡数。治疗应首选
    A. 止带方
    B. 内补丸
    C. 易黄汤
    D. 参苓白术散
    E. 萆薢渗湿汤

37. 妊娠恶阻脾胃虚弱证的特点是
    A. 呕吐痰涎
    B. 食入即吐
    C. 呕吐黏痰
    D. 呕吐酸水或苦水
    E. 呕吐血性分泌物

38. 患者，女，29 岁。已婚 2 年一直未孕，既往月经周期 26 ~ 28 天，行经期 4 ~ 6 天。现停经 45 天，突然左下腹撕裂样剧痛，并伴头晕恶心，面色苍白。不应采取的措施是
    A. 妊娠试验
    B. 腹部叩诊
    C. 后穹隆穿刺
    D. 立即转院
    E. 妇科检查

39. 患者，女，34 岁，已婚。4 前因患子宫肌瘤自然流产 1 次，现妊娠 43 天，阴道不时少量下血，腰酸，胎动下坠，口干不欲饮，舌暗红，脉沉弦。治疗应首选
    A. 下瘀血汤
    B. 固下益气汤
    C. 补肾安胎饮
    D. 加味圣愈汤
    E. 桂枝茯苓丸

40. 治疗子肿脾虚证的代表方剂是
    A. 真武汤
    B. 白术散
    C. 四苓散
    D. 鲤鱼汤
    E. 天仙藤散

41. 患者，女，23 岁，已婚。孕期突然小便频数而急，艰涩不利，灼热刺痛，口干不欲饮，舌红苔黄腻，脉滑数。治疗应首选
    A. 导赤散
    B. 知柏地黄汤
    C. 加味五苓散
    D. 清热通淋汤
    E. 以上均非

42. 患者，女，26 岁，已婚。产后 3 天高热寒战，小腹疼痛拒按，恶露初时量多，后量少、色紫暗如败酱、臭气，烦躁口渴，溺赤便结，舌红苔黄，脉滑数有力。其诊断是
    A. 产后发热外感证
    B. 产后发热血瘀证
    C. 产后腹痛血瘀证
    D. 产后恶露过少血瘀证
    E. 产后发热感染邪毒证

43. 患者，女，24 岁，已婚。产后 1 周，小腹隐隐作痛，喜按，恶露量少、色淡，头晕耳鸣，舌淡红苔薄白，脉虚细。其证候是
    A. 气虚
    B. 肾虚
    C. 血虚
    D. 虚寒
    E. 脾肾两虚

44. 患者，女，27 岁，已婚。人流术后恶露

持续 20 天未净，量较多，色紫红，质稠，有臭味，面色潮红，口燥咽干，舌质红，脉细数。其证候是

A. 气虚

B. 血虚

C. 血热

D. 湿热

E. 阴虚

45. 女子婚后未避孕，有正常性生活，丈夫查精液常规正常，同居 2 年未受孕者，称为

A. 断绪

B. 不育

C. 全不产

D. 绝对不孕

E. 五不女

46. 下列各项，不属放置宫内节育器禁忌证的是

A. 滴虫性阴道炎

B. 月经过多

C. 重度痛经

D. 宫颈口松

E. 足月产后 3 个月

47. 随着小儿年龄的增加

A. 脉搏增快，血压增高

B. 脉搏增快，血压减低

C. 脉搏减慢，血压增高

D. 脉搏减慢，血压减低

E. 脉搏、血压均无明显变化

48. 小儿面呈红色，证候多属

A. 热

B. 湿

C. 燥

D. 虚

E. 实

49. 患儿，11 个月，早产，生后一直人工喂养，经常泄泻。近 4 个月来食欲不振，面色㿠白，唇舌爪甲苍白，毛发稀黄，精神萎靡，手足欠温，舌淡苔白，指纹淡。检查：血红蛋白 60g/L。治疗应首选

A. 金匮肾气丸

B. 六味地黄丸

C. 右归丸

D. 理中丸

E. 小建中汤

50. 患儿，2 岁。咳嗽 2 天，咳声不爽，痰黄黏稠，口渴咽痛，鼻流浊涕，伴发热、恶心、头痛、微汗出，舌红苔薄黄，脉浮数。其证候是

A. 风寒咳嗽

B. 风热咳嗽

C. 痰热咳嗽

D. 痰湿咳嗽

E. 阴虚燥咳

51. 患儿，3 岁。壮热不退，气急鼻扇，张口抬肩，摇身撷肚，口唇紫绀，胸闷腹胀，大便秘结。治疗应在正确选方的基础上加

A. 黄芩、连翘

B. 天竺黄、全瓜蒌

C. 丹参、红花

D. 牛黄夺命散

E. 桑白皮、沉香末

52. 大便澄澈清冷、完谷不化的病机是

A. 感受外邪

B. 伤于饮食

C. 脾胃虚弱

D. 脾肾阳虚

E. 气阴两伤

53. 患儿，5 岁。1 年来食少饮多，皮肤干燥，大便干结，舌红少津，舌苔光剥，脉细数。治疗应首选
    A. 沙参麦冬汤
    B. 增液承气汤
    C. 养胃增液汤
    D. 六味地黄丸
    E. 麦门冬汤

54. 小儿汗证的常见病因是
    A. 气虚
    B. 阴虚
    C. 阳虚
    D. 血虚
    E. 体虚

55. 患儿，6 岁。初起发热恶寒，咳嗽，咽痛，乳蛾肿大，继则眼睑浮肿，波及全身，皮肤光亮，按之凹陷即起，小便短少，尿色红赤，舌苔薄白。其证候是
    A. 外感风热
    B. 风水相搏
    C. 湿热内侵
    D. 肺脾气虚
    E. 脾肾两虚

56. 麻疹的特殊体征是
    A. 高热
    B. 咳嗽
    C. 眼泪汪汪
    D. 喷嚏流涕
    E. 麻疹黏膜斑

57. 患儿，6 岁。发热 2 天，出现淡红色小丘疹，根盘红晕，丘疹上部可见疱疹，形态椭圆，胞浆清亮，皮疹以躯干为多，苔薄白，脉浮数。其治法是
    A. 疏风清热，利湿解毒
    B. 清气凉营，解毒化湿

C. 发散风寒，清热利湿
D. 芳香化湿，兼以健脾
E. 清解郁热，活血化瘀

58. 患儿，5 岁。臀部及下肢紫癜 1 天，呈对称性，色鲜红，瘙痒，发热，舌红，苔薄黄，脉浮数。治疗应首选
    A. 犀角地黄汤
    B. 连翘败毒散
    C. 归脾汤
    D. 化斑汤
    E. 大补阴丸

59. 小儿断奶时间宜在
    A. 2～3 个月
    B. 4～5 个月
    C. 6～7 个月
    D. 8～12 个月
    E. 13～18 个月

60. 下列各项，可见咳嗽痰多，色黄稠黏，喉中痰鸣症状的是
    A. 风寒咳嗽
    B. 风热咳嗽
    C. 痰热咳嗽
    D. 痰湿咳嗽
    E. 气虚咳嗽

61. 下列疾病，表现为弛张热的是
    A. 肺炎球菌肺炎
    B. 疟疾
    C. 布鲁斯菌病
    D. 渗出性胸膜炎
    E. 风湿热

62. 肺炎球菌肺炎的痰液特征是
    A. 粉红色泡沫样痰
    B. 鲜红色痰
    C. 棕褐色痰

D. 铁锈色痰

E. 灰黄色痰

63. 左心功能不全发生夜间阵发性呼吸困难的机制是
   A. 通气功能障碍
   B. 换气功能障碍
   C. 呼吸中枢受抑制
   D. 外周化学感受器调节紊乱
   E. 酸中毒

64. 患者反复呕吐隔餐食物。查体：消瘦，上腹部膨胀，并见胃型。应首先考虑的是
   A. 肝炎
   B. 肝硬化
   C. 胃炎
   D. 幽门梗阻
   E. 胆囊炎

65. 患者，65岁。皮肤、巩膜黄染呈进行性加重，大便持续变白，病后消瘦明显。应首先考虑的是
   A. 急性病毒性肝炎
   B. 肝硬化
   C. 肝癌
   D. 胰头癌
   E. 胆总管结石

66. 过清音见于
   A. 叩击富有弹性、含气量正常的肺组织所产生的音响
   B. 叩击含有大量气体的空腔脏器时出现
   C. 叩击含气量增多、弹性减退的肺组织时出现
   D. 叩击不含气的实质性脏器时出现
   E. 叩击各种原因所致含气减少的肺组织时出现

67. 下列疾病，蜘蛛痣有诊断意义的是
   A. 肝硬化
   B. 麻疹
   C. 猩红热
   D. 伤寒
   E. 药物过敏

68. 下列疾病，常使气管移向患侧的是
   A. 胸膜粘连
   B. 大量胸腔积液
   C. 胸腔积气
   D. 肺气肿
   E. 纵隔肿瘤

69. 肺气肿时，肺部叩诊音应是
   A. 清音
   B. 过清音
   C. 浊音
   D. 鼓音
   E. 实音

70. 心包摩擦音通常在什么部位听诊最清楚
   A. 心尖部
   B. 心底部
   C. 胸骨左缘第3、4肋间
   D. 胸骨右缘第3、4肋间
   E. 左侧腋前线3、4肋间

71. 心室收缩时颈静脉有搏动，可见于
   A. 高血压
   B. 严重贫血
   C. 三尖瓣关闭不全
   D. 主动脉瓣关闭不全
   E. 甲状腺功能亢进症

72. 患者突感胸闷、心前区痛，心电图显示室间隔前部心肌梗死。营养患处的动脉来自
   A. 左冠状动脉旋支

B. 右冠状动脉右缘支

C. 右冠状动脉后室间支

D. 冠状动脉前室间支

E. 右冠状动脉窦房结支

73. 患者腹部膨隆呈球形，转动体位时形状改变不明显。应首先考虑的是

A. 肝硬化

B. 右心功能不全

C. 缩窄性心包炎

D. 肾病综合征

E. 肠麻痹

74. 患者，男，58 岁。腰痛，腰部活动受限。检查：脊柱叩击痛，坐骨神经刺激征（+）。应首先考虑的是

A. 腰肌劳损

B. 脑膜炎

C. 蛛网膜下腔出血

D. 腰椎间盘突出

E. 肾下垂

75. 下列各项对诊断伤寒最有意义的是

A. 稽留热

B. 血细菌培养阳性

C. 脾大

D. 肝大

E. 相对缓脉

76. 下列关于血尿素氮的改变及临床意义的叙述，正确的是

A. 上消化道出血时，血尿素氮减少

B. 大面积烧伤时，血尿素氮减少

C. 严重的肾盂肾炎，血尿素氮减少

D. 血尿素氮对早期肾功能损害的敏感性差

E. 血尿素氮对早期肾功能损害的敏感性强

77. 下列关于急性胰腺炎酶学检查的叙述，正确的是

A. 血清淀粉酶多在发病 1～2 小时开始增高

B. 尿淀粉酶多在发病 3～4 小时开始增高

C. 胰腺广泛坏死时，尿淀粉酶可增高不明显

D. 尿淀粉酶的增高多早于血清淀粉酶

E. 尿、血淀粉酶常同时开始增高

78. 下列哪项符合漏出液的特点

A. 外观呈血性

B. 比重 >1.018

C. 能自凝

D. 白细胞计数 $>0.5 \times 10^6/L$

E. 无病原菌

79. 犬吠样咳嗽，可见于

A. 急性喉炎

B. 急性支气管炎

C. 支气管哮喘

D. 肺结核

E. 肺癌

80. 引起吸气性呼吸困难的疾病是

A. 气管肿瘤

B. 慢性阻塞性肺气肿

C. 支气管哮喘

D. 气胸

E. 大块肺不张

81. 长期使用解热药或激素类药后，常出现的热型是

A. 消耗热

B. 不规则热

C. 回归热

D. 稽留热

E. 弛张热

82. 嘶哑样咳嗽，可见于
    A. 急性喉炎
    B. 声带疾患
    C. 百日咳
    D. 胸膜炎
    E. 支气管扩张

83. 我国最常见的咯血原因是
    A. 支气管扩张
    B. 肺结核
    C. 二尖瓣狭窄
    D. 肺脓肿
    E. 支气管肺癌

84. 体温在 39℃ 以上，一日内波动范围超过 2℃ 者。多见于
    A. 风湿热
    B. 伤寒
    C. 疟疾
    D. 大叶性肺炎
    E. 中暑

85. 夜间咳嗽较重者，可见于
    A. 慢性支气管炎
    B. 支气管扩张
    C. 大叶性肺炎
    D. 肺结核
    E. 肺癌

86. 在感染过程的五种结局中最不常见的表现是
    A. 病原体被清除
    B. 隐性感染
    C. 显性感染
    D. 病原携带状态
    E. 潜伏性感染

87. 下列不属急性重型肝炎典型表现的是
    A. 黄疸迅速加深

    B. 出血倾向明显
    C. 肝大
    D. 出现烦躁、谵妄等神经系统症状
    E. 急性肾功能不全

88. 流行性出血热患者全身各组织器官都可有充血、出血、变性、坏死，表现最为明显的器官是
    A. 心
    B. 肺
    C. 肾
    D. 脑垂体
    E. 胃肠

89. 下列不支持艾滋病诊断的是
    A. 咽念珠菌感染
    B. 持续发热
    C. 头痛，进行性痴呆
    D. 皮肤黏膜出血
    E. 慢性腹泻

90. 乙型脑炎（简称乙脑）的主要传染源是
    A. 猪
    B. 乙脑病毒携带者
    C. 乙脑患者
    D. 蚊虫
    E. 野鼠

91. 目前认为志贺菌致病必须具备的条件是
    A. 过度劳累
    B. 暴饮暴食
    C. 细菌变异性
    D. 痢疾杆菌对肠黏膜上皮细胞的侵袭力
    E. 发病季节

92. 某患者由印尼入境后 2 天，频繁腹泻，无腹痛及里急后重，伴有呕吐。最重要的检查是
    A. 血常规

B. 尿常规

C. 电解质

D. 泻吐物悬滴检查

E. 以上均非

93. 下列各项中属乙类传染病的是

A. 霍乱

B. 鼠疫

C. 传染性非典型肺炎

D. 风疹

E. 流行性感冒

94. 甲类传染病是指

A. SARS、狂犬病

B. 黑热病、炭疽

C. 高致病性禽流感、天花

D. 鼠疫、霍乱

E. 伤寒、流行性出血热

95. 下列各项，不属中国古代医德思想内容的是

A. 救死扶伤、一视同仁的道德准则

B. 仁爱救人、赤诚济世的事业准则

C. 清廉正直、不图钱财的道德品质

D. 认真负责、一丝不苟的服务态度

E. 不畏权贵、忠于医业的献身精神

96. 1976 年美国学者提出的医患关系基本模式是

A. 主动－被动型，互相－合作型，平等参与型

B. 主动－合作型，相互－指导型，共同参与型

C. 主动－配合型，指导－合作型，共同参与型

D. 主动－被动型，指导－合作型，共同参与型

E. 主动－被动型，共同参与型，父权主义型

97. 我国依法制定卫生行政法规的国家机构是

A. 国务院

B. 卫生行政部门

C. 最高人民法院

D. 全国人大及其常委会

E. 地方人民政府

98. 根据违法行为的性质和危害程度的不同，法律责任分为

A. 赔偿责任、补偿责任、刑事责任

B. 经济责任、民事责任、刑事责任

C. 行政处分、经济补偿、刑事责任

D. 行政处罚、经济赔偿、刑事责任

E. 民事责任、行政责任、刑事责任

99. 国家实行医师资格考试制度，目的是检查评价申请医师资格者是否具备

A. 医学专业学历

B. 取得医学专业技术职务的条件

C. 从事医学专业教学、科研的资格

D. 开办医疗机构的条件

E. 从事医学实践必须的基本专业知识与能力

100. 王某 1997 年于中医药大学毕业分配到市级中医院工作，并于 1998 年取得了中医师执业资格。《中华人民共和国执业医师法》施行当年，其依照有关开办医疗机构的规定申请个体开业，依据我国执业医师法的规定，卫生行政部门应

A. 批准其个体行医资格申请

B. 要求其应具备主治医师资格

C. 要求其参加国家临床中医专业技术资格考试

D. 要求其能保证个体行医质量，才能予以受理申请

E. 要求其经执业医师注册后在医疗机构中执业满 5 年

101. 依照《麻醉药品管理办法》的规定，麻醉药品的处方剂量，每张处方注射剂不得超过多少日的常用量
    A. 2 日
    B. 3 日
    C. 5 日
    D. 7 日
    E. 14 日

102. 制定《医院感染管理规范（试行）》的目的是
    A. 有效预防和控制医院感染，保障医疗安全，提高医疗质量
    B. 有效预防和控制传染性非典型肺炎的发生和流行
    C. 预防、控制和消除传染病的发生与流行，保障公众的身体健康和生命安全
    D. 有效预防、及时控制和清除突发公共卫生事件，保障公众身体健康与生命安全
    E. 有效预防和控制疾病，维护正常的社会秩序

103. 《传染病防治法》规定应予以隔离治疗的是
    A. 疑似传染病患者
    B. 甲类传染病患者
    C. 甲类传染病患者和病原携带者
    D. 乙类传染病患者和病原携带者
    E. 除艾滋病患者、炭疽中的肺炭疽以外的乙类传染病患者

104. 李某，自费学医后自行开业，因违反诊疗护理常规，致使患者死亡，追究其刑事责任的机关是
    A. 卫生行政部门
    B. 工商行政部门
    C. 医疗事故鉴定委员会
    D. 管辖地人民政府
    E. 管辖地人民法院

105. 患者，男，50 岁。咳嗽、咳痰 3 年，每年发病持续 4 个月，肺底可听到散在干啰音，X 线检查无异常。其诊断是
    A. 慢性支气管炎
    B. 肺结核
    C. 支气管哮喘
    D. 肺炎球菌肺炎
    E. 肺癌

106. 哮喘持续状态是指重度哮喘发作持续时间超过
    A. 8 小时
    B. 12 小时
    C. 24 小时
    D. 36 小时
    E. 48 小时

107. 患者，男，30 岁。高热寒战 2 天，胸痛，伴咳嗽，痰中带血。听诊：右肺中部可闻及湿啰音。应首先考虑的是
    A. 急性支气管炎
    B. 肺炎
    C. 肺结核
    D. 肺癌
    E. 支气管哮喘

108. 患者，男，26 岁。心悸，气促 1 年。查体：两颊暗红，颈静脉明显怒张，下肢水肿。心浊音界向左扩大，心尖区可闻及舒张期隆隆样杂音，肝右肋下 4cm。质软，有压痛，肝颈静脉回流征阳性。应首先考虑的是
    A. 二尖瓣狭窄并发右心衰竭
    B. 二尖瓣关闭不全后期所致右心衰竭
    C. 主动脉瓣狭窄并发左心衰竭
    D. 主动脉瓣关闭不全并发左心衰竭

E. 肺源性心脏病致右心衰竭

109. 患者，女，30 岁。有风湿性关节炎病史。检查：心尖部可听到 4 级收缩期杂音，X 线显示左心房、左心室增大。应首先考虑的心瓣膜病变是
    A. 二尖瓣关闭不全
    B. 二尖瓣狭窄
    C. 主动脉瓣关闭不全
    D. 主动脉瓣狭窄
    E. 肺动脉瓣狭窄

110. 下列哪项不是自发性心绞痛的特点
    A. 休息或夜间发作
    B. 可持续 15 ~ 30 分钟
    C. 含服硝酸甘油片不易缓解
    D. 心电图出现异常 Q 波
    E. 血清酶一般正常

111. 患者，男，50 岁。反复上腹痛 15 年，腹痛常在饭后，持续 1 ~ 2 小时。近半年疼痛加剧，食欲减退，体重减轻。检查：贫血貌。左锁骨上触及肿大淋巴结。血沉 46mm/h。大便隐血试验持续阳性。应首先考虑的是
    A. 慢性胆囊炎发作
    B. 十二指肠溃疡发作
    C. 胃溃疡伴幽门梗阻
    D. 胃溃疡恶变
    E. 复合性溃疡病

112. 巨大脾脏常见于
    A. 急性粒细胞白血病
    B. 慢性粒细胞白血病
    C. 急性淋巴细胞白血病
    D. 慢性淋巴细胞白血病
    E. 肝硬化脾功能亢进

113. 肝癌的组织学类型，最多见的是
    A. 肝细胞型
    B. 胆管细胞型
    C. 结节型
    D. 弥漫型
    E. 混合型

114. 下列哪项是慢性肾炎普通型的表现
    A. 中等程度蛋白尿
    B. 高度水肿
    C. 大量蛋白尿
    D. 血脂升高
    E. 血浆白蛋白降低

115. 患者，女，30 岁。尿频、尿痛 2 天。检查：体温 38℃. 右肾区叩击痛。尿蛋白（±），尿中红细胞 2 ~ 4 个/HP，白细胞 20 ~ 30 个/HP。应首先考虑的是
    A. 急性膀胱炎
    B. 急性肾炎
    C. 急性肾盂肾炎
    D. 尿道综合征
    E. 右肾结石

116. 血小板减少性紫癜可出现的临床表现是
    A. 进行性贫血
    B. 皮肤、鼻腔等处发生坏死性溃疡
    C. 皮肤、黏膜出血
    D. 频繁性呕吐
    E. 胸骨压痛

117. 1 型糖尿病的临床表现是
    A. 有明显的三多一少症状
    B. 中老年多见
    C. 肥胖者多见
    D. 起病缓，症状轻
    E. 对胰岛素较不敏感

118. 患者，男，68 岁。高血压病史 20 年，

近日突然意识丧失，深度昏迷，出现三偏征，伴有高热与呕血。应首先考虑的是

A. 内囊 – 基底节出血（外侧型）

B. 内囊 – 基底节出血（内侧型）

C. 桥脑出血

D. 小脑出血

E. 蛛网膜下腔出血

119. 肺心病肺动脉高压形成的主要原因是

A. 肺细小动脉痉挛

B. 肺血管玻璃样改变

C. 血容量增加

D. 右心室肥大

E. 左心衰竭

120. 患者，男，60 岁。慢性支气管炎病史 20 年，肺心病病史 5 年。近 1 周感冒后咳嗽，吐黄痰，心悸气短加重。下列哪项治疗原则是最重要的

A. 止咳

B. 祛痰

C. 抗感染

D. 强心

E. 利尿

B 型题

答题说明

以下提供若干组考题，每组考题共用在考题前列出的 A、B、C、D、E 五个备选答案。请从中选择一个与问题关系最密切的答案，并在答题卡上将相应题号的相应字母所属方框涂黑。每个备选答案可能被选择一次、多次或不被选择。

（121 ~ 122 题共用备选答案）

A. 颈痈

B. 委中毒

C. 蛇头疔

D. 丹毒

E. 破伤风

121. 以形态命名的外科疾病是

122. 以颜色命名的外科疾病是

（123 ~ 124 题共用备选答案）

A. 痈

B. 瘰疬

C. 流痰

D. 有头疽

E. 红丝疔

123. 易发生内陷的疾病是

124. 可发生走黄的疾病是

（125 ~ 126 题共用备选答案）

A. 截石位 3、7、11 点

B. 截石位 3、9 点

C. 截石位 6、12 点

D. 截石位 1、8 点

E. 截石位 4、10 点

125. 血栓外痔好发于肛门齿线下

126. 内痔好发于肛门齿线上

（127 ~ 128 题共用备选答案）

A. 滋阴清热，止血调经

B. 清热凉血，止血调经

C. 温肾固冲，止血调经

D. 滋水益阴，止血调经

E. 益气摄血，养血调经

127. 崩漏虚热证的治法是

128. 崩漏脾虚证的治法是

（129 ~ 130 题共用备选答案）

A. 养血活血

B. 补血益气

C. 行气养血

D. 活血止痛

E. 活血化瘀，散寒止痛

129. 产后腹痛血虚证的治法是

130. 产后腹痛血瘀证的治法是

（131～132 题共用备选答案）

　A. 温肺化痰

　B. 清肺化痰

　C. 补肺固卫

　D. 健脾化痰

　E. 补肾固本

131. 哮喘肺气虚弱证的治法是

132. 哮喘肾虚不纳证的治法是

（133～134 题共用备选答案）

　A. 人参五味子汤

　B. 沙参麦冬汤

　C. 参附龙牡救逆汤

　D. 四君子汤

　E. 玉屏风散

133. 治疗肺炎喘嗽肺脾气虚证，应首选

134. 治疗顿咳恢复期脾胃气虚证，应首选

（135～136 题共用备选答案）

　A. 白昼时时汗出，动则益甚

　B. 寐中汗出，醒来自止

　C. 冷汗如珠，气息微弱

　D. 咳而汗出，痰黄质稠

　E. 汗出色黄，染衣着色

135. 自汗的特点是

136. 脱汗的特点是

（137～138 题共用备选答案）

　A. 慢性规律性的上腹痛

　B. 无规律性的上腹痛

　C. 右上腹绞痛

　D. 左上腹剧痛

E. 全腹剧痛

137. 胆道结石，常表现

138. 消化性溃疡，常表现

（139～140 题共用备选答案）

　A. 急性发热

　B. 黄疸

　C. 呕吐

　D. 腹泻

　E. 血便

139. 肠梗阻可见腹痛，并伴有

140. 肠套叠可见腹痛，并伴有

（141～142 题共用备选答案）

　A. 呕吐物为隔餐食物，带腐臭味

　B. 呕吐物为黄绿色，带粪臭味

　C. 呕吐物为大量黏液及食物

　D. 呕吐物为血液

　E. 吐出胃内容物后仍干呕不止

141. 急性胃炎的临床表现是

142. 急性胆囊炎的临床表现是

（143～144 题共用备选答案）

　A. 淀粉酶

　B. 血清转氨酶

　C. 谷氨酰基转肽酶

　D. 血清碱性磷酸酶

　E. 肌酸磷酸激酶

143. 对诊断骨质疏松最有意义的是

144. 对诊断心肌梗死最有意义的是

（145～146 题共用备选答案）

　A. 《省心录·论医》

　B. 《备急千金要方》

　C. 《外科正宗》

　D. 《本草纲目》

　E. 《迈蒙尼提斯祷文》

145. "无恒德者，不可以作医，人命死生之系"，出自的著作是

146. "启我爱医术，复爱世间人，愿绝名利心，尽力为患者，无分爱与憎，不问富与贫，凡诸疾病者，一视如同仁"。出自的著作是

（147～148题共用备选答案）
A. 医患关系是一种民事法律关系
B. 医患关系是具有道德意义较强的社会关系
C. 医患关系是一种商家与消费者的关系
D. 医患关系是包括非技术性和技术性方面的关系

E. 医患关系是患者与治疗者在诊疗和保健中所建立的联系
147. 反映医患关系本质的是
148. 概括医患关系内容的是

（149～150共用备选答案）
A. 高热
B. 抽搐
C. 三偏征
D. 脑膜刺激征明显
E. 脑脊液大多正常
149. 蛛网膜下腔出血的体征是
150. 内囊区出血的表现是

执 业 助 理 医 师 资 格 考 试 答 题 卡

请勿折皱

姓名

_____

考区（省、自治区、直辖市）

_____

考点（地、市/盟、州）

_____

学校、单位

_____

注意事项

1. 考生务必用钢笔或圆珠笔认真填写左列各项内容，按照试卷封面上的内容填写报考类别。

2. 考生务必认真阅读填涂说明，用2B铅笔仔细填涂下列准考证号、考试单元和答题信息点。

3. 监考人员必须填涂缺考或作弊者的准考证号、考试单元和右下角的考场记录。

准 考 证 号

[0]	[0]	[0]	[0]	[0]	[0]	[0]	[0]	[0]	[0]	[0]	[0]
[1]	[1]	[1]	[1]	[1]	[1]	[1]	[1]	[1]	[1]	[1]	[1]
[2]	[2]	[2]	[2]	[2]	[2]	[2]	[2]	[2]	[2]	[2]	[2]
[3]	[3]	[3]	[3]	[3]	[3]	[3]	[3]	[3]	[3]	[3]	[3]
[4]	[4]	[4]	[4]	[4]	[4]	[4]	[4]	[4]	[4]	[4]	[4]
[5]	[5]	[5]	[5]	[5]	[5]	[5]	[5]	[5]	[5]	[5]	[5]
[6]	[6]	[6]	[6]	[6]	[6]	[6]	[6]	[6]	[6]	[6]	[6]
[7]	[7]	[7]	[7]	[7]	[7]	[7]	[7]	[7]	[7]	[7]	[7]
[8]	[8]	[8]	[8]	[8]	[8]	[8]	[8]	[8]	[8]	[8]	[8]
[9]	[9]	[9]	[9]	[9]	[9]	[9]	[9]	[9]	[9]	[9]	[9]

考试单元

第一单元 □

第二单元 □

填 涂 说 明

请用2B铅笔填涂，修改时请用橡皮擦干净。

正确填涂：▬

错误填涂：⊘ ⊠ ⊘ ▣

请考生认真填涂并核查以上信息，凡错误填涂者均不予阅卡评分。

1 [A] [B] [C] [D] [E]	36[A] [B] [C] [D] [E]	71 [A] [B] [C] [D] [E]	106[A] [B] [C] [D] [E]
2 [A] [B] [C] [D] [E]	37[A] [B] [C] [D] [E]	72 [A] [B] [C] [D] [E]	107[A] [B] [C] [D] [E]
3 [A] [B] [C] [D] [E]	38[A] [B] [C] [D] [E]	73 [A] [B] [C] [D] [E]	108[A] [B] [C] [D] [E]
4 [A] [B] [C] [D] [E]	39[A] [B] [C] [D] [E]	74 [A] [B] [C] [D] [E]	109[A] [B] [C] [D] [E]
5 [A] [B] [C] [D] [E]	40[A] [B] [C] [D] [E]	75 [A] [B] [C] [D] [E]	110[A] [B] [C] [D] [E]

141[A] [B] [C] [D] [E]
142[A] [B] [C] [D] [E]
143[A] [B] [C] [D] [E]
144[A] [B] [C] [D] [E]
145[A] [B] [C] [D] [E]

6 [A] [B] [C] [D] [E]	41[A] [B] [C] [D] [E]	76 [A] [B] [C] [D] [E]	111[A] [B] [C] [D] [E]
7 [A] [B] [C] [D] [E]	42[A] [B] [C] [D] [E]	77 [A] [B] [C] [D] [E]	112[A] [B] [C] [D] [E]
8 [A] [B] [C] [D] [E]	43[A] [B] [C] [D] [E]	78 [A] [B] [C] [D] [E]	113[A] [B] [C] [D] [E]
9 [A] [B] [C] [D] [E]	44[A] [B] [C] [D] [E]	79 [A] [B] [C] [D] [E]	114[A] [B] [C] [D] [E]
10[A] [B] [C] [D] [E]	45[A] [B] [C] [D] [E]	80 [A] [B] [C] [D] [E]	115[A] [B] [C] [D] [E]

146[A] [B] [C] [D] [E]
147[A] [B] [C] [D] [E]
148[A] [B] [C] [D] [E]
149[A] [B] [C] [D] [E]
150[A] [B] [C] [D] [E]

11[A] [B] [C] [D] [E]	46[A] [B] [C] [D] [E]	81 [A] [B] [C] [D] [E]	116[A] [B] [C] [D] [E]
12[A] [B] [C] [D] [E]	47[A] [B] [C] [D] [E]	82 [A] [B] [C] [D] [E]	117[A] [B] [C] [D] [E]
13[A] [B] [C] [D] [E]	48[A] [B] [C] [D] [E]	83 [A] [B] [C] [D] [E]	118[A] [B] [C] [D] [E]
14[A] [B] [C] [D] [E]	49[A] [B] [C] [D] [E]	84 [A] [B] [C] [D] [E]	119[A] [B] [C] [D] [E]
15[A] [B] [C] [D] [E]	50[A] [B] [C] [D] [E]	85 [A] [B] [C] [D] [E]	120[A] [B] [C] [D] [E]

16[A] [B] [C] [D] [E]	51[A] [B] [C] [D] [E]	86 [A] [B] [C] [D] [E]	121[A] [B] [C] [D] [E]
17[A] [B] [C] [D] [E]	52[A] [B] [C] [D] [E]	87 [A] [B] [C] [D] [E]	122[A] [B] [C] [D] [E]
18[A] [B] [C] [D] [E]	53[A] [B] [C] [D] [E]	88 [A] [B] [C] [D] [E]	123[A] [B] [C] [D] [E]
19[A] [B] [C] [D] [E]	54[A] [B] [C] [D] [E]	89 [A] [B] [C] [D] [E]	124[A] [B] [C] [D] [E]
20[A] [B] [C] [D] [E]	55[A] [B] [C] [D] [E]	90 [A] [B] [C] [D] [E]	125[A] [B] [C] [D] [E]

21[A] [B] [C] [D] [E]	56[A] [B] [C] [D] [E]	91 [A] [B] [C] [D] [E]	126[A] [B] [C] [D] [E]
22[A] [B] [C] [D] [E]	57[A] [B] [C] [D] [E]	92 [A] [B] [C] [D] [E]	127[A] [B] [C] [D] [E]
23[A] [B] [C] [D] [E]	58[A] [B] [C] [D] [E]	93 [A] [B] [C] [D] [E]	128[A] [B] [C] [D] [E]
24[A] [B] [C] [D] [E]	59[A] [B] [C] [D] [E]	94 [A] [B] [C] [D] [E]	129[A] [B] [C] [D] [E]
25[A] [B] [C] [D] [E]	60[A] [B] [C] [D] [E]	95 [A] [B] [C] [D] [E]	130[A] [B] [C] [D] [E]

考 场 记 录

26[A] [B] [C] [D] [E]	61[A] [B] [C] [D] [E]	96 [A] [B] [C] [D] [E]	131[A] [B] [C] [D] [E]
27[A] [B] [C] [D] [E]	62[A] [B] [C] [D] [E]	97 [A] [B] [C] [D] [E]	132[A] [B] [C] [D] [E]
28[A] [B] [C] [D] [E]	63[A] [B] [C] [D] [E]	98 [A] [B] [C] [D] [E]	133[A] [B] [C] [D] [E]
29[A] [B] [C] [D] [E]	64[A] [B] [C] [D] [E]	99 [A] [B] [C] [D] [E]	134[A] [B] [C] [D] [E]
30[A] [B] [C] [D] [E]	65[A] [B] [C] [D] [E]	100[A] [B] [C] [D] [E]	135[A] [B] [C] [D] [E]

缺考 □

作弊　传抄 □
　　　夹带 □
　　　替考 □
　　　其他 □

31[A] [B] [C] [D] [E]	66[A] [B] [C] [D] [E]	101[A] [B] [C] [D] [E]	136[A] [B] [C] [D] [E]
32[A] [B] [C] [D] [E]	67[A] [B] [C] [D] [E]	102[A] [B] [C] [D] [E]	137[A] [B] [C] [D] [E]
33[A] [B] [C] [D] [E]	68[A] [B] [C] [D] [E]	103[A] [B] [C] [D] [E]	138[A] [B] [C] [D] [E]
34[A] [B] [C] [D] [E]	69[A] [B] [C] [D] [E]	104[A] [B] [C] [D] [E]	139[A] [B] [C] [D] [E]
35[A] [B] [C] [D] [E]	70[A] [B] [C] [D] [E]	105[A] [B] [C] [D] [E]	140[A] [B] [C] [D] [E]

此栏由监考人员填涂

执业助理医师资格考试答题卡

请勿折叠

姓名

_____

考区（省、自治区、直辖市）

_____

考点（地、市/盟、州）

_____

学校、单位

_____

注意事项

1. 考生务必用钢笔或圆珠笔认真填写左列各项内容，按照试卷封面上的内容填写报考类别。

2. 考生务必认真阅读填涂说明，用2B铅笔仔细填涂下列准考证号、考试单元和答题信息点。

3. 监考人员必须填涂缺考或作弊者的准考证号、考试单元和右下角的考场记录。

准 考 证 号
[0] [0] [0] [0] [0] [0] [0] [0] [0] [0] [0] [0]
[1] [1] [1] [1] [1] [1] [1] [1] [1] [1] [1] [1]
[2] [2] [2] [2] [2] [2] [2] [2] [2] [2] [2] [2]
[3] [3] [3] [3] [3] [3] [3] [3] [3] [3] [3] [3]
[4] [4] [4] [4] [4] [4] [4] [4] [4] [4] [4] [4]
[5] [5] [5] [5] [5] [5] [5] [5] [5] [5] [5] [5]
[6] [6] [6] [6] [6] [6] [6] [6] [6] [6] [6] [6]
[7] [7] [7] [7] [7] [7] [7] [7] [7] [7] [7] [7]
[8] [8] [8] [8] [8] [8] [8] [8] [8] [8] [8] [8]
[9] [9] [9] [9] [9] [9] [9] [9] [9] [9] [9] [9]

考试单元

第一单元 □

第二单元 □

填涂说明

请用2B铅笔填涂，修改时请用橡皮擦干净。

正确填涂：■

错误填涂：✓ ⊗ ⊘ ●

请考生认真填涂并核查以上信息，凡错误填涂者均不予阅卡评分。

1 [A] [B] [C] [D] [E]
2 [A] [B] [C] [D] [E]
3 [A] [B] [C] [D] [E]
4 [A] [B] [C] [D] [E]
5 [A] [B] [C] [D] [E]

6 [A] [B] [C] [D] [E]
7 [A] [B] [C] [D] [E]
8 [A] [B] [C] [D] [E]
9 [A] [B] [C] [D] [E]
10 [A] [B] [C] [D] [E]

11 [A] [B] [C] [D] [E]
12 [A] [B] [C] [D] [E]
13 [A] [B] [C] [D] [E]
14 [A] [B] [C] [D] [E]
15 [A] [B] [C] [D] [E]

16 [A] [B] [C] [D] [E]
17 [A] [B] [C] [D] [E]
18 [A] [B] [C] [D] [E]
19 [A] [B] [C] [D] [E]
20 [A] [B] [C] [D] [E]

21 [A] [B] [C] [D] [E]
22 [A] [B] [C] [D] [E]
23 [A] [B] [C] [D] [E]
24 [A] [B] [C] [D] [E]
25 [A] [B] [C] [D] [E]

26 [A] [B] [C] [D] [E]
27 [A] [B] [C] [D] [E]
28 [A] [B] [C] [D] [E]
29 [A] [B] [C] [D] [E]
30 [A] [B] [C] [D] [E]

31 [A] [B] [C] [D] [E]
32 [A] [B] [C] [D] [E]
33 [A] [B] [C] [D] [E]
34 [A] [B] [C] [D] [E]
35 [A] [B] [C] [D] [E]

36 [A] [B] [C] [D] [E]
37 [A] [B] [C] [D] [E]
38 [A] [B] [C] [D] [E]
39 [A] [B] [C] [D] [E]
40 [A] [B] [C] [D] [E]

41 [A] [B] [C] [D] [E]
42 [A] [B] [C] [D] [E]
43 [A] [B] [C] [D] [E]
44 [A] [B] [C] [D] [E]
45 [A] [B] [C] [D] [E]

46 [A] [B] [C] [D] [E]
47 [A] [B] [C] [D] [E]
48 [A] [B] [C] [D] [E]
49 [A] [B] [C] [D] [E]
50 [A] [B] [C] [D] [E]

51 [A] [B] [C] [D] [E]
52 [A] [B] [C] [D] [E]
53 [A] [B] [C] [D] [E]
54 [A] [B] [C] [D] [E]
55 [A] [B] [C] [D] [E]

56 [A] [B] [C] [D] [E]
57 [A] [B] [C] [D] [E]
58 [A] [B] [C] [D] [E]
59 [A] [B] [C] [D] [E]
60 [A] [B] [C] [D] [E]

61 [A] [B] [C] [D] [E]
62 [A] [B] [C] [D] [E]
63 [A] [B] [C] [D] [E]
64 [A] [B] [C] [D] [E]
65 [A] [B] [C] [D] [E]

66 [A] [B] [C] [D] [E]
67 [A] [B] [C] [D] [E]
68 [A] [B] [C] [D] [E]
69 [A] [B] [C] [D] [E]
70 [A] [B] [C] [D] [E]

71 [A] [B] [C] [D] [E]
72 [A] [B] [C] [D] [E]
73 [A] [B] [C] [D] [E]
74 [A] [B] [C] [D] [E]
75 [A] [B] [C] [D] [E]

76 [A] [B] [C] [D] [E]
77 [A] [B] [C] [D] [E]
78 [A] [B] [C] [D] [E]
79 [A] [B] [C] [D] [E]
80 [A] [B] [C] [D] [E]

81 [A] [B] [C] [D] [E]
82 [A] [B] [C] [D] [E]
83 [A] [B] [C] [D] [E]
84 [A] [B] [C] [D] [E]
85 [A] [B] [C] [D] [E]

86 [A] [B] [C] [D] [E]
87 [A] [B] [C] [D] [E]
88 [A] [B] [C] [D] [E]
89 [A] [B] [C] [D] [E]
90 [A] [B] [C] [D] [E]

91 [A] [B] [C] [D] [E]
92 [A] [B] [C] [D] [E]
93 [A] [B] [C] [D] [E]
94 [A] [B] [C] [D] [E]
95 [A] [B] [C] [D] [E]

96 [A] [B] [C] [D] [E]
97 [A] [B] [C] [D] [E]
98 [A] [B] [C] [D] [E]
99 [A] [B] [C] [D] [E]
100 [A] [B] [C] [D] [E]

101 [A] [B] [C] [D] [E]
102 [A] [B] [C] [D] [E]
103 [A] [B] [C] [D] [E]
104 [A] [B] [C] [D] [E]
105 [A] [B] [C] [D] [E]

106 [A] [B] [C] [D] [E]
107 [A] [B] [C] [D] [E]
108 [A] [B] [C] [D] [E]
109 [A] [B] [C] [D] [E]
110 [A] [B] [C] [D] [E]

111 [A] [B] [C] [D] [E]
112 [A] [B] [C] [D] [E]
113 [A] [B] [C] [D] [E]
114 [A] [B] [C] [D] [E]
115 [A] [B] [C] [D] [E]

116 [A] [B] [C] [D] [E]
117 [A] [B] [C] [D] [E]
118 [A] [B] [C] [D] [E]
119 [A] [B] [C] [D] [E]
120 [A] [B] [C] [D] [E]

121 [A] [B] [C] [D] [E]
122 [A] [B] [C] [D] [E]
123 [A] [B] [C] [D] [E]
124 [A] [B] [C] [D] [E]
125 [A] [B] [C] [D] [E]

126 [A] [B] [C] [D] [E]
127 [A] [B] [C] [D] [E]
128 [A] [B] [C] [D] [E]
129 [A] [B] [C] [D] [E]
130 [A] [B] [C] [D] [E]

131 [A] [B] [C] [D] [E]
132 [A] [B] [C] [D] [E]
133 [A] [B] [C] [D] [E]
134 [A] [B] [C] [D] [E]
135 [A] [B] [C] [D] [E]

136 [A] [B] [C] [D] [E]
137 [A] [B] [C] [D] [E]
138 [A] [B] [C] [D] [E]
139 [A] [B] [C] [D] [E]
140 [A] [B] [C] [D] [E]

141 [A] [B] [C] [D] [E]
142 [A] [B] [C] [D] [E]
143 [A] [B] [C] [D] [E]
144 [A] [B] [C] [D] [E]
145 [A] [B] [C] [D] [E]

146 [A] [B] [C] [D] [E]
147 [A] [B] [C] [D] [E]
148 [A] [B] [C] [D] [E]
149 [A] [B] [C] [D] [E]
150 [A] [B] [C] [D] [E]

考场记录

缺考 □

作弊

传抄 □

夹带 □

替考 □

其他 □

此栏由监考人员填涂